MANUAL

DE PRIMEROS

AUXILIOS

BRANDA NURT

Este libro no está destinado a ser utilizado, ni debe utilizarse, para diagnosticar o tratar ninguna afección médica. Para el diagnóstico o tratamiento de cualquier problema médico, consulte a su propio médico. El editor y el autor no son responsables de ninguna necesidad específica de salud o alergia que pueda requerir supervisión médica y no son responsables de ningún daño o consecuencia negativa de cualquier tratamiento, acción, aplicación o preparación a cualquier persona que lea o siga la información de este libro. .

Si se encuentra en una situación médica de emergencia o que pone en peligro su vida, busque asistencia médica de inmediato.

Tabla de Contenido

MANUAL DE PRIMEROS AUXILIOS
Cómo curarse de accidentes en el desierto

MANUAL DE PRIMEROS AUXILIOS
Cómo curarse de accidentes urbanos

MANUAL DE PRIMEROS AUXILIOS
Cómo actuar ante accidentes domésticos

MANUAL
DE PRIMEROS
AUXILIOS

Cómo curarse de accidentes en el desierto

BRANDA NURT

Introducción

Pocas personas están realmente preparadas para manejar los posibles accidentes que pueden ocurrir en la naturaleza. Ya sea que esté cazando, caminando, pescando o acampando, debe estar preparado. Este libro no solo puede prepararlo para tener los planes de emergencia adecuados, sino que puede y debe servir como referencia de emergencia si tiene una lesión que ocurre en la naturaleza. Las lesiones que ocurrieron en la naturaleza no cuentan con el beneficio de atención médica profesional inmediata, y muy pocos están preparados y confiados para manejar el alcance de algunas de estas lesiones.

No se confunda sobre qué hacer o qué debería suceder a continuación. En su lugar, lea este libro, encuentre la lesión que está enfrentando y aprenda qué hacer. Tenga una lista completa de lo que debe hacer, lo que no debe hacer y cómo evaluar la gravedad de la lesión. Este libro fue escrito para ser una guía completa para ayudar a las personas en situaciones de emergencia a abordar lesiones leves a graves en la naturaleza.

Capítulo 1

Preparar y planificar

Los deportes y actividades al aire libre están resurgiendo en todo el país. Cada vez más personas están regresando a los deportes clásicos como la caza, la pesca y disfrutan más en los campamentos que durante el auge inicial de la revolución tecnológica. Muchos de nosotros habíamos perdido el contacto con el aire libre, pero si eres alguien que ha reavivado su amor por la naturaleza o ha pasado años persiguiendo esta pasión, entonces sabes que nunca puedes estar demasiado preparado.

Los amos modernos de la naturaleza pueden muy bien ser los Boy Scouts. A principios de la década de 1900, Baden-Powell elaboró un folleto de Scouting for Boys y, poco después, se fundó Boy Scouts of America. Uno de los elementos primordiales que surgen no solo en los Boy Scouts of America sino en todas las demás variaciones de ellos en todo el mundo es estar preparado. Esta frase de "prepárate" debería ser familiar para cualquier persona que pase una cantidad razonable de tiempo al aire libre, especialmente si no recibe atención médica inmediata. Si sabe que generalmente estará lejos de las instalaciones médicas, entonces es mejor tomar el manto de los Boy Scouts y concentrarse en estar preparado. Debido al gran interés en la recreación en la naturaleza, cada vez más personas sufren lesiones al aire libre e incluso enfermedades al aire libre. Existen graves repercusiones por no estar preparado en estas situaciones.

Desafortunadamente, no todo el mundo puede prever los peores escenarios. De hecho, si está planeando un viaje de campamento divertido, entonces el botiquín de primeros auxilios podría ser lo último que tenga en mente. Este capítulo cubrirá brevemente cómo puede prepararse y cómo deberá planificar si los preparativos no se completaron.

Antes de cada excursión al desierto, haga estas cosas

Con historias de supervivencia conocidas como 127 horas, las excursiones a la naturaleza a menudo requieren un enfoque fijo. Hay algunas cosas que siempre debes hacer antes de salir de casa y salir a la naturaleza o al aire libre, incluso si estás con gente.

Siempre:

- Informe a la gente cuándo se va y cuándo planea regresar.

- Infórmele a alguien si tendrá o no servicio celular. Si no lo sabe, asuma que no.

- Informe a alguien de dónde estará o de una región rotonda.

- Cuéntele a alguien sus planes, ¿va de excursión, pesca, escala o acampa? Esto puede ayudar en situaciones de respuesta a emergencias.

Nunca:

- Suponga que alguien encontrará una nota que dejó con la información mencionada anteriormente.

- Suponga que alguien sabrá que salió durante el fin de semana o la semana.

- Dé fechas inconclusas para su regreso.

Hay demasiadas historias de personas perdidas durante días o semanas porque no transmitieron información a alguien que podría haberles ayudado. En algunas de estas situaciones, muchas personas involucradas han sufrido lesiones graves, incluidas lesiones relacionadas con el clima que podrían haber resultado en una muerte. Puede parecer de sentido común, pero siempre brinde la información anterior a alguien que sepa que tomará medidas inmediatas si no llega a casa a tiempo o no mantiene la comunicación como estaba planeado.

La preparación es clave para manejar cualquier lesión en el desierto. A menudo es una cualidad sustancial si vas a ser una persona al aire libre, y si eres nuevo en los deportes al aire libre, entonces es algo que debes comenzar a practicar de inmediato. No hay forma de sobrevalorar la preparación.

Una guía rápida sobre botiquines de primeros auxilios
Muchas personas tienen botiquines de primeros auxilios a mano cuando ocurren lesiones en la naturaleza. Usted es un botiquín de primeros auxilios estándar, listo para usar, que debe incluir gasas,

aerosol antiséptico, crema o gel antibiótico, guantes, vendas adhesivas, tijeras y cinta adhesiva o médica. Los kits de cosas no abordarán todas las lesiones más comunes al aire libre. Aún así, brindan recursos valiosos que pueden entrar en juego para tratar casi cualquier lesión que pueda experimentar al aire libre. Estos kits pueden ser valiosos, pero puede construir su kit o comprar un kit de excursionista para tener una variedad más amplia de recursos y herramientas para usar en caso de una lesión de emergencia.

¿Qué necesitas en un botiquín de primeros auxilios?

- Alcohol / peróxido de hidrógeno
- Cinta o envoltura atlética
- curitas
- Crema o spray para quemar
- Paquetes fríos / calientes
- Brújula
- linterna
- Gasa
- Repelente de insectos
- Cinta médica
- Barrera bucal para RCP
- Analgésico / antifebril como Tylenol
- Navaja de bolsillo / navaja suiza

- imperdibles

- Férula SAM para inmovilización

- tijeras

- hisopos

- jeringa

- pinzas

- Fósforos impermeables

Un botiquín de primeros auxilios con todos los elementos enumerados anteriormente lo preparará para manejar no solo cortes y raspaduras, sino también para combatir infecciones, esguinces de férula o huesos rotos, dar reanimación cardiopulmonar, tratar quemaduras, tratar lesiones en la cabeza y más.

Además de todo lo mencionado anteriormente, puede empacar sus propias recetas personales, crema de hidrocortisona, antihistamínicos para el tratamiento de alergias, aloe vera y más. Es posible empacar todas estas cosas juntas en una pequeña maleta o bolsa de viaje. No necesita una mochila completamente separada para guardar todos estos artículos, ya que la mayoría son extremadamente pequeños y la mayoría de los fabricantes de botiquines de primeros auxilios de alta gama saben que el tamaño es un problema para los excursionistas y campistas.

Puede encontrar fácilmente botiquines de primeros auxilios prefabricados en la mayoría de las tiendas que tienen una farmacia o en línea. Además, las tiendas de deportes como Big 5 o Dick's

Sporting Goods y las tiendas de artículos deportivos locales a menudo tienen botiquines de primeros auxilios especializados para excursionistas, campamentos e incluso para pescar. Estos kits suelen tener herramientas o materiales especializados para ayudar a manejar las lesiones más comunes asociadas con ese deporte al aire libre. También puede construir su propio botiquín de primeros auxilios y, si lo hace, sabrá que todo lo que contiene el botiquín se colocó con un propósito específico y que sabe exactamente lo que hay en el botiquín.

Eso nos lleva a otro problema común, no saber qué hay en su botiquín de primeros auxilios o cómo usar los materiales. Si compra un botiquín de primeros auxilios, revíselo a fondo y evalúe el uso o propósito de cada artículo. Los artículos que están marcados con su nombre de prescripción o nombre científico son cosas que puede investigar con anticipación y luego escribir en un marcador Sharpie en el empaque el uso previsto o el nombre familiar. Por ejemplo, si algo está marcado como antihistamínico, puede escribir con un marcador "tratamiento de alergia". Otros elementos comunes incluyen Polysporin, que es un gel antibacteriano, e Hydrocortisone, o crema de corticosteroides para erupciones e irritantes de la piel.

Si tiene otras personas que lo acompañan con regularidad, como un viaje de campamento familiar, revise los materiales con las personas clave que espera que entren en acción en caso de una lesión. Algunas personas intentan revisar un kit completo con niños, eso depende completamente de usted. Muy a menudo, lo mejor que puede esperar de los niños, especialmente los niños pequeños, es la aplicación de bolsas de hielo y tiritas. Asegúrese de que todos en un viaje de campamento sepan dónde encontrar una estación de guardabosques o cómo comunicarse con alguien que pueda obtener ayuda, ya sea a través de un teléfono satelital, un teléfono celular, que puede no tener servicio, y cómo encontrar un teléfono público cercano. Ir al bosque, acampar, adentrarse en el desierto para hacer una caminata y cualquier otro deporte al aire libre puede ser extremadamente agradable y gratificante. Pero es importante prepararse para los posibles peores escenarios.

Si no está preparado, haga estas cosas

Si no tiene un botiquín de primeros auxilios, debe evaluar sus recursos de inmediato y probablemente evacuar. Si va de excursión o pesca y sufre algún tipo de lesión sin tener un botiquín de primeros auxilios, lo mejor es dejarlo todo y volver a casa. Si está acampando o en un parque nacional, debe ubicar la estación de guardabosques más cercana para obtener suministros médicos.

Sucede que te pillen desprevenido. Es importante que no entre en pánico porque es en los momentos de pánico cuando las cosas salen mal. Si tiene un corte, raspadura o esguince, es probable que pueda tratar la lesión con los materiales que está usando o con lo que tiene a mano solo en suministros básicos para acampar.

Darse cuenta de que no estás preparado después de una lesión siempre es desalentador, y puedo poner un freno a toda la situación incluso con la lesión en mente. Sin embargo, es fundamental darse cuenta de que no estar preparado para una lesión en la naturaleza ocurre con más frecuencia de lo que cualquier persona al aire libre quisiera admitir.

Cada sección de este libro incluirá una lista corta de recursos de emergencia que puede tener a mano, incluso si no tiene un botiquín de primeros auxilios. Las lesiones al aire libre exigen que las personas sean extremadamente ingeniosas. A menudo se sorprenderá de lo rápido que puede diseñar un plan y una acción tranquila y decisiva, incluso cuando no tiene un botiquín de primeros auxilios elaborado.

En el caso de cada lesión

Hay algunas cosas que todo el mundo debería hacer ante cualquier tipo de lesión, en casa o al aire libre. Estos pasos ayudarán a garantizar que la persona que administra el tratamiento tenga en mente el mejor interés del paciente. Es posible que la persona lesionada no pueda responder de manera adecuada o no capte completamente la gravedad de la situación. Cuando las personas se lastiman, pueden entrar en estado de shock, pueden volverse histéricas y es importante que todos los que los rodean evalúen completamente las circunstancias.

Hacer un plan

Lo primero que debe hacer después de una lesión es elaborar un plan. Tenga un plan de cómo abordará el tratamiento de la lesión y la evaluación de la extensión del daño. Esto puede suceder en cuestión de segundos. Incluso puede saber de inmediato que la lesión debe limpiarse, mantenerse seca y envuelta. Eso es un plan.

Sin embargo, cuando se enfrenta a lesiones menos comunes, como quemaduras, es posible que no sepa qué hacer. Ahí es donde entran en juego guías como esta. Su plan inicial puede ser hacer referencia a la guía de lesiones de emergencia y determinar exactamente cómo deberá tratarla. Los planes son importantes, esté preparado o no.

Mantenga la cabeza nivelada

Tómate un segundo y respira hondo. Alguien con manos temblorosas y en un momento de pánico o un poco despistado puede hacer más daño que si la lesión espera un momento para recibir tratamiento. Una cabeza nivelada es absolutamente fundamental, ya que trata las lesiones de manera inadecuada. Puede ser un momento muy aterrador, pero en estos casos, confíe el tratamiento a la persona más tranquila.

Una cosa que ayuda a mantener la calma en situaciones de ansiedad intensa o alta es alejarse momentáneamente. Aléjese uno o dos pasos y respire profundamente. Piense en voz alta y exprese en voz alta lo que pretende hacer o lo que cree que es el mejor plan.

Establezca hitos claros para determinar si una situación está mejorando o empeorando

Cada tipo de lesión puede variar desde muy leve hasta mortal. Deberá determinar exactamente en qué lugar de la escala de gravedad de la lesión cae y cómo controlar si la lesión está mejorando o empeorando.

Como parte del enfoque segmentado de este libro, hay hitos claros enumerados en cada sección para determinar la gravedad de una lesión y si después del tratamiento la lesión está mejorando o si la salud de la persona se está deteriorando. La evaluación de los hitos que establezca dependerá en gran medida de la observación. La observación adecuada implica no solo observar la herida o la lesión, sino también a la persona. Cualquier cambio de comportamiento, apariencia o respuesta corporal, como fiebre, puede significar que alguien está mejorando o empeorando mucho.

A menudo, hay evidentemente cambios buenos y malos en cualquier tipo de lesión. Si nota algún olor intestinal o desagradable, evacue inmediatamente porque es probable que se produzca una infección temprana. Esto es común entre quemaduras, heridas en la piel y más. Además, si alguien no responde por completo o se desorienta, evacue inmediatamente.

Conocimientos técnicos para obtener atención médica

Ciertamente, hay algunas situaciones en las que la persona lesionada realmente no tiene la oportunidad de recibir atención médica profesional. Sin embargo, muchas personas que se encuentran en parques estatales o nacionales tienen acceso a atención médica. Saber dónde está su estación de guardabosques local o cómo encontrar un centro médico cercano puede cambiar drásticamente el resultado de una lesión en la naturaleza.

A menudo, los guardaparques están disponibles al final de los senderos, y en algunos senderos o áreas frecuentadas de los parques, puede haber líneas fijas que se conectan directamente a las estaciones de guardaparques cercanas. Además, es posible que pueda obtener atención médica a través de su teléfono si tiene servicio. Si no cuenta con el servicio, puede comenzar a evaluar otros medios de atención médica de emergencia, como bengalas, luces de emergencia e incluso enviar a una persona a buscar ayuda y regresar con asistencia.

Evacuación

A lo largo de este libro, verá el término evacuar o evacuación. Esto significa dejar su área actual. Por supuesto, la intención al hacer esto es buscar atención médica inmediata de un profesional. La gente a menudo no quiere dejar de hacerlo en su viaje de campamento o senderismo porque alguien se quemó la palma de la mano o se torció el tobillo. Esto no es irracional.

Muchas personas han pensado detenidamente sus planes para hacer senderismo, acampar, pescar, practicar deportes al aire libre y hacer excursiones a la naturaleza. Sin embargo, hay ocasiones en las que es necesario comenzar de inmediato a regresar a la civilización para recibir tratamiento médico. Si sabe que sin duda se encuentra al menos a 24 horas del pueblo o ciudad más cercana que tendría un centro médico, entonces algunas lesiones pueden requerir la evacuación incluso cuando parecen leves o el paciente parece estar completamente bien. Por ejemplo, las víctimas que casi se ahogan a menudo informan que están absolutamente bien tan pronto como respiran y descansan un poco. Sin embargo, existe una pequeña posibilidad de ahogamiento en seco o ahogamiento secundario, que puede ocurrir entre una y 48 horas después del incidente del ahogamiento. Si ocurriera un ahogamiento secundario, digamos seis o 12 horas después del incidente, y está a 24 horas del centro médico más cercano. Debes comenzar a avanzar hacia la civilización inmediatamente después del evento.

Utilice siempre su mejor criterio al planificar la evacuación; si sabe que se encuentra a poca distancia de un centro médico cercano, es posible que no sea necesario que se olvide. Al decidir si evacuar o no, considere cuidadosamente qué tan lejos se encuentra de los profesionales médicos cercanos y si tiene fácil comunicación con los servicios de emergencia.

Lo que puede esperar de este libro

A lo largo de este libro, puede esperar recibir una guía completa para cada tipo de lesión común en la naturaleza. Eso incluye una lista de cómo evaluar la gravedad de la lesión, determinar si requiere intervención médica de emergencia y cómo tratarla.

Cada sección también incluirá una guía sobre qué no hacer; muchos pasos de sentido común en el tratamiento de heridas pueden causar más daño. Aprenderá cómo responder en situaciones de emergencia y qué acciones tomar en qué orden.

Es importante señalar que no somos responsables de la aplicación incorrecta de procedimientos o técnicas. Siempre es mejor que las personas pasen por un entrenamiento formal en procedimientos y técnicas médicas antes de pasar una cantidad considerable de tiempo al aire libre. Si tiene tiempo para prepararse, consulte las opciones de certificación de primeros auxilios y RCP de su localidad. Para la certificación avanzada, puede evaluar las opciones para una certificación de la Cruz Roja. Mientras que en situaciones que amenazan la vida, a menudo es necesaria una acción inmediata, una acción inadecuada también puede provocar daños. No somos responsables por el daño que haya ocurrido por el uso inadecuado o incompleto de cualquier procedimiento médico o técnica médica.

Capítulo 2

Cortes, raspaduras y abrasiones

Los cortes y raspaduras se encuentran entre las lesiones más comunes en la naturaleza y también en los hogares. Los cortes y raspaduras son fáciles de evaluar y diagnosticar, pero muchos no están familiarizados con el alcance total de las lesiones graves que involucran cortes o una posible penetración. Estas lesiones a menudo ocurren fuera del camino o en las profundidades de los bosques.

Los campistas a menudo los experimentan, ya que pueden caerse, tropezarse o lesionarse mientras instalan el equipo. Los excursionistas a menudo los experimentan cuando caen o tropiezan y pueden empalarse o cortarse en elementos naturales como ramas, arbustos o rocas. Los pescadores, vienen con una variedad de problemas diferentes cuando se trata de cortes y abrasiones. Es posible que se hayan lastimado en un gancho, se hayan lastimado con el equipo o los elementos dentro del bote o la cubierta, o pueden sufrir lesiones graves en el agua. No importa cómo sucedió el corte, raspado, abrasión o empalamiento, deberá tratar las heridas de la misma manera.

Todas las heridas de la piel requieren el mismo método de tratamiento, pero el gran problema con el que se encuentran las personas es comprender cómo sucedió la lesión y qué tan grave es. Es posible que su lesión se haya podido prevenir y ser consciente de ella puede ayudar a su grupo a evitarla. Además, comprender el alcance de la lesión puede cambiar la rapidez con la que responde al accidente y el esfuerzo que pone en el cuidado posterior. Por ejemplo, un pequeño rasguño podría ser algo en lo que se coloque una curita y termine el día, mientras que una herida punzante profunda necesitaría una limpieza periódica y cambios de vendaje cada pocas horas.

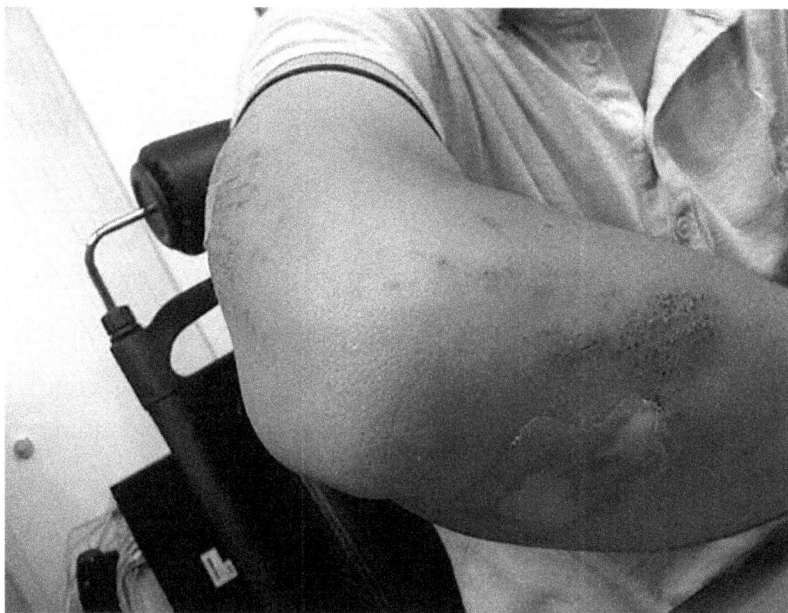

Las heridas de la piel pueden ocurrir en cualquier lugar

Las heridas de la piel realmente pueden ocurrir en cualquier lugar, y son tan comunes que la totalidad de un botiquín de primeros auxilios básico está diseñado para tratar cortes y raspaduras. El carácter común de las heridas en la piel a menudo ha hecho que las personas subestimen gravemente la necesidad de atención médica inmediata . Muchas personas que experimentaron heridas en la piel y tuvieron complicaciones luego comentaron que pensaban que la herida estaba bien.

Cuando no se tratan por última vez, las heridas en la piel pueden infectarse, lo que puede provocar una infección e incluso la necesidad de amputar la extremidad. Debes tomar una acción inmediata y decisiva con las heridas de la piel. La buena noticia es que existe un régimen establecido para el tratamiento de las heridas cutáneas independientemente de la gravedad. Discutiremos la gravedad de las heridas cutáneas más adelante y cómo determinar si necesita tomar medidas inmediatas para obtener ayuda médica profesional o no.

Lenta, limpia, vendar, hidratar y mantener seco el vendaje
Existe un enfoque simple para manejar casi todos los tipos diferentes de heridas cutáneas. Primero, querrás ralentizar el sangrado. Gire para disminuir el sangrado de un corte, raspado o herida punzante, use una gasa o paño limpio para cubrir la herida y aplique una cantidad moderada de presión sobre la herida. Mientras cubre y aplica presión sobre la herida, eleve la luna, preferiblemente por encima del corazón o el pecho de la persona lesionada.

Esto logra algunas cosas. Primero, la gasa o el paño limpios le darán a la sangre algo a lo que adherirse, para que no corra por todos lados. En segundo lugar, la presión ayudará a que el daño del tejido blando comience a recuperarse. Finalmente, elevar la herida ayudará a ralentizar el flujo sanguíneo a esa área, reduciendo la cantidad de sangrado.

Después de haber disminuido sustancialmente el sangrado, si no detenido, puede comenzar a limpiar la herida. Esto puede parecer contradictorio, pero no desea comenzar a limpiar el mundo mientras la sangre aún fluye libremente.

Al limpiar la herida, querrá utilizar dos herramientas principales. Primero, necesitará usar pinzas esterilizadas para eliminar los restos grandes. Puede esterilizar las pinzas de plástico con alcohol isopropílico o peróxido de hidrógeno, y puede esterilizar las pinzas de metal con alcohol isopropílico o con calor de una llama. Después de usar pinzas para eliminar desechos grandes, deberá usar agua o una alternativa estéril.

No limpie una herida con agua encontrada, ni siquiera con agua de manantial. Incluso cuando el agua parece clara, puede contener bacterias potencialmente mortales. En su lugar, use agua potable que trajo consigo para limpiar la herida. Si no tiene agua limpia de sobra para limpiar la herida, puede usar alcohol isopropílico o peróxido de hidrógeno si tiene formas líquidas. Al limpiar una herida con agua o una alternativa sanitaria, querrá ejercer presión detrás de ese líquido. El personal de EMT tiende a preferir usar una jeringa de plástico al limpiar una herida, debido a la presión y la fuerza que conlleva. Si tiene una jeringa de plástico en su botiquín de primeros auxilios, úsela para limpiar la herida. Sin embargo, también puede lograr una buena cantidad de presión de agua perforando la tapa de una botella de agua y apretando la botella de agua o apretando una bolsa de agua y pellizcando la boquilla, de modo que cree un flujo constante.

Se aceptó ampliamente que las heridas secas eran menos susceptibles a las bacterias. Sin embargo, la comunidad médica ha demostrado desde entonces que las heridas abiertas deben permanecer húmedas pero no necesariamente húmedas. Antes de envolver la herida, cubra la herida y un gel antibiótico como Neosporin o vaselinas como Vaseline o Aquaphor.

Cuando la herida esté limpia, puedes vendarla. Idealmente, el vendaje estará cómodo sentado, pero no tan apretado que corte la circulación. La mayoría de las personas tienden a envolver bien los vendajes y se aseguran de que el vendaje sea cómodo y no se mueva. Un vendaje probablemente involucrará varias capas. Si el corte está generalmente limpio, querrá usar tiras adhesivas para crear un cierre de mariposa. Si el corte es irregular o una herida punzante, entonces querrá cubrir la herida y envolverla por completo.

Si bien deseaba humectar la herida, no desea que el apósito se moje. Mantiene los apósitos secos el mayor tiempo posible. Inicialmente, querrá revisar la herida unos 30 minutos después de vendarla y unas horas después del primer control. Después, querrá cambiar el apósito cada 12 horas, independientemente de lo limpio que se vea.

Qué hacer cuando no está preparado:
Si no tenía un botiquín de primeros auxilios a mano, entonces probablemente no tenga gasa ni nada para esterilizar las pinzas,

probablemente no tenga pinzas y es posible que no tenga la cinta adhesiva o los vendajes necesarios para envolver la herida. de forma segura.

Para comenzar, reúna el agua potable que tenga o comience a hervir agua natural para limpiar la herida. Aún querrá elevar la herida y usar un paño limpio para cubrirla para disminuir el sangrado. Luego limpie la herida y cúbrala con el material más limpio que tenga disponible. Es fundamental que la herida no permanezca abierta a los elementos.

Dependiendo de la gravedad del corte, es posible que deba cancelarlo y evacuar al paciente de inmediato. Si el corte parece menor, diríjase a una estación de guardabosques cercana para obtener los suministros médicos adecuados para envolver y proteger la herida.

Cómo determinar si se trata de una emergencia

¿Cuál es la diferencia entre un corte menor y algo que necesita atención médica de inmediato? Lo primero que hay que evaluar es la profundidad y la longitud del corte o abrasión. Si el corte tiene más de media pulgada de largo, es probable que el corte necesite puntos y que pronto necesite puntos. Además, si el corte es tan profundo que no puede mantener los bordes juntos con solo una pequeña cantidad de presión, entonces la persona puede necesitar atención médica de emergencia.

Ahora, el otro elemento a considerar al determinar si se trata de una emergencia o no es la cantidad de sangrado. Si la herida continúa sangrando después de unos cinco o 10 minutos de presión directa y elevación, es probable que necesiten asistencia médica de emergencia y debe evacuar de inmediato. Además, si la herida está chorreando sangre o sale a borbotones rítmicos, es posible que hayas cortado algo bastante importante. Es probable que pierda una cantidad sustancial de sangre en poco tiempo. Si la sangre sale a borbotones o a borbotones, evacue inmediatamente y busque atención médica inmediata y profesional.

Puede notar signos inmediatos de curación, pero no verme encontrar no significa intrínsecamente que la situación sea más urgente de lo que creía inicialmente. Por ejemplo, un corte que involucre un colgajo de piel puede comenzar a cicatrizar en el transcurso de unas pocas horas. Puede notar que la piel permanece en su lugar o que se está formando una costra porque la sangre se ha espesado. Por el contrario, una herida punzante puede ser un asunto completamente diferente. Las heridas por punción pueden tardar hasta dos días en mostrar los primeros signos de curación, y pueden pasar dos semanas o más para que sanen incluso cuando no necesitan puntos. No use la determinación visual para una línea de tiempo de curación para decidir que la lesión es menos o más grave. En todo caso, utilice señales visuales para detectar una posible infección y determinar si puede necesitar ayuda médica adicional para tratar la herida.

Qué hacer con las heridas cutáneas

Ya hemos cubierto algunos elementos de qué hacer, pero aquí hay una lista rápida de exactamente lo que debe hacer en respuesta a cualquier tipo de herida superficial.

1. Elevar la herida

2. Aplique presión con un paño limpio o una gasa.

3. Espere a que el sangrado disminuya, si el sangrado no disminuye o se detiene después de cinco o 10 minutos, busque atención médica de inmediato.

4. Limpiar la herida con agua potable. Si no hay agua potable disponible, puede usar alcohol o peróxido de hidrógeno.

5. Coloque Neosporin, Aquaphor, Vaseline o similar sobre la herida.

6. Intente utilizar tiras adhesivas para cerrar o cubrir completamente la herida.

7. Vende la herida sobre las tiras adhesivas en un ajuste cómodo.

8. Mantenga los vendajes secos.

Consejos adicionales a tener en cuenta:

- Siempre use guantes si están disponibles, ya sea que se esté tratando a usted mismo oa otra persona.

- Vigile la herida de cerca durante los primeros 30 minutos.

- Compruebe la circulación, el movimiento y la sensación de la parte del cuerpo con la herida.

- Si el sangrado es severo, use un torniquete. Un torniquete es una tira de tela u otro material que se usa para disminuir temporalmente el flujo sanguíneo al área si ayuda a disminuir o detener el sangrado.

- Si la herida proviene de una mordedura, evacue inmediatamente y busque ayuda profesional.

- Si es posible, evite el uso de alcohol o peróxido de hidrógeno, ya que pueden dañar el tejido sano.

Muchos de estos consejos están destinados a proteger a la persona con la lesión y a la persona que la trata. Incluso si se está tratando usted mismo, hacer cosas como usar guantes puede cambiar si contrae una infección o no. Las bacterias, los gérmenes y los aceites de sus manos pueden afectar una herida abierta. En ese mismo proceso de pensamiento, siempre es mejor cubrir una herida que dejarla abierta. Mucha gente ha crecido con la idea de decir "deja que la herida respire", y ese es un consejo terrible, especialmente en los bosques. Las bacterias y los gérmenes nos rodean, y si se corta en su casa, la mayoría de esos elementos presentes le son familiares a su cuerpo. Incluso las bacterias conocidas pueden ser muy peligrosas y provocar infecciones, pero en la naturaleza, donde casi todo es extraño, corres riesgos aún mayores. Es mejor cubrir la herida con una camisa, toalla o manta limpia que dejar la herida abierta a los elementos.

Además, es posible que deba tener en cuenta la gravedad de la herida durante el tratamiento. Si una herida es muy grave y está evacuando para buscar tratamiento médico profesional, puede ser mejor usar un torniquete para disminuir el flujo sanguíneo y ralentizar el sangrado.

Usando un torniquete
Cuando use un torniquete, querrá atar la tela o el dispositivo de constricción al menos cinco cm o aproximadamente dos pulgadas

por encima de la herida abierta. Además, querrá atarlo alrededor de un área de la extremidad que tenga un hueso. Por ejemplo, atar un torniquete alrededor de la parte superior del brazo en lugar de sobre el antebrazo. Este último tiene dos huesos que conectan la muñeca con el codo. Idealmente, un torniquete debería estar más cerca del tronco del cuerpo.

Después de atar el torniquete alrededor de la extremidad, querrá colocar un cuchillo, unas tijeras u otros objetos rectos y resistentes directamente sobre el nudo. Luego, haga un nudo sobre ese objeto y gírelo para apretar el torniquete. Esto se conoce como molinete, y puede asegurar el viento al final después de apretarlo atando otro nudo para evitar que el molinete se desenrolle.

Los torniquetes solo deben usarse en situaciones extremas, como último recurso para hemorragias importantes e incontroladas.

Qué no hacer con las heridas cutáneas

La lista de cosas que no debe hacer tiene un par de sorpresas. A menudo, nos enseñan primeros auxilios básicos que difieren drásticamente de los primeros auxilios recomendados.

No haga:

- Intente limpiar una herida muy profunda, ya que provocará más pérdida de sangre.

- Suponga que una herida está limpia; incluso si no puede ver los escombros, límpielo.

- Retire un objeto atascado.

- Empuje cualquier parte del cuerpo "hacia atrás" en su lugar.

- Deje que la herida se "ventile".

Otras cosas comunes que debe evitar hacer si es posible incluyen el uso de antisépticos fuertes. Mucha gente creció creyendo que era necesario aplicar yodo, alcohol isopropílico o peróxido de hidrógeno para abrir heridas. Si bien estos son buenos desinfectantes y ciertamente son excelentes opciones para limpiar utensilios como pinzas o tijeras en los botiquines de primeros auxilios, no deben usarse en heridas abiertas. La única vez que deben usarse en heridas abiertas como cuando no hay agua potable disponible. Ésta es una de las principales diferencias entre tratar una herida superficial y tratar las quemaduras; aquellos que involucran pinchazos o cortes pueden soportar algunos daños de estos duros antisépticos si es absolutamente necesario. Las heridas por quemaduras no pueden recibir este daño. Si está tratando una herida superficial asociada con una quemadura, consulte el Capítulo Cinco para obtener instrucciones completas sobre el tratamiento de heridas cutáneas relacionadas con quemaduras.

Cuidado por los convalecientes

El cuidado posterior de una herida superficial generalmente requiere vigilar cuidadosamente la herida en busca de infección. Si la herida provino de un animal o de un metal oxidado, es posible que deba buscar atención médica lo antes posible para recibir tratamiento para posibles enfermedades transmitidas por animales o tétanos.

Los signos de infección de una herida superficial incluyen enrojecimiento alrededor de la herida, vetas rojas que se extienden desde la herida, sensibilidad e hinchazón extremas, pus de color amarillo o verde, secreción de la herida y fiebre. La infección se puede tratar, pero esto no es algo que se pueda tratar en la naturaleza, es necesario consultar a un médico y obtener los antibióticos adecuados para la infección.

Si no experimenta ningún signo de infección, es probable que pueda continuar reparando la herida y lavándola suavemente, y debería sanar por sí sola. Si necesita puntos, consulte a un médico lo antes posible, para que tenga una herida fresca con la que trabajar. Además, unos días de curación pueden ayudar al médico a determinar si son necesarios o no puntos de sutura si parece que su lesión está a punto de necesitar puntos de sutura.

Las heridas de la piel son las más comunes en la naturaleza y al acampar, seguidas de cerca por esguinces y quemaduras. Sin embargo, las heridas de la piel pueden variar drásticamente. Una herida punzante profunda puede ser un motivo de mayor preocupación que un rasguño prolongado. Los elementos a tener siempre en cuenta son el tamaño y la profundidad de la herida. Nunca subestimes la capacidad de una herida superficial de volverse muy grave en un período de tiempo corto, ya que una infección no solo es posible, sino que, en la naturaleza, es probable. Además, puede tener más cuidado en su próxima excursión para empacar un botiquín de primeros auxilios completamente planeado.

Capítulo 3

Esguinces y distensiones

Un esguince es una lesión común que ocurre cuando los ligamentos o las fibras conectan un hueso con otro, ya sea por estiramiento o desgarro. Los esguinces suelen ocurrir cuando se tuerce un tobillo o se extiende demasiado el hombro. Si bien podría pensar que se trata de una lesión muy leve, la lesión de los ligamentos puede ser muy grave. También son generalmente incómodos y, en cuanto a primeros auxilios, generalmente no hay mucho que puedas hacer.

Si cree que usted o alguien con quien viaja ha sufrido un esguince, asegúrese de seguir el método de tratamiento RICE. La buena noticia es que tiene todo el equipo necesario para diagnosticar un esguince y, a menudo, los médicos que diagnostican un esguince simplemente terminan con este diagnóstico porque han descartado todas las demás lesiones más graves.

Similar a un esguince es una tensión. Una distensión ocurre cuando un tendón se estira o se separa del hueso y puede variar de leve a bastante grave. El tendón en sí es la tira de material fibroso que conecta el extremo de un músculo con el hueso. Es la razón por la que sus músculos pueden flexionarse y responder de manera normal. Las cepas se ven con menos frecuencia al aire libre porque a menudo ocurren durante un período de tiempo prolongado. Puede tensar un tendón a través de años de deportes o esforzarse demasiado físicamente.

Lesiones musculares comunes y esguinces

Tobillos torcidos, rodillas torcidas, hombros golpeados y latigazo cervical son algunos de los esguinces y lesiones de tejidos blandos más comunes. La recomendación general es que cualquier persona que no pueda poner peso sobre la articulación lesionada debe buscar atención médica. A menudo, eso no es necesario, ya que la mayoría de los adultos no van al médico por un esguince de tobillo. Sin embargo, es probable que si su lesión ocurrió al aire libre, sea más grave. A diferencia de tratar de agarrarse después de tropezar con un bordillo o una escalera, es más probable que torcerse o torcerse el tobillo al aire libre sea más agotador.

Los signos comunes de un esguince incluyen dolor o hinchazón, dificultad para usar o flexionar la articulación y hematomas, o incluso calentamiento en el área lesionada. La mayoría de las torceduras o esguinces pueden curarse por sí solos en un período de dos a tres semanas, y los médicos pueden hacer muy poco. De hecho, el curso del tratamiento a menudo implica reducir el dolor y asegurarse de que el tejido blando de la articulación no sufra más lesiones.

RICE: Reposo, Hielo, Comprimir, Elevar

El método del RICE es bastante sencillo y es un tratamiento común para una amplia variedad de daños en los tejidos blandos. Pero hay una forma correcta de realizar estos pasos y una forma incorrecta. Muchas personas no se dan cuenta de que la administración del método RICE puede salir mal, causar más dolor o incluso causar más lesiones en la articulación.

Reposo

El primer paso es dejar descansar la articulación. Seguirá descansando, evitando cualquier actividad que le cause dolor o malestar. Además, si notaste que algunas actividades hacen que la hinchazón aumente, es mejor evitarlas también. Ahora, donde esto sale mal es que debe evitar toda actividad física. Existe una gran diferencia entre descansar la articulación y no hacer nada. Quiere seguir moviéndose, pero tampoco quiere adoptar el "enfoque de caminar". Lo mejor que se puede hacer en la mayoría de las situaciones con esguinces es permitir que la persona asegurada descanse y utilice su medidor para determinar qué actividades le causan dolor o malestar.

Una de las cosas excelentes del tratamiento RICE es que no utiliza recursos para un botiquín de primeros auxilios. Y no corre el riesgo de infección o exposición a bacterias que hace con heridas abiertas. Este paso y RICE no requieren recursos, lo que significa que puede hacerlo con o sin un botiquín de primeros auxilios.

Hielo

Ahora hay una forma correcta de congelar una lesión. No querrá simplemente arrojar una compresa fría allí y dejarla puesta hasta que el paciente se queje. El tratamiento con hielo o frío en bicicleta es el mejor enfoque. Use una bolsa de hielo de un botiquín de primeros auxilios o el agua más fría que pueda encontrar y trate el área lesionada durante 15 a 20 minutos. Después de 15 o 20 minutos, déle al área lesionada un descanso del tratamiento con frío y reinicie otros 15 o 20 minutos de tratamiento con frío cada dos o tres horas durante los primeros días después de la lesión.

El agua más fría disponible puede ser el agua en su hielera que es principalmente hielo. Eso está perfectamente bien para usar. El agua más fría disponible podría ser un manantial cercano, y eso es perfectamente aceptable. El único elemento aquí del que debes preocuparte es la frialdad del agua. A diferencia de las heridas abiertas, no es necesario utilizar solo agua potable o hielo.

Siempre es ideal tener bolsas de hielo a la mano, pero muchas personas se encuentran en el bosque sin bolsas de hielo o paquetes de grietas que se enfríen después de una acción disruptiva, como romperlos o sacudirlos. Si tiene un esguince o distensión y sabe que necesitará una bolsa de hielo cada pocas horas, puede hacer su propia bolsa de hielo con los artículos que tiene en su botiquín de primeros auxilios o con los que tiene en el campamento o en su paquete. Por supuesto, puede simplemente congelar agua en una bolsa de plástico. Sin embargo, para bolsas de hielo más duraderas, mezcle una parte de alcohol isopropílico con tres partes de agua en una bolsa de plástico con cierre hermético. Aspire la mayor cantidad de aire posible y deje la bolsa y una hielera o agua corriente muy fría durante unas horas.

La sal es otra buena alternativa si está intentando hacer bolsas de hielo en el lugar. Lo que hace la sal es reducir la temperatura de congelación del agua y hace que el paquete esté fangoso en lugar de acuoso. Agregue aproximadamente dos cucharadas de sal por dos tazas de agua en una bolsa con cierre de cremallera y colóquelo en una hielera o agua corriente fría. Si no tiene una hielera, por ejemplo, si estaba de excursión y no planeaba acampar, a menudo puede usar agua corriente de manantial o agua fría natural para ayudar a bajar la temperatura de la solución. Aparte de tener algo para condimentar la comida, esta es una gran razón para llevar siempre sal en la mochila.

Compresión

Después del primer tratamiento con frío, querrá aplicar un vendaje firme, preferiblemente elástico, para ayudar a contener la hinchazón. Muchas personas que están al aire libre han descubierto que una combinación de un vendaje elástico o elástico y un vendaje que no se estira funciona mejor. También existe una forma correcta e incorrecta de aplicar los vendajes, y hacerlo de forma incorrecta puede disminuir la circulación, eliminar la sensación en el área e incluso provocar ampollas y daños en la piel.

Al comprimir un esguince, comience a envolver con una venda elástica desde el borde de la articulación más alejada del corazón. En la mayoría de los casos, con un tobillo, comenzará en la parte inferior del tobillo. Luego, aproximadamente a la mitad de la articulación, cambie a un vendaje que no se estire o reduzca en gran medida la cantidad de estiramiento o tirón que está aplicando al vendaje mientras lo envuelve. Algunas personas recomiendan envolver los dedos más cercanos, especialmente si la articulación lesionada es una muñeca o un tobillo. Eso no siempre es necesario, pero puede ser una buena práctica.

Si no tiene vendajes o envolturas, entonces es posible comenzar la compresión con material de ropa. No es ideal, a menudo el material de la ropa especialmente diseñado para uso deportivo o para exteriores, se estirará demasiado para comprimir la lesión correctamente. Sin embargo, puede usar una combinación de tela y compresión manual para ayudar a contener la hinchazón inicial. Si no tiene vendajes para tratar la lesión en la articulación de inmediato, puede ser mejor evacuar.

Elevación

Desea elevar el área lesionada del cuerpo por encima del pecho. La combinación completa del tratamiento con RICE a menudo termina con la persona lesionada acostada o reclinada para que la articulación lesionada pueda elevarse, y usted se asegura de que, en general, estén descansando la articulación. Elevar la lesión por encima del pecho ayuda a reducir el flujo sanguíneo, lo que puede ralentizar la inflamación de la articulación. Este enfoque también ayuda a que la gravedad reduzca la hinchazón y, a menudo, menos hinchazón significa menos dolor para el paciente.

Cómo determinar si se trata de una emergencia

Los esguinces casi nunca son una emergencia y los esguinces son solo emergencias en situaciones únicas. Por supuesto, es posible experimentar una lesión grave de los tejidos blandos, como el desprendimiento de un músculo o el desprendimiento completo de las conexiones de los ligamentos. Estos también son bastante improbables.

Sin embargo, algunas personas confunden un esguince con un hueso roto o una articulación gravemente dañada. Si está diagnosticando la lesión, querrá enfatizar el rango de movilidad y el nivel de dolor.

La primera pregunta es, ¿puede la persona mover la articulación por sí misma? Esta parte de la prueba probablemente será dolorosa, pero es necesaria.

La segunda pregunta para evaluar si es posible que se trate de una lesión más grave es determinar si la articulación parece normal. Un esguince puede venir con hinchazón e incluso algunos golpes inesperados, pero si algo parece estar completamente fuera de lugar, es probable que algo esté roto.

La determinación final posterior al evaluar si se trata de una emergencia o no es verificar la lesión después del tratamiento RICE. Después de algunas rotaciones con tratamiento con frío, tal vez de ocho a 12 horas después de la lesión inicial, si observa hinchazón continua, piel rota por hinchazón, hematomas extensos o si el dolor ha empeorado, es probable que deba solicitar tratamiento médico. . En el caso de los síntomas enumerados anteriormente, es posible que esté lidiando con un desprendimiento de ligamentos o músculos en lugar de una lesión leve de tejidos blandos.

Qué hacer con esguinces y distensiones

Por supuesto, hay algunas cosas que debe hacer con los esguinces, y la primera puede causar dolor a la persona lesionada. Si se está tratando usted mismo, esto puede ser un poco más fácil de manejar. Deberá rotar el pie, la muñeca, el hombro o la articulación lesionada para determinar un punto específico de sensibilidad y el rango de movimiento. Hacer esto lo ayudará a entablillarlo o envolverlo de una manera que sea cómoda y reduzca el dolor.

Por lo general, es mejor intentar inmovilizar la articulación por completo, pero eso no siempre es posible. La inmovilización de la articulación con un vendaje de compresión no debe restringir completamente el movimiento, sino que debe limitar el rango de movimiento.

Si la persona lesionada todavía parece poder caminar libremente, simplemente coloque cinta adhesiva en el tobillo y fíjelo alrededor del zapato.

La mejor manera de entablillar un esguince es con una férula en C. Una férula en C acunará y apoyará la articulación en su punto más plano y luego se envolverá alrededor del tobillo. Por ejemplo, con un esguince de tobillo, colocaría la venda inicial en la parte inferior del talón, luego doblaría cada extremo en la parte superior del tobillo y se enrollaría detrás de la parte posterior del tobillo. Alternativamente, puede usar el patrón de tira, que requiere el uso de cinta adhesiva, creando una forma de estribo alrededor de la articulación lesionada.

Eventualmente, querrá hacer arreglos para recibir atención médica. Los esguinces a menudo no requieren una visita a la sala de emergencias, y si se presenta a la sala de emergencias con un esguince leve, es probable que lo envíen a casa. En cambio, cuando regrese a casa o regrese a la civilización, programe una cita estándar con un médico general. No es necesario ir a una sala de emergencias ni a un centro de atención de urgencia a menos que sospeche que la lesión puede ser más grave que un esguince.

Si sospecha que tiene una distensión, en lugar de un esguince, asegúrese de expresar esa preocupación a su médico. Dependiendo de la extensión de la tensión, puede ser necesaria una cirugía o pueden sugerir un curso más intensivo de fisioterapia.

Qué no hacer con los esguinces

Esta es una de las pocas lesiones en el desierto que en realidad no requiere una evacuación inmediata. Si está acampando o pescando, envuelva la articulación torcida elevada, realice el tratamiento RICE y continúe con sus planes si no causa más lesiones. Los médicos pueden hacer muy poco, e incluso las pruebas de diagnóstico como radiografías, resonancias magnéticas, tomografías computarizadas o incluso una ecografía no producirán resultados concluyentes. Ahora, si cree que el hueso o la articulación podrían estar rotos de alguna manera, evacue y busque atención médica.

Lo más común que hacen las personas con un esguince que no deben hacer es el tratamiento térmico. No es necesario alternar una compresa fría y una caliente o un tratamiento frío y caliente para la lesión. El problema en esta situación particular con el tratamiento térmico es que la hinchazón se produce debido a la hemorragia en el tejido, lo que extrae más sangre a esa área específica. Usar una almohadilla térmica o una toalla caliente puede aumentar la hinchazón drásticamente.

El último problema en el que caen las personas al tratar un esguince o una distensión es decirle a la persona lesionada que se vaya. Caminarlo no funciona; causa más daño a la articulación y puede causar daño duradero a los tejidos blandos. Ahora, unos días después de la lesión, puede comenzar a poner algo de peso o usar la articulación con precaución. Descansar ese primer día es muy importante.

Cuidado por los convalecientes

Las instrucciones estándar de cuidados posteriores para un esguince a menudo incluyen buscar fisioterapia. Aunque es probable que se trate de una lesión leve de los tejidos blandos, puede ser dolorosa y puede provocar dolor a largo plazo o incluso lesiones a largo plazo si no recibe el tratamiento adecuado. Como trató la herida al aire libre, es probable que no haya tomado las medidas exactas que podría tener un médico. Cuando haya terminado con su tiempo en la naturaleza, comuníquese con su médico local y explíquele lo que sucedió y qué medidas se tomaron para tratar la lesión. Pueden vigilarlo, pueden enviarlo a casa con ejercicios de fisioterapia en el hogar para la articulación o pueden derivarlo a un centro de fisioterapia local.

Además de la fisioterapia, el médico puede proporcionarle una brisa en la férula o el yeso para que la articulación pueda tener restricciones de movimiento. Estos dispositivos de apoyo no solo reducen el dolor, sino que también pueden ayudar a curar la lesión al eliminar el estrés o la tensión no intencionales.

Una cosa bastante importante a tener en cuenta es que una vez que se ha torcido una articulación, es más probable que esa articulación sufra esguinces en el futuro. Es posible que el músculo se haya curado al máximo de su capacidad, pero un esguince a menudo conducirá a otro en la misma articulación. Las tensiones a menudo también sucederán de la misma manera. Si anteriormente se ha torcido un tobillo, o si este es su primer esguince, debería considerar agregar vendas o prendas de compresión a su botiquín de primeros auxilios. Alguien que sepa que los esguinces no solo son posibles, sino que probablemente debería llevar prendas de compresión para que la compresión aplicada a la lesión sea constante y constante. Es más fácil ponerse una muñequera de compresión que envolver con fuerza y precisión un esguince de muñeca o codo. Siempre considere cualquier lesión que haya experimentado en la naturaleza como una oportunidad para prepararse mejor la próxima vez agregando artículos a su botiquín de primeros auxilios.

Capítulo 4

Casi ahogado

Casi ahogarse puede ser bastante común cuando las personas están pescando, navegando o acampando cerca de un lago o río. Casi nunca proviene de una absoluta complacencia, porque la mayoría de las personas no conocen los signos reales de ahogamiento y no saben cómo responder apropiadamente al ahogamiento. El ahogamiento se define precisamente como un tipo de insuficiencia respiratoria en la que un líquido llena los pulmones y hace imposible la entrada de oxígeno. Las estadísticas muestran que a nivel mundial, el ahogamiento es la tercera causa más común de muerte accidental. La Organización Mundial de la Salud estima que unas 350.000 personas mueren cada año por ahogamiento.

Es importante tener en cuenta que el ahogamiento es totalmente evitable y que el casi ahogamiento es tratable. De hecho, la principal causa de ahogamiento es simplemente no saber nadar. No saber nadar y meterse en el agua siempre es una mala idea, pero la mayoría afirmó que no había intención de meterse en el agua. La navegación y la pesca a menudo ponen a las personas en una posición en la que están expuestas a caer a aguas profundas y es posible que no tengan equipo de protección que les salve la vida o las habilidades necesarias para evitar ahogarse.

Lo mejor que puede hacer para evitar ahogarse por completo es tomar clases de natación. Incluso los adultos pueden beneficiarse de las clases de natación, especialmente si van a estar en situaciones con fuertes corrientes, rápidos, aguas profundas o aguas que fluyen naturalmente. Pero no se preocupe, aquí cubriremos exactamente cómo manejar y casi ahogarse, ya sea que la persona lesionada haya experimentado la natación o no.

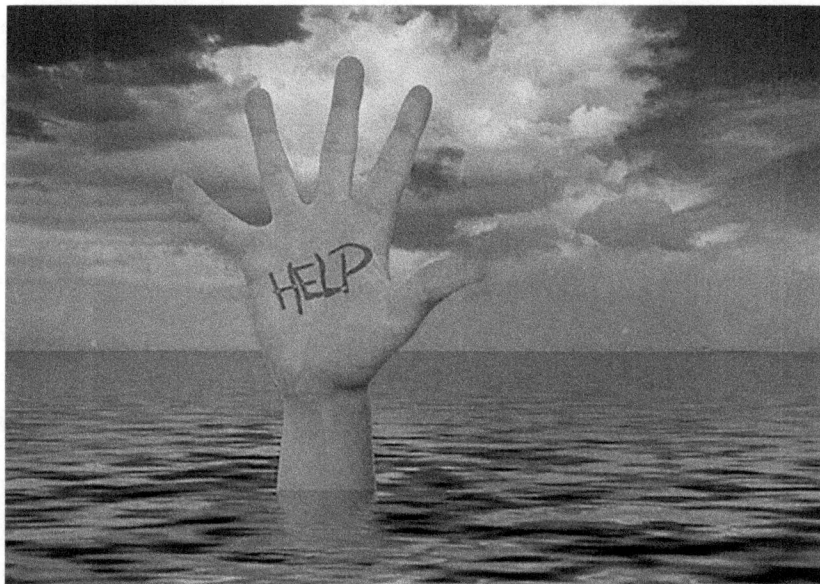

Cómo identificar si alguien se está ahogando

La razón por la que el ahogamiento es la segunda lesión involuntaria más común que conduce a la muerte de niños entre uno y catorce años es que las personas no saben cómo reconocer los signos del ahogamiento. Muchos creen inicialmente que verían a alguien angustiado, pateando, quizás pidiendo ayuda a gritos, y claramente asustado. Eso no es lo que parece ahogarse.

El ahogamiento es una muerte silenciosa que tarda entre cuatro y seis minutos en que la víctima no reciba oxígeno.

El ahogamiento es casi siempre prevenible si alguien está mirando el agua y se da cuenta de que alguien no está subiendo por aire.

El signo más común de ahogamiento es mover la cabeza, la víctima puede estar empujando su cabeza por encima de la línea del agua lo suficiente como para respirar, pero no lo suficiente como para gritar pidiendo ayuda. Sus brazos y piernas estarán en el agua. Otro signo común es que la persona que se está ahogando tendrá la cabeza inclinada hacia atrás para abrir más las vías respiratorias para tomar aire.

Además, si ve a alguien con el pelo que le cubre los ojos, puede ser una buena señal de que se está ahogando. Al nadar, la mayoría de las personas se apartan el pelo de la cara de forma natural, pero cuando están en modo de pánico, ese no es un pensamiento que se les pasa por la cabeza. Además, si puede ver los ojos de una persona y parece que se está ahogando, es posible que esté mirando al espacio o que sus ojos se hayan pasado por alto.

Si le pregunta a una persona que parece estar ahogándose si está bien o bien y no obtiene una respuesta, entonces debe tomar medidas inmediatas para sacarla del agua.

Cómo sacar a alguien del agua de forma segura

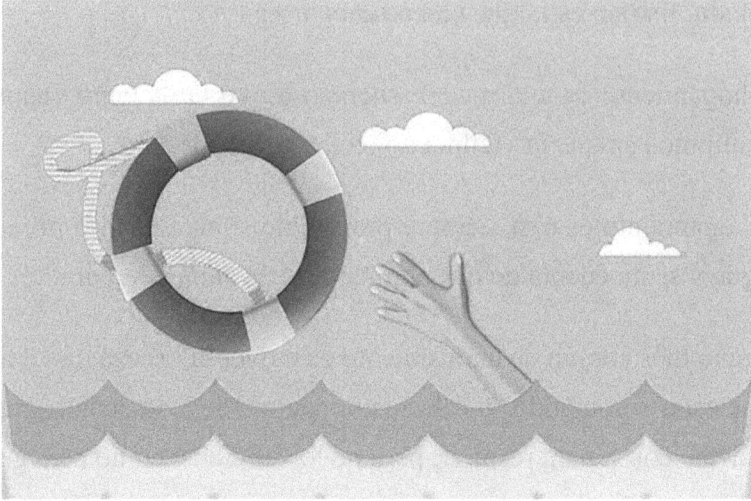

Muchas personas se han convertido en víctimas secundarias de ahogamiento porque inmediatamente saltaron al agua. Es posible que deba saltar al agua, pero su primer acercamiento debe involucrar un objeto.

Consiga un objeto resistente, como una rama, un poste, un dispositivo de flotación u objeto similar, y colóquelo directamente frente a la persona que se está ahogando. El instinto del cuerpo humano cuando se ahoga es usar los brazos de una manera similar a subir una escalera. Colocar un objeto resistente frente a ellos les dará algo para agarrar y podrás enrollarlos.

Si usar un objeto para extraer a la persona del agua no funciona, es posible que deba sacarlo del agua manualmente. Mientras hace esto, intente anclarse a algo sólido o inmóvil, ya que las víctimas que se ahogan a menudo derriban al rescatador. Aferrarse al bote, la escalera, la cubierta o incluso a otra persona cercana puede darle suficiente peso para agarrar a la persona que se está ahogando y retroceder sin que la víctima que se está ahogando lo domine.

Cómo realizar correctamente la RCP o la respiración de rescate

La reanimación CPR es el tratamiento de referencia para casos de casi ahogamiento. Si la persona no respira cuando la extrae del agua, deberá iniciar la respiración boca a boca, la VPP o la RCP de inmediato.

Cualquiera que rescata a una víctima que se está ahogando debe realizar RCP incluso cuando la víctima no tiene pulso. Es posible y común que las personas sin pulso puedan tener una recuperación completa con daño cerebral leve o nulo si la RCP se inicia de inmediato. No tener pulso no significa que la víctima esté más allá de la salvación. Debe continuar estos esfuerzos durante al menos 30 minutos a menos que la persona recupere la capacidad de respirar por sí misma antes de ese momento.

La respiración de rescate es lo que la mayoría de las personas hacen en respuesta a un ahogamiento, especialmente si no están capacitados en RCP. La RCP es el método preferido cuando la persona no tiene pulso. Si una persona tiene pulso pero no respira, realice la respiración boca a boca haciendo lo siguiente:

1. Coloque a la persona boca arriba, acostada.

2. Ponga la palma de la mano en la frente de la persona y luego, con la otra mano, separe la barbilla de la columna para abrir las vías respiratorias.

3. Comprueba si el cofre sube

4. Escuche su boca para respirar

5. Si no respira, continúe.

6. Apriete la nariz de la persona para cerrarla.

7. Selle su boca sobre su boca abierta. Si tiene un protector facial o una barrera protectora, úselo. Si no puede abrir la boca, respire directamente por la nariz. En el caso de los niños pequeños, es posible que deba respirar por la nariz y la boca.

8. Respire profundamente en la boca de la víctima durante un segundo. Este no es el método para niños menores de 1 año.

9. Si su pecho se elevó con la primera respiración, repita la respiración de un segundo nuevamente.

10. Si su pecho no se elevó, incline la cabeza hacia atrás, luego baje la barbilla y vuelva a intentarlo.

11. Repita las respiraciones de rescate a diez respiraciones por minuto, o una respiración cada seis segundos, con compresiones en el pecho. Las compresiones torácicas deben ser casi constantes, con 100-120 compresiones por minuto.

Para bebés, siga los pasos hasta el paso siete, y luego, en lugar del paso ocho, siga:

- Dos bocanadas de aire pequeñas o suaves que duren un segundo con al menos dos segundos de descanso entre bocanadas.

- Si el cofre se eleva, continúe con las bocanadas.

- Si el pecho no se eleva, incline la cabeza hacia atrás y el mentón hacia abajo y vuelva a intentarlo.

- Para los bebés, dé dos respiraciones suaves después de una serie de 30 compresiones en el pecho. Las compresiones torácicas deben ser rápidas.

Cómo determinar si se trata de una emergencia

Cada caso de ahogamiento es una emergencia. Si alguien está pidiendo ayuda a gritos y chapoteando en el agua, es probable que no se esté ahogando.

Síntomas de ahogamiento seco y ahogamiento secundario

El ahogamiento seco ocurre con mayor frecuencia en los niños, pero alrededor del 95% de los niños están perfectamente bien después de caer al agua o incluso casi ahogarse. Menos del 5% de los niños experimentan ahogamiento en seco. Eso no significa que deba haber complacencia en cuanto a estar atento a los síntomas de ahogamiento en seco y tomar medidas inmediatas para obtener ayuda si ocurre el ahogamiento en seco.

Ahogamiento seco y otro término, ahogamiento secundario, ambos resultan del trauma que ocurrió durante el instante del ahogamiento. El ahogamiento en seco puede aparecer una hora después de inhalar agua, y después de esa primera hora, es probable que esté despejado. Sin embargo, el ahogamiento secundario puede ocurrir en cualquier momento desde el momento del ahogamiento hasta 48 horas después. La ventana más peligrosa es dentro de las primeras 24 horas después de la reanimación.

El ahogamiento secundario se parece mucho más a un ahogamiento real porque los pulmones de la víctima se llenan de agua. Tanto el ahogamiento secundario como el ahogamiento en seco pueden ser fatales.

Síntomas y respuesta del ahogamiento seco

Inicialmente, los síntomas del ahogamiento seco incluirán dificultad para hablar o respirar, irritabilidad, tos, quejarse de dolor en el pecho y somnolencia. Si la persona tiene problemas para respirar, es importante vigilarla con atención. Trate de mantener a la víctima calmada y ayudarla a relajar los músculos alrededor de la tráquea. El único tratamiento o respuesta para el ahogamiento en seco es llevarlos a atención médica inmediata. Es posible que necesiten equipo especializado para mantener la tráquea abierta, limpiar el líquido de los pulmones o administrar oxígeno.

Síntomas secundarios y respuesta del ahogamiento

Los síntomas del ahogamiento secundario incluyen vómitos, tos, dificultad para respirar, fiebre e incluso diarrea. El tratamiento de un ahogamiento secundario también requiere equipo especializado. A menudo requiere un sistema de ventilación completo y una alimentación constante de oxígeno.

Qué hacer con el ahogamiento

Lo más importante que debe hacer al manipular a una víctima que se está ahogando es comenzar de inmediato la respiración boca a boca con compresiones, también conocidas como RCP. Esta es una táctica que salva vidas, y la Asociación Estadounidense de la Salud recomienda RCP o rescata la respiración con compresión para todas las víctimas de ahogamiento.

1. Extraiga a la víctima del agua inmediatamente, utilizando un objeto si es posible.

2. Inicie inmediatamente la respiración boca a boca.

3. Al realizar compresiones torácicas, entrelace los dedos con la palma de una mano sobre el dorso de la otra.

4. Al realizar compresiones torácicas, alinee las manos sobre el centro de su pecho.

5. Al realizar compresiones torácicas, alinee los hombros con las manos y mantenga los brazos rectos. Use su peso y libere la presión, pero no mueva las manos a menos que esté realizando respiraciones.

6. Levante los dedos cuando realice compresiones.

7. Continúe con la respiración boca a boca durante al menos 30 minutos. Algunas víctimas han reanudado la respiración después de 90 minutos de respiración artificial.

El uso de este método para la respiración artificial y la reanimación puede cambiar drásticamente el resultado del incidente. Si puede comunicarse con el 911, siga todas las instrucciones del operador.

Si alguien cercano está certificado en resucitación cardiopulmonar o respiración de rescate, permítele que se haga cargo. Nunca se empuje a una situación que prive al paciente de tener una persona más calificada trabajando en ellos. Además, si sabe que pasará largos períodos cerca del agua, debería considerar tomar cursos y obtener la certificación. Una experiencia de casi ahogamiento suele ser suficiente para empujar a las personas a obtener la certificación antes de su próxima excursión al campo o al desierto. Incluso los campistas de playa frecuentes deben considerar las certificaciones de capacitación en CPR o Cruz Roja.

También deberías esperar:

- Espuma tanto en la boca como en la nariz

- Vómitos

- Tos o escupir

- La víctima lucha por sentarse o darse la vuelta cuando reanuda la respiración.

Qué no hacer con el casi ahogamiento

Hay algunas cosas que suceden al manipular a una víctima que se está ahogando y que pueden empeorar la situación. Sin embargo, esas cosas están lejos y son pocas. Primero, no salte directamente a aguas profundas en un intento de salvar a una víctima que se está ahogando, especialmente si no es un buen nadador. La forma correcta de manejar el ahogamiento o casi ahogamiento es siempre intentar usar un objeto para levantar a la víctima primero. Luego salte si un objeto no está disponible o es ineficaz. En segundo lugar, no intente sentar a la víctima ni darle palmaditas en la espalda, ya que puede alterar el agua que está en sus pulmones y estómago de una manera más dañina. En tercer lugar, si se acerca a una víctima que se está ahogando en el agua, acérquese por detrás.

Cuando se trata de dar tratamiento, no asuma que la falta de pulso o que no hay signos de respiración significa que la persona está perdida. A menudo, las personas que inician la RCP sin ningún signo de respiración o pulso pueden revivir y resucitar con éxito a la persona lesionada.

Finalmente, no asuma que una vez que la persona está respirando, el peligro desaparece. El ahogamiento seco, el ahogamiento secundario, las infecciones pulmonares y las complicaciones de la pérdida de oxígeno son todos los posibles problemas que puede enfrentar en las próximas horas. Normalmente, puede declarar al paciente como "seguro" 48 horas después del rescate.

Cuidado por los convalecientes

El cuidado posterior por ahogamiento casi siempre requiere atención médica. Incluso el simple hecho de llegar a una estación de guardabosques cercana puede ser crítico porque si se produce un ahogamiento en seco o un ahogamiento secundario, no hay nada que pueda hacer en la naturaleza. Si puede llegar a una estación de guardabosques, o mejor aún, a un centro de atención de urgencia, es probable que vigilen a la persona durante seis a 24 horas después del incidente de ahogamiento. Esa es la ventana de tiempo en la que sucedería el ahogamiento en seco, y después de ese tiempo, el paciente en recuperación probablemente sería liberado.

La otra razón por la que es importante recibir atención médica después de un incidente de ahogamiento es que la calidad del agua puede provocar una infección en los pulmones. El agua de mala calidad a menudo puede hacer que las bacterias ingresen a los pulmones y las bacterias pueden manifestarse en una infección.

Finalmente, existe la posibilidad de que un coágulo de sangre ingrese a los pulmones y cause más complicaciones de salud. Esto se llama edema pulmonar y a menudo le ocurre a personas de mediana edad, pero también es una complicación del ahogamiento. Ocurre debido a la respuesta del cuerpo durante el proceso de ahogamiento, y el edema pulmonar puede ocurrir en una ventana de cuatro a seis horas después del ahogamiento.

Los riesgos de ahogamiento seco, infección y coágulos de sangre o edema pulmonar son muy bajos. Sin embargo, nadie debería correr el riesgo de que estos raros sucesos no les sucedan. La mayoría de las personas creen que no experimentarán ahogamiento, por lo que la creencia de que usted no experimentará infección, ahogamiento en seco o coágulos de sangre debe tirarse por la ventana. Si bien ciertamente puede ser un dolor llegar a un centro médico cuando estás en la naturaleza o en los bosques, no significa que no debas intentarlo. Si se encuentra a más de 24 horas de un centro médico o una estación de guardabosques, debe tomar el movimiento para evacuar.

El paciente puede estar aparentemente recuperándose por completo y solo un poco conmocionado por la experiencia, pero si alguien casi se ahoga en su excursión, es hora de empacar y regresar a la civilización. Si muestran signos de cualquiera de estas complicaciones, es posible que esté dentro del alcance para que el transporte médico de emergencia lo alcance antes de que esas complicaciones progresen y pongan en peligro su vida.

Capítulo 5

Quemaduras

En un nivel muy general, las quemaduras son aterradoras. Pero, de las lesiones más comunes, las quemaduras no solo se pueden evitar fácilmente, sino que a menudo se tratan fácilmente. De hecho, la Organización Estadounidense de Quemados declara que la tasa de supervivencia de las víctimas de quemaduras es del 96,8%, siendo el riesgo más alto de no supervivencia debido a incendios residenciales. Quizás lo primero más importante que debe hacer es no entrar en pánico. Si la persona todavía está expuesta a las llamas, apáguela inmediatamente. El método de dejar caer y rodar es el mejor. Si la persona atrapada en el fuego no puede o no se calma, entonces tome una chaqueta, manta, saco de dormir o manta, tírelos al suelo y apague el fuego.

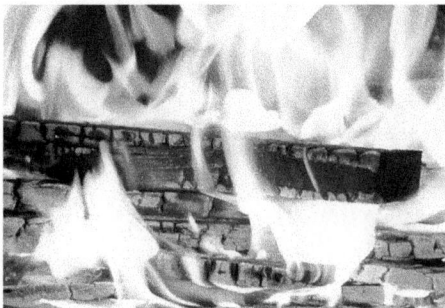

Lesión de campamento más común

Los techadores son la segunda causa principal de lesiones en los campamentos, a menudo debido a los fuegos abiertos, cocinar con equipos desconocidos y usar fuegos o estufas colocadas en el suelo. Todos estos se pueden prevenir con la planificación adecuada y el conocimiento de su entorno. Desafortunadamente, acampar a menudo viene con violencia, alcohol y cualquier otra variedad de sustancias o comportamientos que hacen que la gente esté más relajada de lo habitual.

Las quemaduras pueden ocurrir al manipular ollas calientes, agua hirviendo, fuego e incluso herramientas primitivas que pueden calentarse inesperadamente. Las quemaduras ocurren con mayor frecuencia en manos y pies, y las quemaduras en las extremidades suelen ser las más fáciles de tratar, pero pueden requerir más control.

Ahora, la mayoría de los botiquines de primeros auxilios tendrán un apósito para quemaduras y el gel o tratamiento apropiado para quemaduras, pero también tenemos algunas opciones para manejar estas lesiones extremadamente comunes sin todos los recursos adecuados.

Evalúe el daño: cuánta superficie y en qué grado

El daño por quemaduras que ve inicialmente no es el alcance total del daño. Las quemaduras seguirán empeorando si no se tratan de inmediato. El calor retenido en el tejido puede causar más daño horas o incluso días después de que la piel haya sido expuesta al fuego o al calor extremo.

Pero, si conoce el grado general de la quemadura y el área de la superficie, puede tomar medidas más importantes para brindar primeros auxilios completos a la quemadura y reducir la probabilidad de una lesión prolongada. Los elementos de Rachel no solo ayudan a las personas a tratarlos adecuadamente, sino que también pueden ayudar a las personas a comprender cómo monitorear la lesión y cuándo es el momento de evacuar.

Cómo saber cuánta superficie de la piel se dañó

Si una quemadura daña más del 10% de la superficie total de la piel, es probable que la persona necesite tratamiento médico profesional en un futuro próximo. Cuando maneja tanta superficie, existe la posibilidad de que la persona entre en estado de shock y es más probable que sufra una infección. Pero, ¿cómo puede saber cuánta superficie se dañó?

La regla de las palmas dice que el tamaño de su palma es aproximadamente el 1% de la superficie total de la piel de su cuerpo. Para calcular el porcentaje de una superficie quemada, cuente cuántas veces su palma puede cubrir la piel quemada.

La regla de las palmas no es la respuesta definitiva, pero es una excelente manera de obtener una estimación de la cantidad de área quemada con la que está trabajando.

Colocación

La ubicación de la quemadura es quizás más importante que el porcentaje de superficie cubierta. Aunque las palmas y los antebrazos quemados se encuentran entre los más comunes, también son los más problemáticos. La segunda ubicación más común para una quemadura son los pies, y eso también es bastante problemático.

Si está lidiando con una quemadura en las manos o los pies de la persona, debe asegurarse de observar cuidadosamente la lesión y evacuar ante cualquier signo de infección.

Si está lidiando con una quemadura en el torso o en la región del tronco, deberá controlar la lesión, pero en general, terminará controlando la lesión con menos frecuencia que las quemaduras de manos y pies.

Las quemaduras en la cara son inmediatamente graves y requieren evacuación porque el paciente puede haber inhalado una gran cantidad de calor y puede haber dañado el esófago y los pulmones.

Si notó que la lesión por quemadura recorre toda una extremidad, por ejemplo, cubriendo completamente un antebrazo, también debe considerar la evacuación si la quemadura es de segundo o tercer grado.

Cómo determinar el grado de quemado

Comprender los grados de quemado es un poco más complejo de lo que la mayoría de la gente cree. Primero, hay dos conjuntos de vocabulario que se aplican al mismo proceso de evaluación de quemaduras. Las quemaduras de primer grado también se denominan quemaduras de la capa externa y suelen ser leves. Son dolorosos, pueden resultar en enrojecimiento del área y puede ser visible que la piel entró en contacto con un artículo muy caliente.

Las quemaduras de segundo grado también se denominan *quemaduras de* espesor parcial. Esto significa que la parte superior de la piel y la capa de piel debajo se vieron afectadas por la quemadura. Las quemaduras de segundo grado a menudo se identifican por ampollas. Las quemaduras de segundo grado se encuentran entre las más comunes, porque las personas a menudo las experimentan cuando cocinan en casa o incluso en la mayoría de los lugares de trabajo.

Las quemaduras de tercer grado se denominan *quemaduras* de espesor total y afectan no solo a ambas capas de la piel, sino también al tejido subyacente. Puede identificar una quemadura de tercer grado al reconocer la negrura o la carbonización de la piel, o incluso la piel restante puede ser de un blanco tiza. A menudo, las quemaduras de tercer grado pueden ser dolorosas al principio y luego bajar rápidamente el nivel del dolor. Si la persona no informa ningún dolor, puede ser típico de una quemadura de tercer grado. Los grados más graves de quemaduras a menudo se informan como indoloros.

Tanto en las quemaduras de segundo como en las de tercer grado, es probable que veas que la piel se despega, la persona puede entrar en shock, es probable que haya una inflamación inmediata en el área lesionada y es probable que la persona experimente dolor.

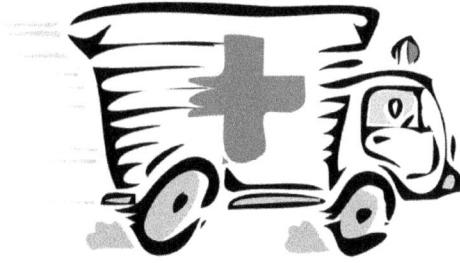

Tratamiento del shock

Los síntomas del shock incluyen que la persona se ponga húmeda, sudor frío, experimente debilidad, palidezca, tenga labios azulados o morados, experimente uñas teñidas de azul y una disminución notoria del estado de alerta.

El shock durante una quemadura puede ocurrir por una de dos razones, la gravedad de la quemadura puede hacer que alguien entre en shock, y esto solo es común con quemaduras de tejido profundo o de tercer grado. La segunda razón por la que alguien entraría en shock durante la quemadura es por la pérdida de sangre, lo que también indica que la quemadura es muy grave y requiere atención inmediata de primeros auxilios.

Ahora puede ayudar de forma proactiva a evitar que una persona quemada entre en estado de shock. Siga estos pasos para ayudar a prevenir el shock si nota los primeros síntomas como desorientación, confusión, sed, respiración rápida, mareos, labios teñidos de azul en las uñas, nerviosismo o agitación.

Para tratar y prevenir el inicio del shock:

1. Si está consciente, acueste la bengala de la persona lesionada y eleve las piernas de seis a veinte centímetros.

    a. Si la persona está inconsciente, colóquela de lado con la cabeza vuelta en esa misma dirección.

2. Quítese la ropa mojada.

3. Administre pequeñas dosis de agua ligeramente azucarada. Es preferible el agua tibia o a temperatura del aire.

4. Mantenga a la persona lesionada en un área sombreada.

5. Mantener su calor corporal, incluso al mediodía; pueden necesitar una manta, el impacto puede hacer que el cuerpo se enfríe rápidamente.

Cuando una persona está en shock, puede vomitar o sangrar por la boca y es posible que necesite reanimación. Si alguien está sangrando por la boca o vomitando, gírelo de costado, a menos que se sospeche que tiene una lesión en la columna o el cuello. Consulte el capítulo 4, o el final de este libro, para obtener información completa sobre cómo realizar una RCP.

Cómo determinar si se trata de una emergencia

A menudo, el único momento en el que deberá considerar la evacuación es si la persona experimentó quemaduras de tercer grado, necesita ayuda médica para controlar el dolor o cuando las quemaduras de segundo o tercer grado cubren más del 10% de su superficie corporal total. Incluso en los bosques, esto es bastante poco común. Para no caer directamente en el pozo de fuego, la mayoría de las personas probablemente han sufrido quemaduras por objetos cercanos calientes o extremadamente fríos.

Ahora parece que hay síntomas de quemaduras en las vías respiratorias, como tos, respiración entrecortada, enfermedad respiratoria, vello facial visiblemente chamuscado. Lo mejor sería considerar la evacuación para obtener atención médica inmediata o acercarse a los profesionales médicos.

Quizás la mayor preocupación inicial para la mayoría es la posibilidad de infección. Si se quemó las manos, los pies, la cara o la ingle, entonces podría considerar la evacuación simplemente para obtener el cuidado adecuado de la herida. En la mayoría de situaciones como estas, los profesionales médicos no pueden hacer mucho más que vendar la herida y controlar el dolor.

Qué hacer con las quemaduras

Normalmente, el tratamiento de quemaduras es muy sencillo. Sigue estos pasos:

1. Quítese la ropa y todas las joyas o artículos restrictivos cerca de la quemadura. Por ejemplo, si sufre quemaduras en el antebrazo, aún deberá quitarse los anillos, ya que es probable que toda la extremidad se hinche hasta cierto punto.

2. Reduzca el fuego con agua fría, pero no fría. No sumerja la quemadura en agua.

Colocar un objeto frío sobre una quemadura puede dañar gravemente el tejido y el área de la piel incluso más que la propia quemadura. Use agua limpia, preferiblemente potable, que esté justo por debajo de la temperatura ambiente y que no esté "helada" ni fría para enfriar la quemadura. Si el agua corriente es su única opción, úsela; de lo contrario, intente utilizar agua embotellada o filtrada.

3. Limpiar la quemadura.

Limpiar una quemadura puede ser una tarea abrumadora, pero el mejor enfoque es con un jabón antibacteriano suave y simple. El jabón de manos estándar y sin perfume es lo mejor, pero el jabón perfumado o las toallitas antibacterianas para manos en su botiquín de primeros auxilios también pueden funcionar. Sea suave cuando lave las áreas abiertas de la piel y no "frote" ni tire agresivamente de las áreas carbonizadas de la piel.

4. Hidratar y cubrir

Primero, tenga en cuenta que las quemaduras de primer y segundo grado pueden no requerir ninguna cobertura. No debe "reventar" las ampollas, pero si una ampolla se abrió en una quemadura de segundo grado, asegúrese de cubrirla. En segundo lugar, tenga en cuenta que la piel y el tejido quemados intentarán adherirse a casi todas las formas de tela. Debes hidratar la zona herida con Neosporin, gel antibacteriano o antibiótico, o incluso vaselina como Aquaphor o Vaseline.

A continuación se muestra una lista de remedios "caseros" comúnmente aceptados para humectar las quemaduras. Si no tiene Neosporin o similar, consulte esa lista.

Esto evitará que la piel se pegue al vendaje. Finalmente, el vendaje debe ser antiadherente, use una gasa antes de usar curitas.

Si no tiene una gasa limpia, la siguiente mejor opción es una camiseta o tela limpia. Es mejor cubrir las quemaduras con un tejido alternativo que dejarlas abiertas.

5. Trate el dolor

El dolor suele ser lo último que hay que abordar cuando se manejan quemaduras. La persona puede sentir más o menos dolor de lo que esperarían las personas que la rodean, y las quemaduras extremas a menudo se presentan sin ningún dolor en absoluto. Es mejor usar analgésicos de venta libre, como acetaminofén o ibuprofeno, para reducir la hinchazón y aliviar el dolor.

Remedios "caseros" recomendados para personas con recursos limitados

No importa si fue quemado por una llama abierta o manejando una sartén de hierro fundido mientras presidía una fogata. Las quemaduras han ocurrido desde antes de que las personas estuvieran presentes, y en gran parte hemos descubierto qué funciona y qué no funciona con respecto a los remedios naturales o caseros. Si bien se ha demostrado que algunos remedios caseros, como la mantequilla, causan más daño que bien, estas son las opciones que pueden ayudar a aliviar el dolor, calmar el tejido dañado y ayudar a que la herida comience a sanar.

Use estos remedios caseros si artículos como Neosporin o gel antibacteriano o no están disponibles usan aloe vera o miel.

Qué no hacer con las quemaduras

Muchos errores comunes ocurrieron con las quemaduras, pero todos estos son completamente evitables. Desafortunadamente, la razón por la que muchos de estos errores son comunes es que parecen ser el enfoque correcto o parecen tener sentido común. De hecho, muchos de estos fueron una práctica recomendada hasta los últimos años o las últimas décadas. Por ejemplo, hace solo unas décadas, la gente a menudo recomendaba reventar ampollas, ahora sabemos que eso puede abrir la herida a la infección.

Aquí hay una lista completa de lo que no se debe hacer con una quemadura.

No haga:

- Ponga mantequilla en una quemadura. O cualquier otra sustancia oleosa.
- Hielo la quemadura
- Utilice solo agua suficiente para limpiar la herida. En su lugar, asegúrese de dejar correr agua sobre la herida para enfriar las capas inferiores de piel o tejido.

- Exponga la herida al aire libre o al sol. En otras palabras, no deje que la herida se "ventile".

- Pop ampollas.

- Quítese la ropa o el paño pegados a una quemadura abierta.

- Ponga pasta de dientes sobre la herida.

Cuidado por los convalecientes

Si la quemadura fue de segundo o primer grado y no mostró evidencia de carbonización o de volverse blanca, entonces probablemente puedas cuidarla por completo en casa. Para quemaduras de tercer grado, asegúrese de programar una cita de seguimiento con un médico de atención primaria.

Para tratar quemaduras de primer y segundo grado por su cuenta, querrá seguir estos pasos:

1. Use agua corriente para remojar los vendajes. No intente quitar un vendaje seco.

2. Lave la herida tres o cuatro veces al día con un jabón suave y agua corriente fría.

3. Siga cada lavado con crema o sustancia humectante, preferiblemente una antibacteriana o un antibiótico tópico.

4. Masajee suavemente el área durante la curación. En una semana más o menos, la quemadura se cura por completo.

Tenga siempre en cuenta que las quemaduras pueden infectarse fácilmente. Esté siempre atento a la aparición de bolsas de pus, cambios de color y cambios en el olfato. Revise y lave la herida con frecuencia, la piel se curará a su debido tiempo.

Si experimenta quemaduras en áreas musculares de uso frecuente, puede preguntarle a su médico de cabecera acerca de la fisioterapia. Incluso si no tiene problemas para tratar la lesión por quemadura por su cuenta y sanar en la semana posterior a la lesión, es posible que aún necesite fisioterapia. Muchas personas luchan por seguir flexionando y usando el tejido que se dañó durante la quemadura. Consiga que las zonas más comunes de quemaduras son las manos. Es probable que necesite algún tipo de fisioterapia, especialmente si no se tomó el tiempo para masajear suavemente el área y continuar usando la mano normalmente durante el proceso de curación. Después de una quemadura, los músculos y la piel pueden curar cualquier estado más restrictivo o tenso que lo que es natural para ese músculo o tejido cutáneo. A menudo, la fisioterapia que se ocupa de las quemaduras en las manos incluirá flexionar con cuidado los dedos individuales y trabajar los músculos de la mano tanto individualmente como juntos para recuperar el control y el movimiento.

Las quemaduras de primer y segundo grado suelen ser algo que puede manejar por su cuenta. A menos que vea cambios de color claros en su piel debido a la quemadura, signos de infección o signos de carbonización a lo largo de su piel, su cuidado posterior puede ser tan simple como mantener la herida limpia, húmeda y cubierta. En cualquier caso, si no le preocupa cómo se está curando su herida por quemadura , programe una cita con un médico de cabecera o de familia. Las quemaduras son tan comunes que probablemente no necesite un especialista a menos que su médico le recomiende fisioterapia.

Capítulo 6

Huesos rotos y dislocados

¿Qué tan familiarizado está con la anatomía humana? ¿Puedes nombrar los huesos en varias partes del cuerpo? ¿Sabe qué secciones del cuerpo humano tienen dos huesos y cuáles tienen uno o soporte estructural? Las respuestas más comunes a estas preguntas son "no". la mayoría de las personas no pueden nombrar huesos intrincados en el cuerpo, la mayoría no está familiarizada con los diferentes tipos de fracturas y la mayoría no sabe qué áreas tienen dos huesos y cuáles tienen huesos singulares. Entonces, si en este mismo momento, está preocupado o incluso en pánico por no tener el conocimiento para abordar un hueso roto en esta situación de emergencia, respire. Con un conocimiento muy básico, puede tratar una fractura o una dislocación en la naturaleza.

Los huesos rotos y las articulaciones dislocadas pueden producir una cantidad considerable de dolor. Estas lesiones no solo son dolorosas, sino que a menudo pueden incapacitar a la persona lesionada. Estas lesiones son traumáticas no solo para la persona lesionada sino también para todo el grupo de la naturaleza.

Cómo saber si el hueso está roto o dislocado

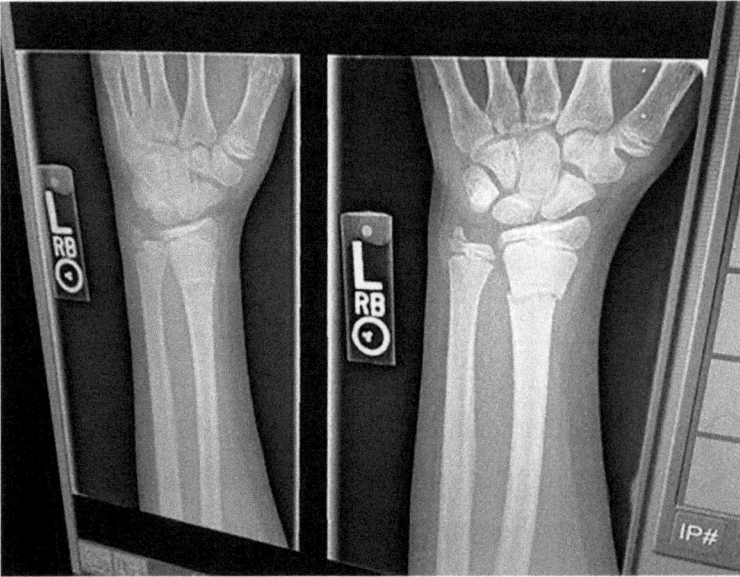

Una pregunta común, y bien justificada, es: "¿Cómo saber si el teléfono está roto?" La mayoría de las personas pueden pasar toda su vida sin tener un hueso roto o sin tener que tratar uno. Desafortunadamente, los signos más comunes de huesos rotos suelen ser signos de esguinces, distensiones y daño general de los tejidos blandos. Claramente, un hueso roto es mucho más serio que un esguince, por lo que gran parte de la información que necesita para detectar si un hueso está roto vendrá directamente de la persona lesionada.

Primero, busque los tres signos comunes de un hueso roto. Las fracturas, o huesos rotos, a menudo aparecerán con dolor, hinchazón y deformidad alrededor de la extremidad de inicio rápido. Puede notar protuberancias o secciones alrededor del hueso que simplemente no parecen estar bien. Estos también son los signos

66

comunes de un esguince, así que pase a evaluar otros posibles signos de un hueso roto. Otros síntomas pueden incluir hematomas alrededor del área, que también es común con un esguince, y sensibilidad al tacto, también presente con lesiones por esguince.

La mejor respuesta para decidir si un hueso está roto o no es hablar directamente con la persona lesionada. ¿Sienten un chirrido cerca de la herida? ¿Sintieron o escucharon un chasquido o rechinar cuando sucedió la lesión? ¿Pueden flexionar o mover las manos o los pies que han pasado del punto de la lesión?

Otros signos comunes de que un hueso está roto y de que la lesión no es simplemente un esguince es que la persona lesionada puede sentirse enferma, desmayarse, marearse o incluso sufrir un shock como resultado del dolor de la lesión. Sin embargo, algunas personas pueden no informar ningún dolor y pueden sentir como si estuvieran estirando demasiado el músculo.

Luego, hay otras ocasiones en las que es muy evidente que un hueso está roto. Por ejemplo, si el hueso sobresale de la piel, no hay duda de si el hueso está roto o no.

Determinar si una articulación está dislocada es mucho más fácil que intentar determinar si el teléfono está roto. En caso de dislocación, la articulación simplemente no estará en una posición normal. La persona puede no tener ningún rango de movimiento o movimiento con la articulación, o ningún control sobre cualquier posible articulación.

A diferencia de los huesos rotos, las dislocaciones siempre son dolorosas. Es posible que la persona no pueda poner ningún peso sobre él o que alguien toque la articulación. Además, las personas lesionadas pueden informar una sensación de entumecimiento u hormigueo como una articulación o más allá de la articulación afectada.

Cómo determinar si se trata de una emergencia

Es posible que haya notado que los huesos rotos realmente se colocan al final de la lista en términos de prioridad en la sala de emergencias. La mayoría de los profesionales médicos no los consideran una emergencia a menos que el teléfono se proyecte desde la piel o si cualquier área debajo de la lesión está fría, azul, húmeda o pálida.

Si hay sangrado severo, entonces se trata de una emergencia y debe evacuar de inmediato. Además, si hay signos de infección, como enrojecimiento o calor alrededor del sitio de la lesión, evacue lo antes posible.

La mayoría de los huesos también requerirán un profesional médico o para colocar o frenar correctamente. Sin embargo, es probable que pueda establecer una férula de alta calidad en el desierto y, esencialmente, tomarse su tiempo para ingresar a un consultorio médico. Incluso puede llamar y programar una cita con su médico de atención primaria para uno de los próximos días. Por lo general, no tiene que ir a la sala de emergencias para que le coloquen un yeso.

La mayoría de las dislocaciones requerirán un profesional médico, aunque algunas personas se sienten cómodas intentando reconectar la articulación por sí mismas. Si no se siente cómodo intentando restablecer una conexión para la dislocación, evacue y busque atención médica. Cuando se trata de restablecer una conexión y una lesión por dislocación, la vacilación a menudo puede provocar un daño mayor.

Qué hacer con los huesos rotos

Manejar las fracturas es algo que la mayoría de las personas sienten que no pueden hacer, pero el proceso es muy sencillo y fácil de manejar. Si la fuerza de la lesión fracturó el hueso, entonces deberá encontrar una manera de reducir el peso colocado sobre la parte del cuerpo, reducir el dolor y reducir la hinchazón. En este momento, no se preocupa por colocar el hueso correctamente o establecerlo para que sane por sí solo. De hecho, si hace esto, es posible que un profesional médico tenga que volver a romper el hueso más tarde para fijarlo correctamente. Lo único que está tratando de hacer en este momento es entablillar adecuadamente la lesión para que sea manejable y no propensa a infecciones o daños mayores.

Los métodos tradicionales para tratar las fracturas incluyen entablillar la lesión en la posición en la que se encuentra actualmente. Si se encuentra en el campo o en la naturaleza en general, es probable que esté a horas o días de una instalación médica. Con ese marco de tiempo en mente, los métodos tradicionales para tratar una fractura no son útiles en la naturaleza. Deberá manipular con cuidado la fractura para colocarla en una posición normal y proteger la estructura de los músculos, los tejidos, los nervios y el sistema circulatorio.

Para dar un poco más de información, si se rompió la pierna en casa, la entablillaría en la posición en la que se rompió e iría a un centro de atención de urgencia o concertaría una cita con el médico. En el campo, si lo haces, un músculo, los nervios y el flujo sanguíneo se verán afectados durante un período de tiempo prolongado.

Siga estos pasos para tratar una fractura en el desierto:

1. Sujete suavemente la extremidad más cerca del centro del cuerpo o de la articulación más cercana. Por ejemplo, una espinilla rota requeriría agarrar la parte inferior de la rodilla, pero un fémur roto requeriría agarrar la parte superior del muslo cerca del tronco del cuerpo.

2. Aplique una tracción o presión constante a la parte de la fractura que esté más alejada del área donde debería unirse. Para hacer esto, use su mano libre.

3. Use solo presión lenta, descendente y suave. No intente tirar hacia arriba o hacia un lado. Haga que la persona lesionada se incline para que toda la presión se aplique hacia abajo.

4. Una vez que la extremidad vuelva a su posición correcta, la persona lesionada debería tener algo de alivio. Si la persona se queja de más dolor, entonces el movimiento no se realizó correctamente.

5. Mantenga la extremidad en su posición correcta; No dejes ir.

6. Evalúe el flujo sanguíneo, la sensación y el movimiento debajo de la lesión. Es posible que la persona no pueda mover los dedos de los pies o los dedos de las manos, pero debe sentir la sensación y debe tener un flujo sanguíneo normal en el área.

7. Aplique la férula.

Aplicar una férula

Si un hueso sobresalía o si la persona experimentó una fractura abierta, entonces deberá limpiar la herida suavemente antes de aplicar la férula. Por lo general, se trata de fracturas de huesos largos y es posible que haya visto más daño en la piel al empujar el hueso hacia el interior del cuerpo. Eso es normal para este tipo de lesiones, pero limpiar la herida y mantenerla cubierta puede ser fundamental para prevenir infecciones.

Antes de aplicar una férula, tenga en cuenta que debe quedar ajustada, pero no debe restringir la circulación ni causar ningún dolor. Si la persona lesionada se queja de que la férula está demasiado apretada, aflójela. Además, las férulas de calidad tendrán dos o más correas alrededor de la fractura. También deben usar acolchado para evitar molestias y seguir siendo eficaces.

Diferentes formas de férulas:

- Tablero largo: diseñado para lesiones de huesos largos, como fracturas de muslos y brazos.

- Tablero corto: diseñado para huesos rotos cerca de una articulación o para articulaciones dislocadas.

- Férula de aire: férula de forma circular que debe envolver completamente la extremidad.

- Férula de medio anillo: férula de forma circular que sostiene la parte inferior de una fractura de hueso corta.

- Férulas de canalón: similares a las férulas de medio anillo, pero se sostienen desde el anillo extendido y los dedos meñiques más allá de la muñeca o incluso hasta el codo.

Los diferentes tipos de férulas incluyen:

- Férulas rígidas: férulas improvisadas hechas de madera, cartón y alambre. Por lo general, tiene la forma de una férula de aire, un tablero, una férula de tabla o una férula de cartón.

- Férulas blandas: hechas con mantas enrolladas, toallas y otros materiales suaves. A menudo se usa hilo, cordel o alambre para mantener la tablilla segura.

- Eslingas improvisadas: se utilizan para extremidades hechas de ropa, correas de mochila, ramas y más.

- Férulas de estribo: se utilizan para el tobillo y la espinilla, requieren envolver el relleno debajo del talón y asegurarlo en forma de estribo. Asegure los lados del tobillo e inmovilice la articulación.

- Férula de pinza de azúcar doble: dos férulas de estribo esenciales se aplican primero a lo largo de la parte posterior del codo hacia la muñeca, y luego desde la parte inferior del codo hacia el hombro. Esta férula debe inmovilizar la muñeca y el codo.

- Tenga en cuenta que el objetivo de entablillar es inmovilizar el área por completo. Trate de inmovilizar la articulación por encima y por debajo de la lesión, si es posible. Puede parecer imposible inmovilizar una cadera, pero los hombros se inmovilizan fácilmente o, al menos, sufren grandes inconvenientes.

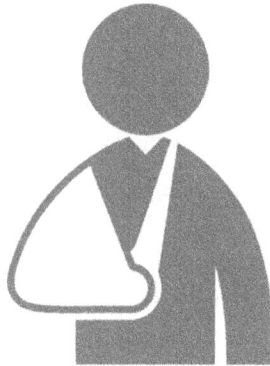

- Si la parte *superior del brazo* está rota, use una férula para asegurar el hueso en su posición natural. Luego, use un cabestrillo para acercar todo el brazo al cuerpo, inclinando el codo a 90 grados si no está lesionado y, si es posible, inmovilice también la muñeca para reducir la inclinación para estirar y flexionar la muñeca.

- Si el *antebrazo* está roto, inmovilice el codo con una férula de pinza de azúcar doble y la muñeca con una férula de canalón.

- Si el *fémur* está roto, férulalo con una férula rígida con un tablero largo para inmovilizar toda la pierna.

- Si alguno de los *huesos de la espinilla* está roto, utilice una férula circular o de medio anillo e inmovilice tanto la rodilla como el tobillo.

- Si las *articulaciones* están rotas, inmovilícelas con una férula circular e inmovilice toda la extremidad. Por ejemplo, con una rodilla, colocaría una férula circular en la rodilla y luego usaría una férula de longboard para inmovilizar toda la pierna.

Al hacer la férula, recuerde colocar la férula tanto arriba como abajo donde cree que está el sitio de la fractura, y acolchar las férulas a fondo para reducir cualquier molestia.

Qué hacer con las dislocaciones

Las dislocaciones pueden ser extremadamente dolorosas ya que son la separación de las articulaciones óseas, lo que puede provocar que los huesos se salgan de su alineación y que se pierda por completo el uso de la extremidad después de la dislocación. Volver a colocar los huesos en la alineación adecuada es el único tratamiento para la dislocación, y el proceso de fijación a veces se denomina reducción. Desea utilizar una variedad de métodos que involucran su peso y unir los huesos de manera segura.

Volver a colocar los huesos en su lugar adecuado debería aliviar el dolor y permitir que la extremidad vuelva a funcionar normalmente.

La articulación debe reanudar su función normal de inmediato, aunque parte del dolor puede persistir por un tiempo.

- Para *la dislocación del hombro* : no intente volver a colocar la articulación en su lugar. Férula el hombro llevando el codo contra las costillas en un cabestrillo y haga que el paciente se sienta lo más cómodo posible. Hay demasiados nervios y la alta posibilidad de otros daños para intentar volver a conectar un hombro en el desierto.

- Para *rodillas / rótulas dislocadas* : fácil de identificar, ya que la rótula estará visiblemente en la parte exterior de la rodilla. Aplique presión para enderezar la pierna por completo mientras guía la rótula de regreso a su lugar con el pulgar o la palma de la mano. Luego, aplique un tratamiento de frío y una férula para inmovilizar la pierna.

- Para un *codo dislocado* : esto puede ser extremadamente doloroso para el paciente, y para restaurar un codo a menudo se necesitan dos personas. Cuando solo tenga una persona, haga que se acueste boca abajo, en un automóvil o en una mesa, y tire suave y lentamente de la muñeca hacia abajo mientras guía el codo con el pulgar hacia su lugar. Con dos personas, es similar, pero luego tienes dos manos para guiar el codo de regreso a su lugar, lo que tiene una tasa de éxito mucho mayor.

- Para una *rodilla dislocada* : el proceso es generalmente más rápido que otros métodos de reducción, pero aún así debe realizarse con bastante lentitud. Haga que una persona sostenga la espinilla estable, y la segunda persona debe tirar con cuidado del tobillo hacia abajo, alejándolo de la espinilla, y luego girarlo y guiarlo de regreso a su lugar.

Qué no hacer con huesos rotos o dislocados

Hay algunas cosas particulares que debe evitar hacer al manipular un material roto o dislocado. Primero, si es posible, no mueva a la persona lesionada. Además, si es la pierna la que está rota, trate de mantenerlos en una posición. De hecho, si la pierna está rota, entonces debería explorar opciones para que los Servicios Médicos de Emergencia acudan a usted. Puede causar mucho daño al transportar a alguien con una pierna rota, y no siempre está claro si se ha producido una lesión extensa en el tejido, el sistema circulatorio o los músculos de la zona. Si sabe que puede llegar a la estación de guardabosques, busque ayuda y lleve asistencia médica a la persona lesionada. Si realmente se encuentra en los bosques o en el campo y no tiene esperanzas de obtener ayuda médica, entonces cree un ascensor o un arrastre. La idea es tirar de la persona lesionada en lugar de esperar que coordine cualquier movimiento.

Incluso cuando la lesión parezca realmente urgente, no apresure a la persona lesionada a moverse más rápido de lo que es físicamente capaz de manejar. Incluso las personas con brazos rotos probablemente necesiten moverse a un ritmo mucho más lento, y aunque la atención médica puede parecer extremadamente urgente, moverse a un ritmo cómodo es más importante a menos que haya una lesión traumática clara.

Cuidado por los convalecientes

Después de reducir una articulación dislocada o entablillar un hueso roto, aún desea que un profesional médico observe la lesión y probablemente la eche. El casting no es algo que deba realizar cualquier persona sin una formación especializada. Sin embargo, su férula podría haber cambiado drásticamente el nivel de dolor de la persona lesionada y su recuperación.

El cuidado posterior a menudo implica fisioterapia, después de semanas de no usar la extremidad en absoluto. Es posible que tengan un rango de movimiento limitado para siempre, y es probable que no haya nada que pueda haber hecho en el desierto para ayudarlos a prepararse para una recuperación completa. Además, el cuidado posterior puede incluir cirugía. Si, durante la reducción de una articulación dislocada, hubo algún daño en el músculo o los nervios, es posible que un profesional médico deba realizar una cirugía para corregir el daño. De todos modos, si se produjo un daño mientras estaba corrigiendo o entablillando un teléfono roto, o si no configuró el teléfono correctamente, es posible que un profesional médico deba volver a romper el hueso, restablecerlo y comenzar el proceso de curación. otra vez.

Capítulo 7

Lesiones en la cabeza

El traumatismo craneal ocurre con frecuencia en la naturaleza y por una amplia variedad de razones. Desde caídas hasta tropezar con objetos u obstáculos imprevistos, definitivamente debe saber cómo tratar una herida en la cabeza cuando el momento lo requiere. Existe la posibilidad de que cualquier herida en la cabeza sea muy grave e incluso provoque la muerte. El daño a corto y largo plazo puede ser algo que dependa de la respuesta inmediata y la atención a los heridos.

Lo que es problemático es que es común que las personas confundan los signos de un traumatismo craneoencefálico con los signos de otras enfermedades comunes en la naturaleza, como el mal de altura. Hay algunos tipos principales de heridas en la cabeza que puede esperar encontrar en la naturaleza o en el campo, y puede ser fundamental tomar medidas inmediatas y decisivas. Algunos tratamientos no resultarán en la necesidad inmediata de evacuación. Todo depende de la gravedad de la lesión y de los recursos que tenga disponibles para tratar a la persona lesionada.

Investigaciones recientes muestran que las lesiones en la cabeza son el tercer lugar más común de lesiones sufridas en la naturaleza. La causa más común de este tipo de lesiones incluye las caídas, que son responsables de aproximadamente la mitad de las lesiones en la cabeza y el impacto de un objeto.

De conmociones cerebrales a golpe-contragolpe

Estas lesiones pueden ocurrir como resultado de una caída o incluso un golpe en la cabeza con el equipo de otra persona. Si parece que es solo un huevo de gallina, entonces puede estar bien, pero siempre es mejor evaluar cuidadosamente la lesión y al paciente. Es importante recordar que a menudo las lesiones en la cabeza y el cerebro no muestran ningún síntoma externo. A veces, los síntomas son tan difíciles de detectar que la persona solo se entera del daño asociado con el trauma semanas o meses después.

Lea estas lesiones en la cabeza comunes que ocurren en la naturaleza, luego veremos cómo determinar si se trata de una lesión grave en la cabeza.

Contusiones

Conozca los signos de una conmoción cerebral, pero también tenga en cuenta que una conmoción cerebral puede ser de leve a muy grave. Muchas personas experimentan conmociones cerebrales y no tienen ni idea de haberlas experimentado. En la naturaleza, siempre es importante descartar claramente la posibilidad de una conmoción cerebral o tratar la conmoción cerebral de manera adecuada.

Los síntomas de una conmoción cerebral incluyen:

- dolor de cabeza

- Náuseas

- Dificultad para equilibrar

- mareos

- fatiga

- Sensibilidad a la luz o al sonido

- Una sensación de "zumbido" u hormigueo

- niebla mental

- Sensación de que se mueven lentamente.

- Problemas de concentración

- Olvido

- Confusiones

- Tomando mucho tiempo para responder preguntas.

- Irritabilidad

- Emocionalmente triste o demasiado expresivo

- demasiado sensible

- Nerviosismo o ansiedad

Con una *conmoción cerebral leve* , la persona puede ser completamente capaz de caminar, no perder el conocimiento y solo puede presentar síntomas horas después del evento. La mayoría de las personas con una conmoción cerebral leve necesitarán semanas o meses para recuperarse con un descanso físico y mental adicional, pero a menudo no corren el riesgo de desarrollar más complicaciones.

Una *conmoción cerebral moderada* implicará una pérdida temporal de la conciencia, ningún recuerdo del evento traumático y es posible que tampoco recuerden los momentos previos al evento. La persona lesionada aún puede caminar, pero sin descanso, la lesión probablemente progresará a una conmoción cerebral grave. Las conmociones cerebrales moderadas pueden venir acompañadas de síntomas visuales, como acumulación de sangre debajo del cuero cabelludo que provoca una "burbuja" o líquido cefalorraquídeo (LCR), un líquido transparente o amarillo claro, posiblemente teñido de sangre, que se acumula en los oídos.

Una *conmoción cerebral grave* puede tardar 24 horas o más en presentar todos los síntomas que llevarían a alguien a creer que la lesión es así de grave. Sin embargo, una persona con una conmoción cerebral severa probablemente tendrá un daño visual claro o un trauma, como una fractura de cráneo deprimida donde el hueso del cráneo está hundido hacia adentro, un trauma penetrante o un líquido cefalorraquídeo claro que gotea de sus oídos y posiblemente de su nariz.

Tanto las conmociones cerebrales moderadas como las graves pueden provocar presión intracraneal o PIC. Es una condición peligrosa que requiere intervención médica inmediata. Por lo general, la PIC después de un traumatismo craneoencefálico vendrá con convulsiones y la persona puede pasar a una posición de tipo "funeral" en la que se acuesta con las muñecas cruzadas sobre el pecho. Esa posición a menudo es seguida por lanzar las manos a los lados con fuerza. Esta posición se llama "Postura Decerebrate". La postura de descerebración suele ir seguida de un cambio en la frecuencia respiratoria, así como un paro respiratorio y cardíaco.

Golpe-Contrecoup

El golpe-contrecoup está presente ocasionalmente en los excursionistas que pueden haber caído en una dirección y luego lesionarse también el otro lado de la cabeza. Lo que sucede en las lesiones de golpe-contragolpe es que el cerebro impacta en un lado del interior del cráneo, mientras que se produce daño adicional en el otro lado del cráneo. El cerebro puede "vibrar" entre los dos lados y esta lesión puede ser grave. El cerebro tendrá contusiones.

Por lo general, estas lesiones no son reversibles, pero pueden requerir una intervención médica inmediata. El cerebro puede sangrar o hincharse. Permita que el paciente descanse un poco y planifique una evacuación. Casi siempre será fácil evaluar la gravedad de estas lesiones. Sin embargo, la mayoría de los profesionales médicos evalúan una lesión de golpe-contragolpe que no viene con lesiones adicionales como fracturas o lesiones cerebrales traumáticas leves. Puede detectar una lesión de golpe-contragolpe al presenciar una pérdida de conciencia y pérdida de memoria después de una lesión que claramente habría sacudido el cerebro.

Fracturas

Las fracturas de cráneo son muy sencillas y, a menudo, fáciles de detectar. Desafortunadamente, vienen con síntomas más severos y a menudo exigen una evacuación inmediata. La fractura de cráneo a menudo tendrá una deformidad obvia, como una herida en el cuero cabelludo y depresión, acumulación de sangre debajo del cuero cabelludo que dará como resultado una burbuja y posiblemente líquido cefalorraquídeo proveniente de los oídos o la nariz. Debe tener cuidado al intentar evaluar una fractura de cráneo, ya que no desea presentar presión sobre la fractura accidentalmente.

Las fracturas de cráneo a menudo pueden venir con daño cerebral extremo, pueden venir con ICP, que es potencialmente mortal dentro de las 24 horas, puede requerir cirugía y, con algunas complicaciones, puede provocar meningitis, que también puede ser potencialmente mortal. Las fracturas de cráneo son muy graves, sin embargo, no todas las fracturas de cráneo resultarán en la pérdida de no todas las fracturas de cráneo darán lugar a una fuga de líquido LCR y no todas las fracturas de cráneo requieren cirugía.

Utilice la escala AVPU

La escala AVPU sirve para ayudar a las personas a evaluar el nivel de función cerebral y estado de alerta de la persona. A menudo se utiliza como indicador para determinar cuándo evacuar y con qué urgencia debe evacuar la persona o el grupo.

A indica que el paciente está despierto . Pueden estar despiertos y confundidos, pero están despiertos. Significa que no necesitan estímulos verbales o físicos para tener una conversación o participar en la función cerebral regular.

V indica que la persona requiere un estímulo verbal para interactuar y que su función cerebral puede estar disminuyendo. Esto es equivalente a hablar con una persona borracha a punto de desmayarse o con una persona que se ha desmayado mentalmente. Si tienes que gritar: "Oye, ¿estás bien?" y levantan la vista y emiten algún tipo de respuesta, entonces están en la etapa de "V".

P indica que el estímulo verbal no funcionó y la persona necesita un estímulo de dolor para responder. El estímulo de dolor puede iniciarse pellizcando la piel suave en la parte inferior de la parte superior del brazo o pasando los nudillos sobre el esternón. La respuesta puede ser un movimiento leve, murmullos verbales, gruñidos o incluso apartar la mano.

U muestra que la persona no responde . Pueden ser una "u" y aún mostrar signos vitales, pero si la persona no responde al dolor o al estímulo verbal, proceda con la evacuación de inmediato. Siempre verifique si hay otras lesiones antes de mover a la persona lesionada, pero en el extremo "u" de la escala, la PIC puede establecerse en unas pocas horas y la persona puede estar en una posición que amenaza su vida antes de que usted pueda buscar ayuda médica.

Tenga en cuenta que el nivel de la persona en la escala puede cambiar. Monitoree a la persona lesionada cada 2 a 4 horas y vuelva a conducir la báscula para determinar si su condición está mejorando o empeorando.

Recuerde que en cualquier momento en que alguien no responda, debe tomar medidas de evacuación inmediatas.

Una alternativa: la escala de coma de Glasgow

La escala de coma de Glasgow utiliza un sistema numérico para determinar qué tan grave es o no una lesión en la cabeza. La escala sigue este sistema de puntos:

- 4 puntos para ojos abiertos con parpadeo.

- 3 puntos por responder al estímulo verbal o verbal.

- 2 puntos por responder solo al dolor

- 1 punto por no responder al estímulo visual, doloroso o verbal

- 5 puntos por estar bien orientado al hablar

- 4 puntos por estar confundido pero capaz de responder preguntas

- 3 puntos por responder pero proporcionar respuestas que no tienen sentido

- 2 puntos por discurso que no tiene sentido o es incomprensible

- 1 punto por no responder.

- 6 puntos por obedecer órdenes para moverse (ej .: levantar la mano, tocarse la nariz)

- 5 puntos para la respuesta de movimiento al dolor (apartar una mano)

- 4 puntos por retirada a la respuesta al dolor

- 3 puntos por hacer posturas o flexiones tempranas debido al dolor

- 2 puntos por postura de descerebración (potencialmente mortal)

- 1 punto si no hay respuesta del motor

Los totales deben indicarle la gravedad de la lesión en la cabeza y ayudarlo a determinar cómo responder. Si hay una puntuación de 8 o menos, entonces la lesión en la cabeza es grave. Si la puntuación está entre 9 y 12, entonces la lesión en la cabeza es moderada pero necesita atención médica. Una puntuación entre 13 y 15 es una lesión leve en la cabeza y probablemente no sea necesario evacuar en ese momento.

Estos puntajes o escalas son útiles, pero no son la única forma de determinar si la situación es una emergencia. Siempre hay factores adicionales a considerar.

Cómo determinar si se trata de una emergencia

Diagnosticar un traumatismo cerebral o de cabeza puede ser bastante sencillo, pero deberá utilizar su mejor criterio. Primero, siempre consulte la escala AVPU y utilícela como su guía principal para determinar la gravedad de una lesión en la cabeza.

Ahora, si el trauma parece ser solo un golpe en la cabeza, entonces podría no ser una emergencia. Los signos más importantes de una emergencia son una "U" en la escala AVPU o la presencia de otras lesiones si esas lesiones también son graves. A veces, los signos de que una lesión cerebral o un traumatismo craneal están empeorando es que la persona lesionada puede volverse agresiva o combativa. Si ese comportamiento está fuera de lugar para ellos, intente calmarlos, pero no reprima a la persona. Incluso los profesionales médicos están disminuyendo la frecuencia con la que usan restricciones cuando tratan a alguien con un traumatismo craneal. El signo de agitación o agresión es una enorme bandera roja de una lesión cerebral traumática grave. La situación en este punto es una emergencia y es posible que la persona lesionada no sepa que también está poniendo en riesgo a otras personas.

La presencia de otras lesiones

Los traumatismos en la cabeza a menudo se acompañan de simples cortes y hematomas. Eso está bien y se puede tratar con hielo y tratamiento para heridas superficiales. Pero a menudo hay situaciones, especialmente al caerse al caminar, en las que el traumatismo craneoencefálico puede ir acompañado de una lesión en la columna, una lesión en el cuello y cortes graves.

Antes de realizar cualquier tratamiento, inspeccione cuidadosamente el cuero cabelludo y el área general de la cabeza en busca de heridas abiertas. Palpe el cabello grueso o largo en busca de humedad. Además, use las yemas de los dedos para palpar suavemente el cuello y la columna vertebral. Si algo se siente fuera de lugar, no mueva a la víctima, comuníquese con ayuda y, si es necesario, contrate un equipo de búsqueda y rescate. Si se encuentra demasiado en el desierto para irse y buscar ayuda, inicie los procedimientos de emergencia para llamar la atención de posibles equipos de búsqueda y rescate, como bengalas o señales de humo.

Qué hacer con las lesiones en la cabeza

Cuando se trata de tratar lesiones en la cabeza, existen muchas buenas prácticas generales, pero muchas otras se relacionan directamente con situaciones específicas. Aquí enumeraremos las mejores prácticas generales primero y luego abordaremos situaciones o desafíos específicos.

Tratamiento de todas las lesiones en la cabeza:

- Evalúe el ritmo cardíaco de la persona contando los latidos del corazón de la persona durante 15 segundos y luego multiplíquelo por 4 para determinar los latidos por minuto.

- Una frecuencia cardíaca "normal" en reposo suele estar entre 60 y 100 latidos por minuto, pero los atletas, los muy jóvenes y los ancianos pueden salir de ese rango.

- Incluso la posición del cuerpo puede cambiar la frecuencia cardíaca.

- Desea continuar monitoreando la frecuencia cardíaca periódicamente para estar atento a los cambios.

- Involucre a la persona en una conversación y haga preguntas para determinar su nivel de confusión o desorientación. Haga esto con frecuencia para evaluar la mejora, ya que la función normal del cerebro puede regresar rápidamente.

- Controle a la persona lesionada con frecuencia, al menos cada 2 a 4 horas.

Tratamiento de conmociones cerebrales:

- Minimizar el esfuerzo físico o mental, permitir que el paciente descanse y duerma.

- Despierte a la persona lesionada cada 2 a 4 horas para comprobar su estado de alerta.

- Proporcione acetaminofén para reducir el dolor de cabeza.

- Controle los cambios en los síntomas y aumente la tasa de evacuación si es necesario.

- Si hay vómitos persistentes, ayude a la víctima a dormir o descansar y comience a evacuar de inmediato. Reducir el estrés físico o mental de la persona lesionada durante una evacuación.

- Si hay signos de ICP, no espere para evacuar, evacue inmediatamente la situación es potencialmente mortal.

Qué hacer en situaciones puntuales:

- Si la persona se encuentra en un área peligrosa, muévala. El daño a la columna ocurre en un pequeño porcentaje de personas con traumatismo craneoencefálico, y puede ser más importante sacarlas de peligro que estabilizar la columna. Además, las prácticas de primeros auxilios más recientes exigen protección de la columna vertebral o un manejo cuidadoso en lugar de una estabilización total cuando se debe mover a la víctima.

- Si hay signos de shock, entonces trate el shock colocando a la víctima sobre su espalda y levantando sus pies. Si la persona lesionada no responde, gírela de costado y no levante los pies.

- Si la persona tiene un corte o rajadura, limpie la herida con cuidado y cúbrala como lo haría con una herida superficial, consulte el capítulo 2.

- Si la persona ingresa con una "P" o una "U" en la escala, evacúe del desierto inmediatamente.

Qué no hacer con las lesiones en la cabeza

La mayor parte de lo que sabemos ahora sobre lo que no se debe hacer con las lesiones en la cabeza está asociado con "cuentos de viejas" y remedios caseros que probablemente se basaron en consejos médicos de hace muchos años. Aquí hay una lista completa de lo que no se debe hacer en caso de una lesión en la cabeza.

No haga:

- Mantenga despierta a una persona con una lesión en la cabeza por temor a sufrir una conmoción cerebral. El cerebro necesita descansar para repararse. Está bien que las personas con lesiones en la cabeza tomen una siesta o duerman por completo siempre que alguien los controle y los despierte cada hora para evaluar su estado de alerta.

- Obligar a una persona a sentarse después de una lesión en la cabeza, permitirle que se acueste.

- Olvídese de tratar el shock si es necesario.

- Ignore las quejas de la persona lesionada de dolor de cabeza, mareos o somnolencia. Los primeros síntomas pueden progresar rápidamente.

- No sigas empujando hacia adelante. A menudo, una lesión en la cabeza es una buena razón para detenerse y acampar por la noche o cancelar por completo sus planes de vida silvestre. No siga moviéndose junto con las caminatas o los planes de marcha atrás, deténgase y descanse.

- Piense que la persona está 'curada' porque sus síntomas están desapareciendo o no empeoran.

Cuidado por los convalecientes

El cuidado posterior de las lesiones en la cabeza variará dependiendo de si fue una conmoción cerebral o si hubo un daño físico visible, como un corte o una fractura. Si hubo lesiones adicionales, es probable que la persona lesionada necesite cirugía o asistencia médica extensa. La mayoría de las veces, cuando la lesión en la cabeza es una conmoción cerebral leve o moderada, la única opción para el cuidado posterior es el reposo. Una persona que experimentó una conmoción cerebral puede necesitar semanas o meses en un entorno de bajo estrés con largos períodos de descanso. Es posible que necesiten reducir el tiempo que pasan en la escuela o el trabajo, e incluso reducir el tiempo que dedican a pasatiempos como mirar televisión o jugar videojuegos.

Además, después de una lesión en la cabeza, es aconsejable que la persona deje de beber o de cualquier forma de drogas o que deje de beber por completo. Incluso la cafeína y la nicotina afectan el funcionamiento del cerebro y pueden retrasar su capacidad para realizar las reparaciones necesarias.

Busque siempre atención médica después de una lesión en la cabeza. Incluso si terminó su viaje de senderismo, pesca o campamento, programe una cita con su médico. Todo puede parecer perfectamente bien, pero las lesiones en la cabeza pueden provocar un traumatismo cerebral que puede que no se presente durante semanas o meses. Consultar con un médico más temprano que tarde puede ser algo bueno. Y, si la lesión resulta ser nada, entonces está tranquilo. El traumatismo craneoencefálico siempre es complicado y generalmente requiere un tratamiento personalizado o individual y un plan de cuidados posteriores.

Capítulo 8

Lesiones por congelación

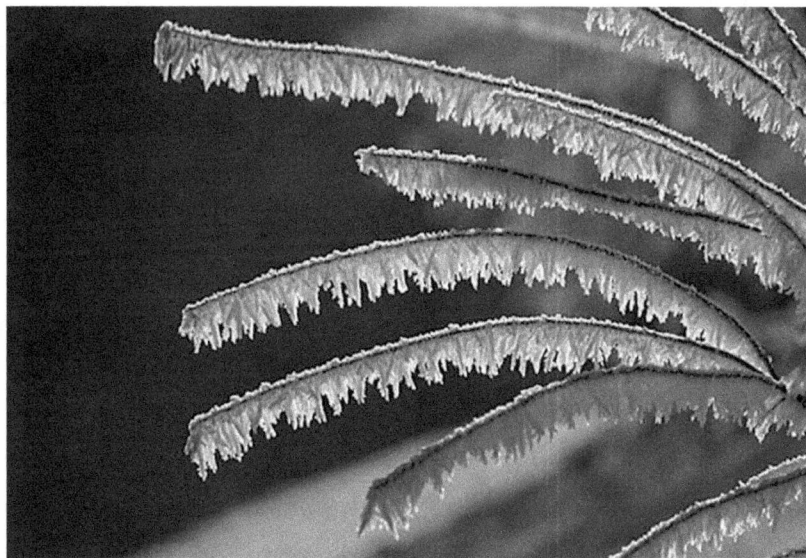

Con demasiada frecuencia, las personas subestiman las temperaturas severas que pueden experimentar al acampar, ir de excursión o incluso pescar. Si pasa una buena cantidad de tiempo al aire libre, puede restringir ese tiempo a cuando el clima sea más agradable. Pero al planificar un largo viaje al aire libre por la naturaleza, es posible que no se dé cuenta del descenso extremo de las temperaturas que puede ocurrir durante la noche, especialmente en las zonas montañosas.

Por ejemplo, si bien muchas personas están dispuestas a tomar muchas precauciones en las montañas Blue Ridge y las montañas Apalaches, que son conocidas por los descensos de temperatura, muchos olvidan que la costa oeste de la Sierra y las Montañas Rocosas pueden ser igualmente traicioneras. Las lesiones por congelación y por congelación pueden variar de muy leves a extremadamente graves. La congelación a menudo puede requerir la amputación de dedos, narices y orejas. Además, la detección temprana de la congelación podría disuadir por completo el desarrollo de la congelación.

La congelación ocurre porque la piel ha comenzado a solidificarse, dañando el tejido debajo a nivel celular. La sensación es que, al principio, la piel se vuelve fría y roja, lo que es un signo de escarcha.

Frostnip es una variedad menor de lesiones por frío y no causa daño permanente a la piel o al tejido que se encuentra debajo. A los primeros signos de congelación, puede comenzar a tomar medidas para proteger la piel y prevenir la aparición de congelación. Es una situación en la que si desarrolla completamente la congelación, puede pensar en el pasado y reconocer los momentos de la congelación en los que podría haber tomado medidas. Muchas víctimas de congelación comentan que, en retrospectiva, podrían haber hecho mucho. Siga esta pista y actúe tan pronto como vea los signos de la escarcha. Incluso hasta el punto en que vea que partes de la piel se vuelven blancas o pálidas, es posible que pueda salvar esa área de la piel para evitar más congelaciones.

Viene en una variedad de etapas. Frostnip, por supuesto, es la primera etapa, siendo la segunda etapa la congelación superficial. La congelación superficial es lo que sucede cuando la piel comienza a ponerse blanca y la persona con la lesión informa que pierde la sensibilidad en esa área. Para muchos, parece un alivio porque el dolor del resfriado se ha ido. Después y se convierte en una congelación profunda, y puede notar un dedo, la nariz, las orejas y otras áreas del cuerpo afectadas con mayor frecuencia se vuelven negras. Cuando los elementos comienzan a ponerse negros, no puede revertir ese daño.

Los primeros síntomas de la congelación incluyen:

- Aspecto ceroso de la piel

- piel pálida

- piel escamosa

- Torpeza por el frío

- Ampollas en un intento de recalentar el área.

- Sensaciones de frío y picor

- entumecimiento

- Cambios de color en la piel.

Una lucha frecuente contra la congelación es que a menudo la gente no se da cuenta de que la congelación ha progresado tan severamente hasta que otra persona lo señala. Si sabe que está pasando una gran cantidad de tiempo al aire libre, asegúrese de evaluarse constantemente a sí mismo y a los miembros de su grupo para detectar signos de congelación y congelación.

Cómo determinar si se trata de una emergencia

La congelación no es una emergencia real porque se encuentra en un punto en el que no se puede hacer nada más que una amputación. Ahora, si tiene síntomas nuevos e inexplicables, evacue inmediatamente porque podría tener lesiones más graves relacionadas con el frío que solo la congelación. Además, si tiene fiebre, hay secreción en el área congelada o hay un aumento repentino del dolor, evacue inmediatamente y busque atención médica profesional. La principal preocupación es que la congelación es solo un síntoma de hipotermia y no el único problema que está manejando. Los síntomas comunes de la hipotermia pueden incluir somnolencia, mala coordinación, dificultad para hablar como si la víctima estuviera intoxicada y temblores intensos. Si ninguno de estos síntomas está presente, entonces trate la congelación lo mejor posible y planee evacuar cuando el clima y el viaje lo permitan.

Hay formas recomendadas de manejar la congelación y los primeros signos de congelación.

Qué hacer con las lesiones por frío extremo

Lo primero que desea lograr es proteger el área de cualquier daño adicional relacionado con el frío. Si los pies son objeto de congelación, no camine. Caminar con un pie congelado probablemente causará daños sustanciales y daños al tejido mucho más allá del área afectada. Si sus manos están congeladas, envuélvalas y trate de calentar el pañuelo de manera lenta y constante. Incluso cuando aumenta constantemente el calor en un área congelada, es posible que se produzcan ampollas en 48 horas. Esas ampollas pueden convertirse en motivo de preocupación si se infectan.

Para aumentar gradualmente el calor en la piel:

- Cámbiese a ropa seca o limpia (es posible que la ropa no retenga el calor tan bien como se esperaba o que esté sudada y retenga el frío).

- Aléjese del viento.

- Busque refugio en algún lugar donde pueda encender un fuego.

- Mantenga las manos cerca, pero no sobre, agua hirviendo o agua tibia.

- Mueva el área afectada - mueva los dedos de los pies y las manos.

- Aplique gel de aloe vera: es tan bueno para las lesiones por frío como para las quemaduras.

- Tome ibuprofeno para controlar el dolor y la inflamación.

- Limpie y cubra adecuadamente cualquier ampolla abierta o piel agrietada.

- Manténgase hidratado: beber agua ayuda drásticamente.

- Siga moviéndose para mantener su temperatura central.

- Quítese todas las joyas o la ropa mojada.

- Cubra el área con una gasa suelta pero en capas.

Un tema particular a tener en cuenta es cómo manejar los pies congelados. Ya mencionamos que las personas con congelación en los pies no deben caminar sobre la zona afectada. Además, es importante quitarse la ropa mojada, y es muy probable que la persona lesionada tenga calcetines mojados y probablemente botas mojadas. Quitarse las botas y los calcetines es motivo de especial preocupación. Quítese las botas rápidamente y colóquelas cerca del fuego para que se sequen. Durante el tiempo que las botas se secan, los pies pueden hincharse. Si las temperaturas y el clima fueron lo suficientemente pobres como para causar quemaduras por congelación, no querrá intentar mover a la persona cuando no puede caminar y no tiene la protección adecuada para los pies. Idealmente, puede quitarse las botas y secarlas junto al fuego, cambiar sus calcetines, intentar recuperar la circulación en los pies y volver a ponerse las botas antes de que los pies se hinchen. Eso es ideal, pero no es común. Para los pies, si es posible ponerlos en un baño de agua tibia que esté circulando, eso puede cambiar sustancialmente el resultado de su congelación.

Finalmente, la congelación es el único caso en el que los profesionales médicos recomiendan aspirar o hacer estallar las ampollas. Intente hacer esto solo cuando las ampollas estén calientes; la idea es evitar que el líquido se congele tan cerca de la piel.

Qué no hacer con las lesiones por frío extremo

Desafortunadamente, muchas de las cosas que no debe hacer con una lesión por frío extremo son exactamente lo que nuestros impulsos naturales quieren que hagamos. Por ejemplo, no coloque sus manos sobre una llama abierta; el calor directo puede dañar más el tejido. Además, no sostenga una taza o una olla llena de agua casi hirviendo, y no coloque las manos directamente en el vapor sobre el agua hirviendo. No sumerja el área afectada en agua caliente, aunque puede sumergir temporalmente los pies y los dedos en agua tibia.

Para obtener una lista completa:

- No frote ninguna de las áreas afectadas.

- No mantenga el área fría, por ningún motivo. Incluso en caso de lesión, no aplique un tratamiento de frío.

- No intente utilizar el recalentamiento rápido con agua caliente, vapor o la aplicación directa de compresas calientes.

- No permita que el área se vuelva a congelar. Coloque más ropa en capas alrededor del área para protegerla y permanecer en un lugar protegido lejos del viento frío.

Otro elemento digno de mención de esta lista es no quedarse en la zona. Es posible que no haya anticipado las temperaturas extremas o que haya subestimado la escala completa del medio ambiente local. La evacuación es mejor. Si se encuentra en un parque nacional o estatal, busque el consejo de los guardaparques. El clima puede ser anormal, inesperado o limitado a una región específica del parque. Es posible que se traslade a una zona diferente de la naturaleza y no experimente las mismas temperaturas extremas.

Cuidado por los convalecientes

El cuidado posterior de la congelación es fundamental cuando salga de la naturaleza. Necesita atención médica profesional, es posible que necesite una amputación, es posible que necesite cirugía, es posible que necesite injertos de piel y es probable que necesite antibióticos. La congelación a menudo viene acompañada de una infección; sin embargo, la infección puede tardar más en aparecer. Si salía del campo con congelación, vaya inmediatamente a la sala de emergencias o al centro médico de emergencia. El personal médico probablemente le recetará un antibiótico, un analgésico no esteroide como el Tylenol o el ibuprofeno, analgésicos adicionales si tiene un malestar intenso y posiblemente vacunas. El tétanos es un problema que puede surgir con la congelación, y si no se hubiera puesto la vacuna contra el tétanos por un tiempo, probablemente la contraería ahora.

Capítulo 9

Golpe de calor y deshidratación

El golpe de calor, a veces llamado insolación y la deshidratación severa, es a menudo el resultado de ambientes y temperaturas extremas. Muchas personas con experiencia en actividades al aire libre no salen a las temperaturas cálidas sin un suministro sustancial de agua o sin saber dónde encontrar agua potable fresca en el área. Tener un golpe de calor y la deshidratación siguen siendo lesiones muy comunes. Experimentar lesiones relacionadas con el calor a menudo no es necesariamente una emergencia, pero los síntomas que acompañan a estas lesiones o enfermedades pueden poner en peligro la vida. El agotamiento por calor o el golpe de calor pueden llevar a una persona a un coma, hacer que no responda y elevar su temperatura central lo suficiente como para causar daño cerebral.

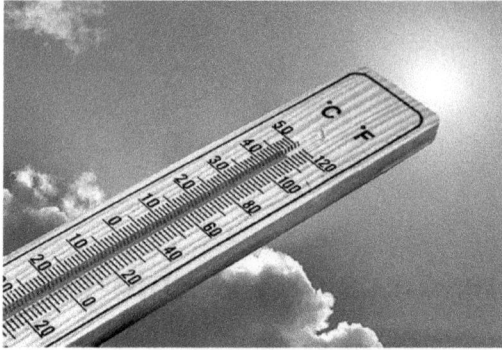

Golpe de calor

El golpe de calor es la más mortal de las condiciones que puede experimentar en temperaturas extremadamente altas. El golpe de calor es potencialmente mortal, pero se puede prevenir. Los signos de un golpe de calor incluyen una frecuencia cardíaca elevada, respiración rápida, piel caliente pero húmeda, pérdida del color de la piel, irritación y una temperatura corporal de 104 grados o más.

Antes de desarrollar un golpe de calor, es probable que la persona experimente deshidratación y agotamiento por calor. Ambos son signos de que debe tomar medidas activas para prevenir un golpe de calor. El golpe de calor se puede prevenir; trate el agotamiento por calor tan rápido como identifique los signos de la afección.

El golpe de calor puede tener efectos muy graves y de por vida. Pueden tener daño renal irreparable, pueden perder músculo y pueden perder otras capacidades de órganos vitales. Pueden vivir el resto de su vida con impedimentos y discapacidades. Debe obtener ayuda de emergencia si alguien está sufriendo un golpe de calor en la naturaleza. Si tiene un automóvil cerca, meterlos en el automóvil y hacer funcionar el aire acondicionado puede ayudar, pero eso no los excusa de necesitar una intervención profesional.

Cuando se busca ayuda de inmediato, es casi seguro que puedan tratar el golpe de calor con éxito con un daño mínimo al tejido muscular u órganos.

Agotamiento por calor

El agotamiento por calor es una forma más leve de enfermedad por calor, aunque tiene muchos síntomas similares. La principal diferencia en los síntomas entre el agotamiento por calor y el golpe de calor es que cuando se experimenta el agotamiento por calor, la piel de la persona está fría y húmeda en lugar de tibia y húmeda. Es probable que experimenten una frecuencia cardíaca más alta, respiración rápida y pueden tener una fiebre leve.

Otros signos de agotamiento por calor incluyen dolor de cabeza, debilidad, cansancio, náuseas y piel pálida. Sin embargo, si tiene problemas para diferenciar entre el agotamiento por calor y el golpe de calor, una persona con agotamiento por calor debe tener un estado mental completamente alerta y ser consciente de su entorno y de lo que le sucede a su cuerpo. No debe haber signos de agitación o irritación más que el desagrado estándar a la temperatura ambiente.

Cuando se encuentra en las últimas fases del agotamiento por calor, la persona puede confundirse, marearse, experimentar calambres musculares y tener orina de color oscuro. Estos son signos de agotamiento de la sal y probablemente progresarán rápidamente hacia un golpe de calor.

Deshidratación

Los signos de deshidratación generalmente incluyen sed, orinar con menos frecuencia, no orinar en absoluto, no sudar, dolores de cabeza, mareos y cambios en el color de la piel. Estos signos deberían impulsar a alguien a ingerir más líquido, y específicamente a ingerir líquido con electrolitos. Los líquidos como Gatorade, Powerade y bebidas similares son populares entre las personas que están al aire libre porque saben que es una solución rápida para remediar la deshidratación leve a moderada. Para la deshidratación severa, los electrolitos pueden impactar dramáticamente la tasa de recuperación.

Algunas bebidas son más capaces de rehidratarse, y entre ellas se incluyen el agua, las bebidas deportivas, el caldo, la leche y los jugos de frutas naturales. Sin embargo, debe evitar activamente beber refrescos, alcohol y cualquier bebida que contenga cafeína, como café, té y bebidas energéticas. Las bebidas con cafeína pueden hacer que pierda líquidos más rápidamente y empeore la deshidratación.

Si está buscando prepararse para luchar contra la deshidratación, entonces debe usar ropa holgada y de colores claros. También debe llevar alrededor de un galón por persona por día a este clima extremo. Si sospecha que habrá agua natural disponible, considere invertir en un dispositivo de filtración de agua para excursionistas como LifeStraw.

Además de los dispositivos de filtración de agua, debe observar y ver dónde se reúnen las aves. Las aves son una excelente manera de observar el agua cerca, aunque es posible que las aves carroñeras no se dirijan a un abrevadero. También puede encontrar agua cuando vea árboles de color verde brillante. Álamos, sauces, álamos e incluso palmeras recogerán agua entre sus raíces. Si bien no desea "tocar" el árbol, desea excavar hacia las raíces hasta que vea que el agua se acumula.

Cómo determinar si se trata de una emergencia

El elemento principal es que, en cualquier caso de enfermedad por calor, es posible que deba reubicarse, pero no necesariamente evacuar. Cuando se enfrente a la deshidratación, probablemente pueda recuperarse por su cuenta siempre que descanse y beba mucha agua potable. Recuerde que siempre puede hervir agua natural para limpiarla de bacterias y parásitos comunes. Si no tiene acceso al agua, retírese a un área sombreada y evacue por la noche o durante las horas más frescas del día.

Si usted o la persona afectada no muestran signos de insolación, sino que simplemente están deshidratados, entonces puede evaluar sus opciones para descansar. Descansar, junto con agua o jugo, a menudo evitará la deshidratación y podrá recuperarse. Eso a menudo significa que no tiene que evacuar ni buscar atención médica. Sin embargo, si comienza a desarrollar signos de insolación, no lo dude.

Si alguien muestra signos de insolación o signos más severos de agotamiento por calor y luego evacua inmediatamente, cuanto más tiempo pase una persona sin control del golpe de calor, peor será el resultado final.

Golpe de calor, puede causar un daño duradero a todos sus órganos internos, incluido el funcionamiento de su cerebro. Si alguien parece estar deshidratado, como tener altos niveles de sed y mostrar signos de fatiga, establezca un área sombreada o ubique un área sombreada y descanse. Esto no es una emergencia. Los signos de insolación, como no estar mentalmente alerta o consciente de su entorno, son una emergencia y requieren una acción inmediata.

La insolación es el problema más grave al que se debe enfrentar con respecto a las enfermedades relacionadas con el calor. Pero a menudo se equivoca. Las personas a menudo creen que están sufriendo un golpe de calor cuando experimentan agotamiento por calor. De todos modos, la evacuación es más segura que no evacuar.

Qué hacer con las enfermedades relacionadas con el calor

A menudo se cree que las enfermedades relacionadas con el calor solo ocurren en la región suroeste de América del Norte. Eso no es verdad. Si bien las enfermedades relacionadas con el calor son ciertamente más desenfrenadas en los desiertos de la Gran Cuenca, Mohave, Chihuahua y Sonora, puede experimentar enfermedades relacionadas con el calor en cualquier momento que esté al aire libre con temperaturas moderadas a altas. Debido al nivel de actividad, es más probable que se deshidrate rápidamente en la naturaleza. Si va a ir a un desierto, debe tener al menos un galón por persona, por día. Incluso con sistemas de filtración confiables, no puede contar con poder ubicar agua.

Si cree que la persona tiene un golpe de calor, evacue el campo inmediatamente.

Ahora, con lesiones relacionadas con el calor, querrá enfriar al paciente, pero no tan rápido como para causarle escalofríos. Aleje inmediatamente a la persona del sol. Puede crear un área sombreada con una lona y un árbol o una roca cercanos. Incluso un refugio muy cerca del suelo es mejor que ningún refugio del sol. Si la persona está alerta, dígale que beba agua y ventile el cuerpo para ayudar a bajar la temperatura corporal central. Si es posible, quitarse la ropa puede ser útil, pero siempre considere el entorno inmediato. Idealmente, la ropa holgada que permita una gran cantidad de flujos de aire ayudará a reducir la temperatura corporal y retendrá los beneficios del sudor.

Evite moverse durante las horas más calurosas durante el día. Descansar y recostarse sobre el suelo y también ayudar a reducir los efectos de las condiciones relacionadas con el calor. Descansar y acostarse puede ayudar a reducir el riesgo de desarrollar un golpe de calor si alguien está sufriendo de agotamiento por calor.

Qué no hacer con las lesiones relacionadas con el calor

No pida a una persona con agotamiento por calor, deshidratación o que muestre signos de insolación que continúe moviéndose. Necesitan descansar de inmediato y necesitan un área sombreada. Pero estaba experimentando deshidratación o agotamiento por calor, vaya a un área sombreada o construya un área sombreada con un mínimo esfuerzo. Si la persona con la que está o alguien de su grupo muestra signos de una enfermedad relacionada con el calor, no le pida que continúe, sino que se detenga y cree un área sombreada.

No intente bajar la temperatura corporal con un antifebril. No funcionará.

Además, no intente darle bebidas a una persona con síntomas de enfermedad relacionada con el calor, que pueden causar una mayor deshidratación. No le dé alcohol, bebidas con cafeína o refrescos a alguien con deshidratación o agotamiento por calor. Incluso si se quejan de náuseas, no les dé jarabe de Cola, ya que puede empeorar la deshidratación.

Por último, no intente verter agua en la boca de alguien que no pueda beber por sí mismo. Su cuerpo necesita enfriarse y necesitan recuperar el estado de alerta mental para poder sentarse y tragar de forma independiente.

No beba de un cactus. Los cactus no son botellas de agua con espinas. De hecho, el líquido del interior puede cegar a las personas, provocar quemaduras y daños irreparables en el esófago.

Cuidado por los convalecientes

Normalmente, todo lo que puede hacer en la naturaleza es intentar bajar la temperatura corporal central de la persona. Si esa persona experimentó un golpe de calor, entonces la intervención médica por parte de profesionales es absolutamente crítica. Los médicos utilizarán una variedad de enfoques para reducir la temperatura central del cuerpo, incluido el lavado del estómago y el recto con rotaciones de agua fría. También pueden redirigir el flujo sanguíneo de una persona a una máquina de recolección donde pueden enfriar la sangre y devolverla al cuerpo.

Después de llevar a alguien que sufre un golpe de calor a un centro médico, es probable que deba ser tratado con medicamentos anticonvulsivos y relajantes musculares. Esta persona probablemente pasará un mínimo de uno a tres días en el hospital y puede pasar más tiempo en un centro de rehabilitación. Es posible que necesiten un equipo cercano de profesionales para trabajar con ellos para rehabilitar sus músculos, y es posible que la degradación muscular no sea reparable. La degradación muscular por el calor y la temperatura corporal central puede causar daño a los riñones y es posible que estén en tratamiento de por vida para el soporte renal.

Es importante señalar aquí que una vez que experimentas un golpe de calor, eres mucho más susceptible a sufrir un golpe de calor en el futuro. Si experimentó un golpe de calor, no significa que no pueda salir al desierto. Simplemente significa que debes estar más preparado.

Capítulo 10

Mordeduras de animales y lesiones relacionadas

Las mordeduras de animales rara vez son predecibles y, a menudo, no se pueden evitar. Si bien puede haber algunas buenas prácticas que puede tomar cuando se enfrenta a un animal salvaje, muchos excursionistas y campistas informan que ni siquiera se dieron cuenta de que el animal estaba allí hasta que definitivamente iban a ser atacados. Rara vez se ven las mordeduras de serpientes, y los pequeños mamíferos atacan con tanta velocidad.

Es importante que trate con cuidado las mordeduras o los rasguños relacionados con cada tipo de animal. No se recomienda tratar la mordedura de una serpiente y el rasguño de un oso de la misma manera. No se apresure, tómese un momento y asegúrese de tratar el tipo correcto de mordedura o rasguño.

Con esta información en mente, los ataques de animales son uno de los principales temores que comparten los mochileros, excursionistas y campistas. Los ataques de animales no se limitan estrictamente a animales grandes o incluso a lo que podrían parecer osos, tiburones y sexo que amenazan la vida. Cualquier animal, desde un oso hasta un ratón, puede ser una amenaza. Es posible que no se haya dado cuenta de que entró en su casa, administró mal su comida y les dio una comida fácil o se movió agresivamente de alguna manera.

Picaduras de serpiente

Dos agujeros distintos caracterizan las mordeduras de serpientes. No puede identificar el tipo de serpiente que lo mordió basándose en el patrón de mordedura (a menos que tenga mucha experiencia en mordeduras de serpientes), pero si se encuentra en un área conocida por una población de serpientes venenosas, debe evacuar y buscar atención médica. Hay 21 tipos diferentes de serpientes venenosas en América del Norte, y todas son de la variedad víbora, excepto la serpiente coral.

Para distinguir entre la serpiente de coral mortal y el imitador no venenoso, recuerde la frase:

"Negro y amarillo, mata a un compañero. Rojo y negro, falta de veneno".

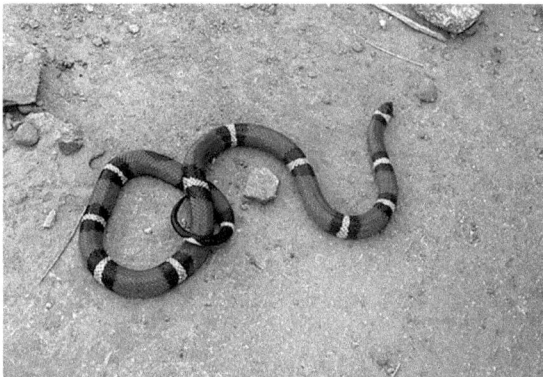

Rojo y negro, falta de veneno

La frase se usa para distinguir las marcas. Si los segmentos del cuerpo están protegidos por bandas negras y amarillas que se tocan, entonces es una serpiente de coral. Si el cuerpo tiene un patrón de roce rojo y negro, entonces es probable que sea una serpiente rey no venenosa.

Muchas personas presumen erróneamente que el suroeste es el centro principal de estas peligrosas criaturas, pero a menudo se encuentran serpientes mortales en todo el suroeste que se extiende hasta Texas y en todo el sur con un gran número de picaduras en Florida y Alabama. Incluso hay comunidades conocidas de serpientes venenosas en el Medio Oeste, así que, si te muerde una serpiente, intenta identificarla.

Detectando serpientes venenosas

Las serpientes venenosas en América del Norte son todas víboras, lo que hace que identificarlas como peligrosas o no sea un poco más fácil. La variedad más común de víboras en América del Norte incluye serpientes de cascabel, bocas de algodón, cabezas de cobre y dorso de diamante; todas las víboras de pozo.

Las víboras se identifican por:

- Colmillos largos con "bisagras"

- Cabeza distintiva en forma de triángulo

- Pupilas verticalmente elípticas (dos rendijas que suben y bajan)

- Escamas de quilla (ásperas y ligeramente elevadas en los bordes)

Las mordeduras de víbora se identifican por:

- Inflamación y dolor inmediatos en el lugar de la herida.

- dificultad para respirar

- Dolor (a veces solo en el sitio de la herida, a veces en toda la extremidad)

- Vómitos o náuseas

- Visión borrosa

- entumecimiento

- sudoración

- Gran producción de saliva

- Choque

Mordeduras y arañazos de mamíferos

Desde mordeduras de ardillas en el campo hasta ataques de bisontes en Yellowstone, los mamíferos siempre son algo de lo que preocuparse. La mordedura en sí variará en apariencia según el animal, pero a diferencia de las serpientes, a menudo se puede identificar al animal con poco esfuerzo.

Las mordeduras de mamíferos ocurren con mayor frecuencia en las manos, los brazos, las piernas o la cara. Los mamíferos rara vez atacan el tronco del cuerpo. Los mamíferos de casi todos los tamaños pueden portar hepatitis C, VIH, rabia y muchos otros riesgos bacterianos y virales.

Cuando se trata de encontrar cualquier tipo de animal en la naturaleza, no hay tiempo para los momentos "cálidos y confusos". No se acerque a los animales salvajes, no alimente a los animales salvajes,

Mamíferos grandes

Los mamíferos grandes que se encuentran en toda América del Norte van desde los pumas hasta los alces. Dependiendo de dónde se encuentre, es posible que se enfrente a un animal salvaje que tenga el doble de su altura. La mayoría de los mamíferos grandes tienen un instinto de presa, e incluso los bisontes cargan y atacan. Muchas personas se sienten atraídas por conceptos erróneos comunes sobre algunas de estas grandes criaturas. Mucha gente cree erróneamente que los alces y los bisontes son amables o propensos a atacar, y eso no podría estar más lejos de la verdad.

Si ingresa a un territorio conocido por los grandes mamíferos, especialmente los mamíferos agresivos o los depredadores, asegúrese de tener la protección adecuada. Además de un extenso botiquín de primeros auxilios, se recomiendan armas de fuego, spray para osos y equipo de protección similar.

Después de un ataque de mamífero grande, la mordedura o el rasguño en sí pueden haber causado más daño físico que la preocupación por contraer diversas enfermedades bacterianas o virales. Aunque todos los mamíferos tienen el riesgo de portar y propagar la rabia, si te enfrentas a un bisonte, un oso, un lobo u otros mamíferos grandes, es probable que te preocupen más las heridas en la piel y el posible traumatismo craneal. Trate las heridas abiertas y el sangrado libre de inmediato.

Pequeños mamíferos

Los pequeños mamíferos pueden portar toda variedad de bacterias y virus. Si bien su mordedura o rasguño puede no parecer intrínsecamente peligroso, las enfermedades son lo importante cuando acampar o caminar cerca de animales pequeños es administrar su comida adecuadamente. No alimente a los animales salvajes y no deje su comida en un área desprotegida que pueda atraerlos. Las ardillas, las zarigüeyas, los erizos y más son bien conocidos por masticar o arañar una bolsa y abrir neveras para llegar a la comida suelta.

Rabia

Todos los mamíferos pueden ser portadores de la rabia y casi todos los roedores son portadores de la rabia. Los animales más comunes que transmiten la rabia en la naturaleza son los zorros, los murciélagos, las mofetas y los mapaches. Por lo general, no tiene que preocuparse por la rabia en roedores más pequeños o mamíferos más grandes que no muestran signos de la enfermedad.

Los animales infectados solo transmitirán la rabia después de que comiencen a mostrar signos clínicos. Por ejemplo, es fácil identificar a un perro con rabia. Si no muestran síntomas, es posible que el asunto no sea urgente. Aún es importante buscar atención médica, pero si fue mordido por un animal que claramente mostraba signos de rabia, entonces buscar atención médica es urgente.

Los casos de rabia en humanos promedian alrededor de 2 por año en América del Norte. Por lo tanto, tenga la tranquilidad de saber que es extremadamente raro contraer rabia, pero no se vuelva complaciente porque el zorro o el murciélago pueden tener la rabia y posiblemente transmitirla.

Los síntomas de la rabia pueden aparecer desde unos días después de la picadura inicial, hasta dos más de un año después del incidente. Los síntomas pueden incluir sensación de picazón u hormigueo, síntomas similares a los de la gripe, cansancio, fiebre y pérdida de apetito. Para muchas personas, estos son síntomas comunes de una amplia variedad de otras afecciones y enfermedades.

El problema es que no puede esperar hasta que aparezcan los síntomas para tratar la rabia. Una vez que comienza la infección por rabia, no existe un tratamiento eficaz y muy pocas personas han sobrevivido a la rabia.

El curso del tratamiento es un enfoque proactivo o preventivo en el que se someterá a una serie de vacunas durante cuatro semanas. Es importante recibir esas vacunas lo antes posible después de la picadura. Muchas personas a menudo sentirán que las mordeduras de mamíferos son menos preocupantes que las mordeduras de roedores o serpientes, especialmente si es de un pequeño mamífero. No subestime la posibilidad de la rabia. Si un mamífero lo mordió, obtenga atención médica inmediata para comenzar el curso de vacunación lo antes posible.

Lesiones por plagas y roedores

Las mordeduras de roedores ocurren con mayor frecuencia en niños pequeños, de cinco años o menos. Sin embargo, independientemente de la edad, los roedores casi siempre golpean las manos, los pies, los tobillos o la cara. El problema no es la picadura en sí, que generalmente es pequeña, no debería sangrar mucho y debería curarse por sí sola. Sin embargo, las ratas y los ratones son portadores de enfermedades raras pero extremadamente mortales, y otras formas de roedores también son portadoras de enfermedades nocivas.

A lo largo de la mayor parte del interior del país en América del Norte, los roedores corren libremente y tienen un reinado generalizado sobre el territorio. Desde Florida hasta Kansas, puede apostar que los ratones de campo, ardillas listadas, tuzas, ratas y lemmings, todos los cuales pueden provocar alguna lesión.

Los roedores pueden ser portadores de las siguientes enfermedades conocidas:

- Rabia
- Fiebre por "mordedura de rata"
- Tenia de la rata
- salmonelosis
- asma

- Hantavirus

- Toxoplasmosis

- Fiebre de trinchera

- tifoidea

- Tifus

- Enfermedad de Well

Las personas a menudo olvidan o confunden completamente los daños que provienen de los roedores y son parientes cercanos de las ardillas. En todo el suroeste de América del Norte, los roedores se encuentran entre los más peligrosos y destructivos para las personas. Eso a menudo se asocia con el daño que pueden causar en un hogar y los peligros de estar cerca de los desechos de los animales.

La mordedura de un roedor, una ardilla y otras plagas comunes pueden requerir una evacuación menos urgente. Si un roedor lo mordió, sepa que su cuerpo puede estar sujeto a enfermedades extremadamente raras pero fatales. A menudo, los médicos no están seguros de cómo proceder con el tratamiento a menos que tengan al animal y puedan probarlo. En el campo, eso es muy poco probable y es posible que deba someterse a tratamiento para una variedad de enfermedades, ya sea que las haya contraído o no.

Riesgos del hantavirus y la peste

Las dos preocupaciones más urgentes que acompañan a las picaduras de roedores son el hantavirus y la peste. Si bien estos dos están siempre presentes y las personas que trabajan en las industrias de la construcción o de servicios son muy conscientes de los riesgos, la mayoría de las personas no lo son. Incluso los excursionistas y mochileros experimentados no están familiarizados con los riesgos de las enfermedades transmitidas por roedores.

Las ratas y los ratones portan específicamente la peste, aunque la mayoría de las personas los asocia con la peste bubónica, pueden portar tres tipos diferentes de peste. Los Estados Unidos promedian entre 1 y 17 casos de peste humana por año, casi todos asociados con una picadura de rata, ratón o pulga.

Más preocupante y más común es el hantavirus que parece provenir de las mordeduras de ratas y ratones. El hantavirus está más presente en ratones que en ratas, y puede contraerse no solo por una picadura, sino por entrar en contacto cercano con desechos de roedores.

El hantavirus tiene una alta tasa de mortalidad y es la razón más común por la que las personas necesitan evacuar después de una mordedura de ratón. Sabes que el hantavirus es más común entre los ratones ciervo, que están muy extendidos en América del Norte. Si sospecha que uno de esos lindos ratoncitos marrones y esponjosos es el que lo mordió, entonces planee hacer una cita con el médico cuando regrese a la civilización. Los síntomas de la peste y el hantavirus pueden tardar días o semanas en aparecer.

Cómo determinar si se trata de una emergencia

Algunas mordeduras de serpientes no requieren atención médica o intervención si puede estar seguro de que la serpiente no era venenosa. Si sospecha que la serpiente era venenosa o podría serlo, evacue inmediatamente. Si es posible, llame al centro médico más cercano e infórmeles de la mordedura de serpiente, del tipo sospechoso de serpiente y de que va a ingresar. No todos los centros médicos llevan antiveneno y es posible que deban llevarlo a su centro.

Casi todos los mamíferos o roedores requerirán atención médica debido al alto riesgo de contraer enfermedades extremadamente peligrosas. Cualquier mamífero que tenga una alta probabilidad de contraer la rabia requiere una evacuación inmediata, ya que cualquier retraso en el tratamiento de la rabia podría ser fatal.

Si está bastante seguro, no hay riesgo de rabia. Entonces puede retrasar la búsqueda de tratamiento si la herida es controlable. Si la herida es visiblemente significativa, no se demore, evacue inmediatamente.

El grado de emergencia después de la mordedura de un animal o el ataque de un animal depende no solo del animal, sino también de la experiencia del daño. Debido a las enfermedades que pueden transmitir los mamíferos y los roedores, a menudo se recomienda buscar atención médica rápidamente, incluso si la picadura parece estar bajo control y el daño es mínimo. Muchos mochileros y excursionistas no evacuan de inmediato si la mordedura del animal es controlable, el sangrado se ralentiza o se detiene rápidamente y la mordedura o el rasguño se pueden manejar como una herida normal en la piel.

Tenga en cuenta que con las mordeduras de serpiente, si puede, sin duda, identificar que la serpiente no es venenosa, es probable que no haya necesidad de evacuación. Si sabe que la serpiente es de una variedad no venenosa, trátela como un alimento estándar para el lavado.

Qué hacer con las lesiones relacionadas con animales

lesiones relacionadas con los animales y deben tratarse de manera diferente según el tipo de animal que sea. Hay varias cosas que se deben y no se deben hacer con cada variedad animal que pertenecen a las categorías de serpientes, mamíferos y roedores, o plagas comunes. Todos son excepcionalmente comunes en toda América del Norte, y cuando estás en el campo o en la naturaleza, estás en su dominio. La mayoría de los animales atacan como medida de defensa o autoprotección, mientras que los depredadores pueden atacar para establecer el dominio o verte como una presa.

Es imperativo estar atento a su entorno en todo momento y observar las señales de alerta temprana de un ataque.

Las serpientes pueden traquetear o silbar para hacerte consciente de su presencia y, a excepción de la serpiente de coral, es probable que no ataquen a menos que las provoquen. Si se encuentra en un área donde las serpientes venenosas son comunes, tenga muy en cuenta dónde residen estas serpientes. Por ejemplo, la mayoría de las mordeduras de boca de algodón ocurren porque las personas no son conscientes de que están pisando las hojas donde las bocas de algodón habían hecho su hogar.

La mayoría de los mamíferos grandes darán a conocer su presencia con un grito o cambiando de postura. Por ejemplo, un oso que se encabrita y se para sobre sus patas traseras es una advertencia de un ataque inminente. Si tiene el equipo de protección adecuado, como spray para osos, esta es su oportunidad de utilizarlo.

Muchos pequeños mamíferos atacarán para obtener alimento o para defender su presencia. Los casos comunes de ataques de pequeños mamíferos incluyen el establecimiento de un campamento o una carpa, a través de redes de ardillas o donde las zarigüeyas han anidado. Con los pequeños mamíferos, rara vez hay una señal de ataque o el reconocimiento de que están presentes.

Qué hacer con las mordeduras de serpientes venenosas

Después de identificar si la serpiente es venenosa o potencialmente venenosa, querrá 'iniciar el tratamiento'. Dependiendo del tipo de serpiente, la ubicación de la mordedura y la dosis de veneno, la persona mordida puede tener minutos o días de vida si no recibe tratamiento.

Para una mordedura de serpiente venenosa:

1. Anote el momento de la picadura.

2. Si es posible, observe el tipo de serpiente.

3. Llame al 911 o evacue inmediatamente al centro médico más cercano.

4. Mantenga la calma y, si es posible, quieto; el movimiento puede acelerar el viaje del veneno.

5. Quítese las joyas o la ropa apretada ya que la hinchazón será inmediata.

Las mordeduras no venenosas se tratan como cualquier otra herida superficial, pero no se administra una compresa fría ni se eleva el área de la mordedura sobre el corazón. Esté atento a los signos de infección.

Para una mordedura o un rasguño de mamífero:

1. Detén el sangrado

2. Lave bien el área con un jabón suave.

3. Use crema o gel antibiótico.

4. Cubra la herida con una gasa o material seco y limpio.

5. Mantenga el área de la herida elevada.

Comuníquese con un profesional médico si hay signos de infección dentro de los dos días. Si el animal es portador de rabia de alto riesgo, como un murciélago o un zorro, busque atención médica inmediata.

Para una mordedura de roedor:

1. Lave el área con un jabón suave y agua tibia.

2. Seque con una toalla limpia o una gasa.

3. Aplicar un ungüento antibiótico

4. Cubrir con un vendaje

Busque atención médica con facilidad. Los síntomas de las enfermedades transmitidas por roedores pueden tardar días o semanas en aparecer.

Qué no hacer con las lesiones relacionadas con animales

No asuma que todo está bien cuando el sangrado se detiene. Además, no asuma que después de la mordedura el animal ha abandonado el área.

Qué no hacer con las mordeduras de serpientes (venenosas o no venenosas):

1. No utilice torniquetes.

2. No proporcione ningún medicamento.

3. No levante la herida sobre el corazón de la persona.

4. No intente utilizar ningún tipo de dispositivo de succión ni "succionar" el veneno con la boca.

5. No use una compresa fría.

6. No corte en el área de la picadura.

Estos son mitos comunes de primeros auxilios de mordeduras de serpiente que han demostrado ser ineficaces o con el potencial de causar más daño.

Generalmente, las mordeduras de mamíferos y roedores se pueden tratar como heridas de la piel con una limpieza estándar, gel antibiótico y envoltura. Sin embargo, la preocupación aquí no disminuye si es solo un pequeño bocado. Las mordeduras pequeñas pueden ser portadoras de enfermedades importantes y debes responder de manera adecuada.

Cuidado por los convalecientes

El cuidado posterior de las mordeduras de animales variará según la gravedad de la mordedura. Si la mordedura fue pequeña y sangrado mínimo, y pudo recibir una limpieza y una envoltura nueva de inmediato, consulte con su médico cuando salga de la naturaleza.

Si la mordedura fue profunda o similar a una herida por punción, es probable que deba realizar un seguimiento con su médico de atención primaria para asegurarse de que no haya un daño extenso en el músculo o tejido.

En el caso de un animal conocido por ser portador de la rabia, como la mayoría de los mamíferos, murciélagos, zorros y ratas, es posible que deba someterse a una semana de vacunas continuas para evitarlo o protegerlo de la rabia. Además, si lo muerden animales comunes portadores de enfermedades, como ratones o ardillas, es posible que deba someterse a vacunas adicionales para otras enfermedades.

Cuando se trata de mordeduras y ataques de animales más extremos, puede pasar días, semanas o meses en un hospital o centro de rehabilitación. Los grandes mamíferos pueden causar grandes daños en muy poco tiempo, pero muchas personas tienen historias de supervivencia inesperadas. El cuidado posterior en ataques extremos de animales a menudo incluye tratamiento para posibles enfermedades contraídas por el animal, tratamiento para huesos rotos, daño muscular, daño tisular, daño nervioso y drama, y más.

La rehabilitación puede llevar años y es posible que las víctimas de ataques de animales graves nunca recuperen completamente la fuerza, el rango de movimiento y el uso de las extremidades.

Capítulo 11

Enfermedad y reacciones alérgicas en la naturaleza

Padecer enfermedades o reacciones alérgicas en la naturaleza es, en el mejor de los casos, una experiencia traumática. Las enfermedades pueden contraerse por ingerir alimentos peligrosos o alimentos preparados de manera inadecuada. Además, las reacciones alérgicas pueden provenir del contacto con la piel o de la ingestión de elementos a los que puede o no haber sabido que tenía alergia. Las reacciones alérgicas graves pueden ocurrir no solo por los alimentos, sino también por el contacto con varias plantas e incluso con la corteza o el polvo de los árboles. Las reacciones alérgicas y las enfermedades pueden poner en peligro la vida; Es posible que una persona que experimente un shock anafiláctico solo tenga un marco de tiempo minúsculo para recibir atención médica profesional. Alguien que sufre una enfermedad en la naturaleza puede experimentar deshidratación o el cierre de órganos si no recibe la atención médica adecuada.

Comer algo incorrecto o preparar alimentos de forma incorrecta en la naturaleza

Varios excursionistas, pescadores, mochileros y campistas se han encontrado en plena intoxicación alimentaria en lo que deberían haber sido unas vacaciones. El envenenamiento en el campamento es mucho más común de lo que muchas personas creen. La intoxicación alimentaria puede provenir de comer lo incorrecto, una técnica de búsqueda deficiente y una preparación inadecuada de los alimentos. La buena noticia es que la mayoría de los casos de intoxicación alimentaria mejoran por sí solos con descanso e hidratación. La principal preocupación es que en el interior del país, es posible que no tenga acceso a agua potable o fácil acceso a un descanso tranquilo.

Con respecto al forrajeo, el envenenamiento por hongos atacará el sistema nervioso y puede resultar en la muerte. Los signos de intoxicación por hongos incluyen pupilas encogidas, producción abundante de saliva, formación de espuma o espuma en la boca, vértigo. La intoxicación por hongos atacará el sistema nervioso y puede provocar la muerte. Los signos de intoxicación por hongos incluyen pupilas encogidas, producción abundante de saliva, formación de espuma o espuma en la boca, vértigo, coma y convulsiones.

Las pautas básicas para la búsqueda de comida que le ayudarán a evitar que coma algo incorrecto incluyen no comer nada que no pueda identificar y no comer nada que pueda ser venenoso o que tenga un aguijón. En términos generales, manténgase alejado de las plantas a menos que sepa que sin duda puede identificar lo que está buscando y tenga disponible una guía sobre plantas comestibles.

Si es víctima de las enfermedades alimentarias y la naturaleza, concéntrese en manejar los síntomas. Tratar de moverse o de evacuar puede desperdiciar energía valiosa que necesita recuperar. La mayoría de las intoxicaciones alimentarias pueden recuperarse por sí solas a menos que ingiera algo mortal.

Cómo manejar las náuseas, los vómitos y la diarrea

Casi todas las formas de intoxicación alimentaria provocarán diarrea, náuseas y vómitos. Otros síntomas a menudo incluyen dolor de cabeza, letargo, fiebre y sudor frío. Puede tratar todos estos síntomas siempre que tenga acceso a agua potable.

La complicación más común que se presenta con la intoxicación alimentaria es la deshidratación. La velocidad rápida de los fluidos corporales que salen de su cuerpo hace que pierda no solo líquidos, sino también sodio, potasio y otros electrolitos necesarios. Los síntomas de intoxicación alimentaria pueden aparecer entre seis y 48 horas después de la ingestión y pueden durar de 48 horas a varias semanas.

Al manejar estos síntomas primarios, intente evitar los alimentos sólidos. En su lugar, elija alimentos blandos o fáciles de digerir, como galletas saladas, pan, plátanos o RICE. Al acampar o ir de excursión, siempre es inteligente tener un paquete de galletas saladas. Si planeas buscar comida o cazar todo el tiempo que estés en la naturaleza, evita comer plantas y opta por la vida de los insectos. Asegúrese de evitar cualquier cosa venenosa, lo que significa mantenerse alejado de los insectos peludos (abejas), de colores brillantes (ciempiés) o que tengan más de seis patas (arañas y milpiés).

Es posible que tenga medicamentos contra la diarrea, que pueden tener algunos efectos secundarios, pero también pueden ayudarlo a evitar la pérdida de líquidos a un nivel vital.

Asegúrese de tener mucha agua potable a mano. Si no trajo suficiente agua durante el tiempo que probablemente se enfermará, hierva agua fresca. O pídale a alguien en su campamento que hierva o filtre agua por usted. El agua hirviendo eliminará la mayoría de los contaminantes biológicos pero no filtrará los minerales o metales presentes de forma natural, como el plomo o el hierro. Después de hervir, el agua dulce es segura para beber. Si tiene sal y azúcar, puede agregar una cucharadita de sal con cuatro cucharaditas de azúcar a 1 litro de agua.

Envenenamiento

El envenenamiento puede ocurrir en la naturaleza, y los elementos más comunes del envenenamiento incluyen hongos, gas blanco y monóxido de carbono. Cada uno de estos tipos de envenenamiento puede ser fatal, pero todos pueden tratarse fácilmente. Además, aunque muchas personas se preocupan por la presencia de niños en los campamentos o durante las caminatas, los accidentes de intoxicación más comunes les ocurren a los adultos. Mucho es la complacencia o la creencia de que estaban haciendo que el campamento fuera más cómodo y seguro.

La intoxicación por hongos es una de las más comunes en adultos entre la adolescencia y la edad adulta joven. Evidentemente, la gente está tratando de agregar un efecto alucinógeno a su cena al aire libre. Los niños, sin embargo, son los consumidores más frecuentes de hongos naturales o silvestres y, a menudo, no tienen problemas de intoxicación. Cuando los adultos buscan hongos que creen que tendrán un efecto alucinógeno, a menudo escogen los hongos más venenosos debido a los distintos colores, manchas y formas sospechosas.

Generalmente, debes evitar comer hongos naturales o hongos que se encuentran en la naturaleza. Si sospecha que alguien ha consumido un hongo venenoso, trátelo de inmediato. El tratamiento para la posible ingestión de hongos venenosos es una de las pocas ocasiones en las que se recomienda el vómito. Induzca el vómito, o si tiene carbón activado, luego una la toxina con el carbón. Los vómitos solo serán efectivos si pueden inducir el vómito dentro de una hora después de la ingestión. Si es posible, intente inducir el vómito de forma natural en lugar de usar ipecacuana o un inductor de vómito similar. Los vómitos inducidos a través de épicos o inductores de vómitos suelen ser muy fuertes y pueden provocar traumatismos en el esófago y lesiones. Si no puede inducir el vómito manualmente y no tiene ipecacuana, puede mezclar dos cucharadas de jabón suave con una cantidad muy pequeña de agua.

No debe inducir el vómito si la persona no está consciente o tiene trastornos que pueden provocar convulsiones.

La intoxicación por gas blanco es común cuando los excursionistas, mochileros y personas al aire libre toman accidentalmente una bebida de su botella de combustible en lugar de su botella de agua. A menudo, estas personas están completamente bien siempre que no inhalen accidentalmente nada de gas. Obtener gas blanco en los pulmones puede ser mortal y causar casos mortales de neumonía. Si inhaló gas blanco, evacue inmediatamente. Si solo tragó el gas, entonces querrá diluirlo tanto como sea posible. Diluir el gas bebiendo agua. Pero si tienes leche en polvo, mezcla un lote y bébela. Tómese un tiempo para descansar hasta que se sienta mejor.

La intoxicación por monóxido de carbono es común entre las personas que optan por cocinar en sus tiendas de campaña en lugar de al aire libre. Si se encuentra en un área particularmente fría o con mucho viento, es mejor tener comida lista para comer o intentar cocinar al aire libre. La intoxicación por monóxido de carbono a menudo ocurre porque se inhala y la gente normalmente no tiene idea. Es una de las amenazas de envenenamiento más graves y comunes en la naturaleza, pero el tratamiento es simple.

Los primeros síntomas de la intoxicación por monóxido de carbono incluyen dolor de cabeza, vómitos, falta de coordinación, irritabilidad, falta de juicio, confusión y náuseas. Si los experimenta y no actúa, el siguiente paso es el coma y luego la muerte. La muerte generalmente ocurre debido a insuficiencia cardíaca, ya que la intoxicación por monóxido de carbono cambia el flujo y el comportamiento de los glóbulos rojos.

¿El tratamiento? Tomar aire fresco. Si alguien está irritable o muestra los primeros signos de intoxicación por monóxido de carbono, salga. Con el tiempo, el aire fresco revertirá por completo los síntomas de la intoxicación por monóxido de carbono. Pero si experimentó altos niveles de intoxicación por monóxido de carbono, es posible que necesite oxígeno suplementario o una cámara de alta presión.

Cuándo evacuar debido al dolor abdominal

En la mayoría de las situaciones, el dolor abdominal es un síntoma de una enfermedad generalizada o una posible lesión. Un parásito presentará diez días o más de diarrea junto con fatiga y heces o gases malolientes. Lo mejor que puede hacer en esas situaciones es tratar la diarrea intentando mantenerse hidratado y evacuar cuando sea posible.

Los dolores de estómago generalmente no ponen en peligro la vida y se caracterizan por calambres que aparecen y desaparecen. Si los calambres son persistentes o implacables, evacue inmediatamente.

Si la persona presenta fiebre de más de ciento dos grados, escalofríos que duran más de 12 horas, dolor constante o constante que dura más de 12 horas, sangre en el vómito o los desechos, o entra en estado de shock, evacúe inmediatamente para recibir atención médica urgente .

Reacciones alérgicas al roble venenoso y la hiedra venenosa

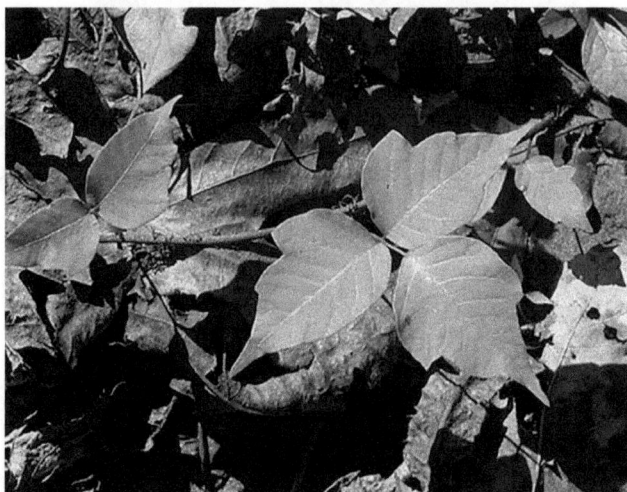

Tocar cualquier parte de la hiedra venenosa o de la planta de roble venenoso provocará una reacción instantánea, que incluye piel inflamada, picazón intensa, ampollas y un sarpullido persistente.

El tratamiento del roble venenoso o la hiedra venenosa requiere una limpieza inmediata o una limpieza profunda del área con agua y jabón. La idea es evitar que el aceite se adhiera a la piel. Cuanto más tiempo se asienta el aceite en la piel, más profundas son sus raíces.

Después de lavarse la piel, aplique una compresa fría y, si tiene antihistamínicos disponibles, tómelos. Un antihistamínico como Benadryl puede aliviar drásticamente la picazón. Una infección bacteriana no es probable, pero puede ocurrir, y la inhalación de hiedra venenosa o roble venenoso en llamas puede ser fatal.

Si se encuentra con hiedra venenosa o roble venenoso, es probable que no necesite evacuar, aunque puede optar por hacerlo para su propia comodidad. El quid de la cuestión aquí es que vas a tener de dos a 18 días muy incómodos mientras te recuperas. Hay muy poco que puedas hacer. Incluso en casa, el mejor método para enfriar la picazón es un baño de avena, que a menudo se considera ineficaz.

Reacciones alérgicas leves

Las reacciones alérgicas leves son extremadamente comunes tanto en la naturaleza como en la mayoría de los hogares. Las reacciones alérgicas pueden provenir de una picadura de abeja, picadura de mosquito, rozar una planta que no le sienta bien a su cuerpo, o incluso algo y tener una alergia leve. No es necesario que se apresure si desarrolla una colmena o si le pica un poco. Pero debe controlar cuidadosamente el alcance de su alergia. Es poco probable que las reacciones alérgicas leves progresen, pero cuando lo hacen, pueden provocar un shock anafiláctico.

Con alergias leves, puede tratarlas con un antihistamínico de venta libre como Benadryl, o puede sonreír y soportarlo. Si no tiene Benadryl o un antihistamínico similar, es posible que no tenga opciones disponibles para tratar la reacción alérgica.

Para las reacciones cutáneas, puede controlar algunos de los picores con una compresa fría. Sin embargo, asegúrese de no exponer la piel directamente al hielo. Aunque el hielo es una excelente manera de aliviar la picazón, puede causar bastante daño e incluso provocar una congelación involuntaria.

Otra forma de mantenerse cómodo durante las reacciones alérgicas es mantenerse hidratado. Milagrosamente, beber agua puede ayudar a su cuerpo a responder adecuadamente a la reacción leve y aliviar muchos de los síntomas, como urticaria e hinchazón.

Reacciones alérgicas graves

Muchas personas tienen alergias generales, que pueden provocar irritación de la piel, urticaria y picazón generalizada. Pero un gran porcentaje de la población también experimentó reacciones alérgicas graves a determinados elementos, alimentos y sustancias. Puede ser alérgico a casi cualquier cosa que encuentre en la naturaleza, y si no sabe que tuvo una lesión, es posible que no esté preparado drásticamente. Si comienza a tener una respuesta inmune a una sustancia extraña o una sustancia a la que sabe que es alérgico, debe tomar medidas de inmediato. Es posible que esa acción inmediata no siempre requiera la evacuación del área. En algunas situaciones, si se encuentra a más de unas pocas horas de un centro médico, es posible que la evacuación no sea una maniobra para salvar vidas.

Epinefrina

Un epi-pen o una forma similar de epinefrina es la solución ideal para las reacciones alérgicas graves que obstruyen las vías respiratorias o un posible shock anafiláctico.

El shock anafiláctico es un problema potencialmente mortal y requiere epinefrina. No se puede tratar la anafilaxia sin medicación.

Si alguien experimenta una reacción alérgica grave y la epinefrina no está disponible, continúe con los siguientes pasos.

Recuéstese con los pies elevados

La anafilaxia exige que la persona mantenga la calma y es mejor hacerlo con una persona acostada boca arriba. Ayúdelos a acostarse y trate de mantenerlos lo más calmados posible. Levante sus pies alrededor de un pie y luego cúbralos con una manta. Notará que esto se desvía levemente del tratamiento de choque estándar.

Quitar elementos ajustados

Ya sean joyas o ropa, quítese cualquier artículo que le quede ajustado. Esto no solo puede restringir la respiración, sino que puede causar incomodidad y pánico si comienzan a hincharse y sentir esa opresión.

Vómitos y sangrado

Si la persona comienza a vomitar o sangrar, colóquela de lado. El vómito no suele ser común con la anafilaxia, pero el sangrado puede serlo. A menudo, estos días y tiempos son alarmantes, por lo que es importante evitar el pánico. A menudo, estos síntomas son alarmantes, por lo que es importante evitar el pánico. El sangrado y los vómitos pueden ser una señal de que la alergia está llegando a su punto máximo. Sin embargo, también puede ser una señal de que la reacción está empeorando.

Realizar RCP o respiración de rescate

Si una persona deja de respirar o no responde, inicie RCP o respiración artificial de inmediato. Cuando administre RCP para un shock anafiláctico, debe realizar RCP solo con las manos. Eso significa compresiones solo sin respiración de rescate. Si la persona pierde todos los signos de vida, inicie la respiración boca a boca con compresiones torácicas. Tenga en cuenta que debe hacer 100 compresiones por minuto y, si es posible, obtener ayuda en la escena.

Evacue o comuníquese con una autoridad local para recibir soporte de EMS

Si alguien está claramente entrando en un shock anafiláctico, no puede respirar y la reacción alérgica no mejora, evacue inmediatamente. Hay momentos con anafilaxia en los que los síntomas y la respuesta corporal pueden ser fatales en cuestión de minutos. Incluso cuando las personas están en casa y en instalaciones médicas cercanas, es posible que no se obtenga ayuda médica a tiempo.

Ponerse en contacto con un centro médico cercano puede ayudar a reducir el daño causado por la anafilaxia y posiblemente salvarle la vida. Es posible que un equipo de respuesta médica de emergencia pueda ir a su ubicación o encontrarse con usted cerca y administrarle epinefrina que salve vidas.

Capítulo 12

Referencia rápida para procedimientos médicos

A lo largo de este libro, hay breves instrucciones para procedimientos médicos que pueden salvar vidas. Este capítulo está dedicado a una referencia rápida con explicaciones detalladas sobre cómo aplicar correctamente prácticas o técnicas específicas. Algunos de estos están presentes en otras áreas del libro donde son más pertinentes. Sin embargo, una referencia rápida es vital para cualquier persona que necesite instrucciones inmediatas y conozca el procedimiento adecuado para tratar la lesión. Tenga en cuenta que todo esto debe ir acompañado de capacitación y certificación profesional. Si eres una persona ávida de actividades al aire libre, entonces deberías considerar pasar por un curso extenso de primeros auxilios o una certificación de la Cruz Roja.

Si bien las certificaciones no son necesarias para administrar una acción que salva vidas, siempre existe el riesgo de realizar un procedimiento o técnica de manera incorrecta. No somos responsables de ningún procedimiento o técnica médica realizada o aplicada incorrectamente.

Procedimientos y cursos que pueden salvar vidas

Con cada uno de los procedimientos a continuación, también hemos incluido dónde puede encontrar cursos para obtener la certificación adecuada para el procedimiento o la técnica. Si está leyendo con anticipación, planifique cuándo puede asistir a una clase. Si se encuentra actualmente en una emergencia, siga el procedimiento lo mejor que pueda.

Recuerde seguir cursos básicos de seguridad durante cada procedimiento:

- Use guantes de látex

- Compruebe el ABC (vías respiratorias, respiración, sistema circulatorio o flujo sanguíneo)

- Examine a la persona por posibles lesiones en el cuello o la columna antes de moverla.

- Compruebe sus alrededores para detectar peligros inmediatos.

RCP y respiración de rescate

La RCP puede presentarse en dos formas, con respiración artificial y sin respiración artificial. Sin respiraciones, la RCP también se puede llamar RCP40 solo con las manos. Comience siempre por evaluar la escena y determinar por qué necesitan RCP. Hay ocasiones en las que se debe usar la RCP solo con las manos y luego con la RCP completa con respiración artificial.

Use solo las manos cuando:

- Sospecha de paro cardíaco

- Colapso repentino en un adolescente o un adulto

- Dejar de responder durante la asfixia.

Utilice las manos y la respiración artificial cuando:

- Realización de RCP después de casi ahogarse

- Sobredosis

- Envenenamiento

- Ataque de asma severo

Paso uno:

Acueste a la persona boca arriba y estire el cuello. Incline la frente hacia atrás con la palma de la mano y luego use el índice y el dedo medio para guiar la barbilla hacia una posición elevada pero natural. Abre la boca ligeramente.

Segundo paso:

Escuche con atención la respiración.

Paso tres:

Empuja fuerte y rápido. Coloca una mano encima de la otra. Enrolle los dedos de la mano superior alrededor de la mano inferior y sostenga los dedos de la mano inferior hacia arriba. Coloque las manos en el medio del pecho y presione hacia abajo al menos 2 pulgadas de profundidad en el pecho. Haga esto a un ritmo de 100 a 120 compresiones por minuto.

Paso cuatro:

Cierre firmemente el pulgar y el índice alrededor de las áreas carnosas de las fosas nasales. Selle su boca sobre la de ellos y sople profundamente durante dos segundos. Para los bebés, sople suavemente durante un segundo y solo realice compresiones con dos dedos de una mano sobre el esternón, justo debajo de la línea del pezón.

Dé una respiración cada seis segundos.

Continuar hasta:

- La persona comienza a respirar por sí sola.

- Hay disponible un DEA (y alguien con conocimientos sobre el uso de un DEA).

- Llega EMS

- Ya no puede realizar RCP debido al agotamiento.

- El área se ha vuelto insegura para usted y / o la persona lesionada.

Las costillas rotas son comunes en la administración de RCP y aparecen en alrededor del 40% al 70% de los casos de RCP. Las lesiones adicionales son especialmente comunes en niños y ancianos. A pesar de que

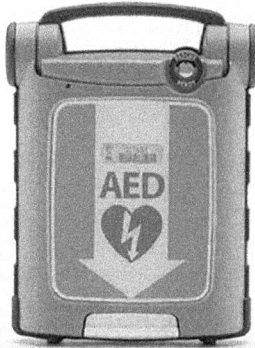

Tratamiento para el shock

El tratamiento del shock es muy sencillo, pero solo es realmente efectivo si identifica los primeros signos de shock. De cualquier manera, siga uno de dos procedimientos.

Si la persona responde:

1. Colóquelos boca arriba.

2. Eleve sus pies de seis a ocho pulgadas.

3. Si no está relacionado con las enfermedades causadas por el calor, cúbralos con una manta.

4. Intente mantener a la persona quieta.

5. Esté atento a la progresión o regresión de los síntomas.

Si la persona no responde:

1. Acueste a la persona de lado; si hay lesiones en el cuello, no las mueva.

2. No levante sus pies.

3. Afloje la ropa ajustada.

4. Realice RCP si la persona no respira

5. Si no está relacionado con la enfermedad por calor, cúbralos con una manta.

Al tratar el shock, también asegúrese de no permitir que la persona coma nada, y si no está relacionado con ninguna enfermedad por calor, no le permita beber nada hasta que se haya recuperado.

Cómo usar un torniquete

El uso de un torniquete requiere más fuerza de la que la mayoría de la gente se siente cómoda. Debido a la fuerza requerida, necesitará una tira de tela o tela y un objeto recto de al menos veinte centímetros de largo porque no es un torniquete si no tiene un molinete.

1. Corte una tira de tela o rasgue una camisa relativamente limpia en toda su longitud.

   a. La tela debe tener un mínimo de 2 o 3 pulgadas de ancho para comprimir arterias y venas.

2. Envuelva el material entre cinco y diez centímetros por encima de la herida, más cerca del torso. Envuelva el material solo en las secciones del cuerpo que solo tengan un hueso, como el muslo o la parte superior del brazo.

3. Haga un nudo seguro.

4. Coloque el "palito giratorio" o un artículo similar a través del nudo.

5. Ate otro nudo muy seguro sobre la varilla giratoria.

6. Utilice la varilla giratoria para apretar el torniquete.

Es importante tener en cuenta con un torniquete que hacerlo de forma incorrecta puede provocar daños graves y complicar aún más la pérdida de sangre. Si no se detiene la pérdida de sangre, puede provocar rápidamente complicaciones potencialmente mortales. Muchas personas no aplican correctamente un torniquete porque tienen miedo de lastimar a la persona lesionada, pero el dolor no debería ser un factor. Es muy poco probable que se rompa el hueso o cause más lesiones al apretar un torniquete. Para aliviar un poco el dolor al apretar el torniquete con el molinete, siempre puede levantar un poco el molinete al girarlo.

Qué esperar de la capacitación en primeros auxilios

En la capacitación en primeros auxilios, ya sea a través de programas locales de primeros auxilios, programas de capacitación en primeros auxilios de hospitales o la Asociación de la Cruz Roja, debe aprender todas las técnicas aquí excepto posiblemente cómo usar un torniquete.

La mayoría de las capacitaciones en primeros auxilios y resucitación cardiopulmonar incluirán:

• RCP, compresiones y respiración boca a boca.

• Reconocer emergencias

- Decidir cómo actuar en caso de emergencia

- Factores clave en el tratamiento y la respuesta a emergencias.

- Cómo responder a un adulto inconsciente o que no responde

- Cómo responder a un niño o un bebé inconsciente o que no responde

- Funcionamiento de un DEA o desfibrilador externo automático

- Cómo responder a la asfixia

- Posición de recuperación

- Vendaje de heridas cutáneas

- Férulas

El problema al que se enfrentan muchas personas es que la capacitación en primeros auxilios puede decirles exactamente qué hacer, pero no cómo prepararse para enfrentar la lesión de frente. Muchas personas sentirán un momento de pánico, pero recuerde su entrenamiento y comience por evaluar la situación. Tenga en cuenta que su entrenamiento le brindó todo el conocimiento necesario para manejar las lesiones más comunes que se experimentan en el hogar, y muchas de ellas son similares o exactamente iguales a las lesiones en la naturaleza. La única diferencia leve es que es posible que deba ser más creativo con los recursos disponibles. Los recursos limitados son un obstáculo común para las personas que disfrutan del aire libre, y debe evaluar lo que tiene a mano y utilizar los mejores materiales sustitutos disponibles.

Es muy probable que necesite material o tela, y para eso, a menudo puede usar una camisa o toalla limpia o fresca. Además, esté preparado para utilizar ramas, palos y otros materiales de madera para torcer palos para torniquetes o para reforzar una férula.

Comprensión de los niveles de evacuación y evacuación

Los niveles de evacuación no se discutieron extensamente en las distintas secciones, sino que solo se abordaron cuando la evacuación pudiera ser necesaria. Existen diferentes métodos de evacuación, pero la mayoría dependen de los recursos y la cantidad de personas disponibles. La auto-evacuación es común entre las historias de supervivencia sensacionalistas. Pero la evacuación también puede ocurrir con asistencia, un simple transporte, la construcción de un líder e incluso un vehículo si está disponible. En la mayoría de los casos, sellar el tratamiento o el tratamiento en áreas silvestres definitivamente puede manejar lesiones que no amenazan la vida. La evacuación rápida puede no ser necesaria en la mayoría de los casos. Pero hay ocasiones en las que la ventana médica para tratar lesiones o enfermedades potencialmente mortales puede ser de horas o incluso minutos. Aquí hay una descripción general rápida de los niveles de evacuación para ayudarlo a comprender la urgencia con la que puede necesitar evacuar el desierto.

Nivel uno

Se requiere una evacuación de nivel 1 cuando el paciente está en peligro inmediato y su lesión o enfermedad puede resultar en la muerte. Una evacuación de nivel 1 es más común para las personas que experimentan ICP, shock extremo, dificultad respiratoria, hipotermia y paro cardíaco. Una evacuación de nivel 1 también es necesaria cuando la persona experimenta una mordedura de serpiente de una serpiente venenosa.

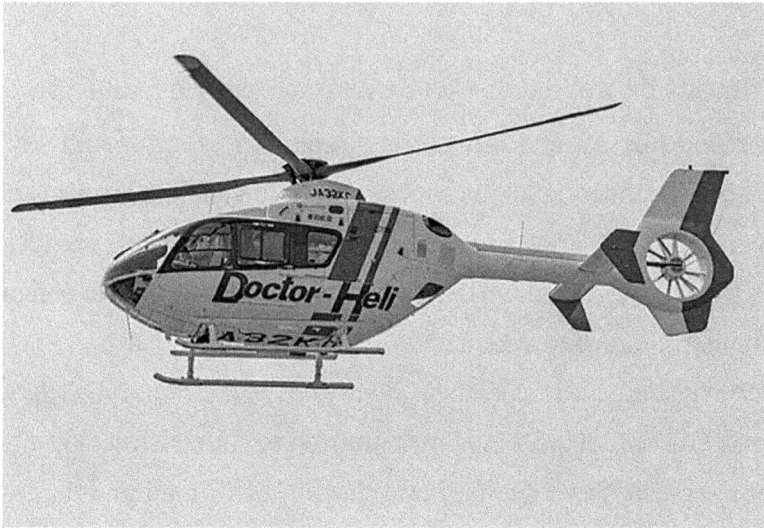

Nivel dos

La evacuación de nivel 2 es cuando la lesión o enfermedad tiene el potencial de convertirse en una amenaza para la vida. El daño a la columna vertebral o la médula espinal, el casi ahogamiento, las conmociones cerebrales graves y algunos tipos de traumatismo craneoencefálico requerirán una evacuación de nivel 2. Estas evacuaciones también incluyen respuestas al golpe de calor. La situación aquí es que desea evacuar, pero debe tomar precauciones para proteger al paciente. En este punto, puede tomar más medidas para proteger la salud y el bienestar de la persona si se toma el tiempo para evacuar de manera segura. El asunto es urgente, pero es posible que deba construir una camilla, hacer tablillas o algo similar para proteger a la persona lesionada.

Nivel tres

El nivel 3 es oficialmente una evacuación no urgente. Significa que la lesión o enfermedad no siempre es una amenaza y tiene muy poco potencial de convertirse en una amenaza para la vida. En estos casos, la persona que sufrió la lesión debería poder reanudar su actividad normal en tan solo unas horas. Por ejemplo, si recibieron la conmoción cerebral y en unas pocas horas no pueden sentarse, comer y comunicarse normalmente, entonces requeriría una evacuación de nivel 3. Las evacuaciones de nivel tres son comunes con conmociones cerebrales de grado moderado a bajo, heridas en la piel y dislocaciones.

Nivel cuatro

En el nivel 4, no es necesaria ninguna evacuación. Significa que la persona que resultó herida no enfrenta preocupaciones o problemas que pongan en peligro su vida. El tratamiento de la naturaleza puede haber sido un éxito total, y deberían poder realizar todas las actividades normales. El paciente puede haber experimentado heridas leves, heridas en la piel, lesiones ambientales, grados moderados de deshidratación y similares.

Experimentar un esguince o una pequeña cantidad de intoxicación alimentaria en el desierto a menudo requiere una evacuación de nivel 4. Estos son casos en los que buscar atención médica puede no solo ser innecesario, sino que puede no tener ningún propósito. Por ejemplo, ir a una sala de emergencias por un esguince probablemente resultará en que el personal de la sala de emergencias lo envíe a casa pidiéndole que programe una cita con su médico estándar.

Esté siempre alerta y vigilante

Cuando esté al aire libre, es importante estar siempre muy atento a su entorno y a los posibles peligros. Sin embargo, lo que es posiblemente más importante es conocer todos los elementos de una lesión antes de comenzar el tratamiento. Siempre tómese el tiempo para inspeccionar a la persona lesionada y, si se está tratando, asegúrese de evaluar su estado físico cuidadosamente para observar todas las posibles lesiones. A menudo, las personas no se dan cuenta de que hubo lesiones adicionales hasta mucho más tarde, y ese error puede poner en peligro la vida o cambiar la vida.

Siempre debe estar atento a lesiones adicionales, peligros o problemas en desarrollo relacionados con la lesión durante el tratamiento y la recuperación.

La infección puede comenzar con mordeduras, heridas en la piel, ampollas por heridas relacionadas con el frío y el calor, e incluso por casi ahogamiento. Siempre busque signos de infección, incluido un aumento de la frecuencia cardíaca, fiebre y desorientación.

Para las lesiones relacionadas con un traumatismo craneal, debe estar siempre atento a la PIC y asegurarse de que las conmociones cerebrales no empeoren. Siempre hay formas de remediar una lesión parcialmente, pero hay ocasiones en las que no se puede hacer nada para detener algunos eventos. Si se produce ICP, ahogamiento secundario o insolación severo, normalmente no hay nada que se pueda hacer en la naturaleza. Estas condiciones o lesiones pueden ser tan graves que incluso una intervención médica profesional no garantizaría la salud o la vida de la persona lesionada.

Si, por alguna razón, cree que la persona necesita una intervención médica inmediata, siga su instinto y evacue. Sin embargo, siempre tenga cuidado de evacuar de manera segura. Recuerde que algunas lesiones pueden hacer que sea poco realista que la persona lesionada se vaya por su cuenta. Es posible que necesiten un gran apoyo, férulas o pueden cambiar el tiempo que se tarda en llegar a la civilización.

Siempre es mejor tomar precauciones o tomar la ruta más segura. Utilice los procedimientos y técnicas lo mejor que pueda, y si no está seguro de poder realizar el procedimiento correctamente, vea si otra persona puede hacerlo. De lo contrario, es posible que usted sea la única persona disponible para realizar una técnica o procedimiento que pueda salvar vidas. Siga los mejores consejos posibles o busque intervención médica profesional inmediata. Si se encuentra a más de 24 horas de un tratamiento médico cercano, debe tener los recursos o conocimientos adecuados para realizar este tipo de procedimientos. Si no es así, al menos tenga la información de contacto de las autoridades y centros médicos cercanos.

Conclusión

Después de hacer referencia a capítulos específicos según sea necesario o de leer todo el libro, debe comprender a fondo cómo evaluar una emergencia y cómo responder rápidamente. Muchas lesiones en el desierto requerirán cierto nivel de evacuación, pero no todas las lesiones requieren una evacuación inmediata. Siempre debe usar su mejor criterio para evaluar las lesiones y la situación. Este libro es un buen material de recursos para guardar en su teléfono directamente para que pueda consultarlo rápidamente, tenga o no servicio. Puede pasar rápidamente al capítulo que trata sobre la lesión actual o inmediata.

Debe comprender completamente cómo evacuar la naturaleza y cómo hacerlo de manera segura, además de tratar diversas lesiones y enfermedades en la naturaleza. Además, debe haber obtenido el conocimiento completo para no tomar la evacuación a la ligera, pero siempre tenga en cuenta que habrá ocasiones en las que no podrá hacer nada por la persona lesionada en la naturaleza.

Este libro debe proporcionar una guía completa de las lesiones más comunes que las personas experimentan al aire libre, ya sea en bote, senderismo, acampada o sumergiéndose en la naturaleza. Tenga en cuenta que la preparación adecuada y un enfoque tranquilo para tratar las lesiones pueden cambiar sustancialmente su experiencia al aire libre. ¡Prepárate y disfruta del gran desierto!

Recursos

https://blog.scoutingmagazine.org/2017/05/08/be-prepared-scout-motto-origin

https://wikem.org/wiki/wilderness_preparedness

https://www.adc-fl.com/locations/mount-dora/building-an-outdoors-first-aid-kit

https://www.wta.org/go-outside/trail-smarts/like-your-life-depends-on-it-building-your-first-aid-kit

https://www.webmd.com/first-aid/does-this-cut-need-stitches

https://www.outdoors.org/articles/amc-outdoors/how-to-treat-cuts-wounds-on-the-trail

http://www.alertdiver.com/wilderness_Wound_Care

https://medlineplus.gov/ency/article/000043.htm

https://kidshealth.org/en/teens/cuts.html

http://www.childrenshospital.org/conditions-and-treatments/conditions/s/sprains-and-strains

https://www.webmd.com/first-aid/understanding-sprains-strains-treatment

https://www.tgomagazine.co.uk/skills/first-aid-how-to-treat-sprains-and-strains/

https://villageec.com/blog/when-to-go-to-the-er-for-a-sprained-ankle/

https://www.mayoclinic.org/diseases-conditions/sprained-ankle/diagnosis-treatment/drc-20353231

https://www.scoi.com/patient-resources/education/articles/should-you-ice-or-heat-injury

https://www.medicinenet.com/drowning/article.htm

https://www.pfizer.com/news/featured_stories/featured_stories_detail/how_to_tell_if_someone_is_drowning

https://www.mountsinai.org/health-library/injury/near-drowning

https://www.wildmedcenter.com/blog/drowning

https://www.saintlukeskc.org/health-library/first-aid-rescue-breathing

https://www.healthline.com/health/dry-drowning#takeaway

https://www.mana.md/should-i-worry-about-dry-drowning-and-secondary-drowning

https://www.readersdigest.ca/health/conditions/essential-cpr-steps/

https://ameriburn.org/who-we-are/media/burn-incidence-fact-sheet/

https://www.theoutbound.com/hartley-brody/how-to-treat-the-6-most-common-injuries-in-the-backcountry

https://www.cdc.gov/masstrauma/factsheets/public/burns.pdf

https://stanfordhealthcare.org/medical-conditions/skin-hair-and-nails/burns/

https://www.webmd.com/pain-management/guide/pain-caused-by-burns

https://www.wildernessarena.com/skills/first-aid-health-and-first-aid/preventing-and-treating-shock

https://www.mayoclinic.org/first-aid/first-aid-shock/basics/art-20056620

https://blog.nols.edu/2015/09/04/treating-burns-in-the-backcountry

https://www.mayoclinic.org/first-aid/first-aid-burns/basics/art-20056649

https://advancedtissue.com/2015/06/6-mistakes-to-avoid-with-burn-wounds/

https://www.healthline.com/health/home-remedies-for-burns#see-a-doctor

https://www.qvh.nhs.uk/wp-content/uploads/2015/09/A-guide-to-burns-aftercare-v1-Rvw-Sept-2013.pdf

https://www.nhs.uk/common-health-questions/accidents-first-aid-and-treatments/how-do-i-know-if-i-have-broken-a-bone/

https://medlineplus.gov/ency/article/000014.htm

http://www.theoutdoorsurvivalguide.com/fractures.html

https://www.coloradowm.org/blog/blog/splinting-review/

https://www.wilderness-survival.net/medicine-4.php

https://www.healthline.com/health/how-to-pop-your-shoulder#after-it-happens

https://www.deseret.com/1995/5/14/19175266/putting-dislocated-kneecap-back-in-place-is-best-course-in-wilds

https://www.youtube.com/watch?v=MAKqZZrzdOE

https://www.youtube.com/watch?v=ANA2b-g3qaw

https://www.wemjournal.org/article/S1080-6032(08)70163-7/pdf

https://www.latinaproject.com/tbi/coup.html

https://gla-rehab.com/impact-of-mild-traumatic-brain-injury-and-how-to-treat/

https://gla-rehab.com/impact-of-mild-traumatic-brain-injury-and-how-to-treat/

https://www.wildmedcenter.com/blog/skull-fractures

https://www.ems1.com/ems-training/articles/use-avpu-scale-to-determine-a-patients-level-of-consciousness-FVpjgzNGwSJAGoeQ/

https://www.brainline.org/article/managing-behavior-problems-during-brain-injury-rehabilitation

https://www.mayoclinic.org/healthy-lifestyle/fitness/expert-answers/heart-rate/faq-20057979

https://www.wildmedcenter.com/blog/traumatic-brain-injuries

https://www.backpacker.com/skills/the-cure-head-injuries

https://medcoer.com/concussions-are-sometimes-difficult-to-self-diagnose-leading-to-3-common-errors-that-can-cost-the-person-in-the-long-run/

https://www.mayoclinic.org/diseases-conditions/frostbite/symptoms-causes/syc-20372656

https://www.mayoclinic.org/diseases-conditions/frostbite/symptoms-causes/syc-20372656

https://www.healthline.com/health/frostnip#outlook

https://awls.org/wilderness-medicine-case-studies/frostbite-
    prevention-and-management

https://www.drugs.com/cg/frostbite-aftercare-instructions.html

https://blog.nols.edu/2015/08/11/preventing-and-treating-heat-
    illness

https://southeastwildernessmedicine.com/blog/heat-exhaustion-
    heat-stroke-concerned/

http://wildernessusa.com/learn/health-and-safety/heat-stroke/

https://www.britannica.com/story/can-you-drink-water-from-a-
    cactus

https://en.wikipedia.org/wiki/List_of_fatal_snake_bites_in_the_Un
    ited_States#Snake_species

https://www.smithsonianmag.com/travel/american-safari-biggest-
    mammals-180958130/

https://www.cdc.gov/rabies/exposure/animals/index.html

https://americanhumane.org/fact-sheet/rabies-facts-prevention-tips

https://en.wikipedia.org/wiki/Category:Rodents_of_North_Americ
    a

https://www.rentokil.com/au/rodent-borne-diseases/#plague

https://www.cdc.gov/plague/maps/index.html

https://www.rentokil.com/au/rodent-borne-diseases/#hantavirus

https://www.healthline.com/health/snake-bites

https://www.healthline.com/health/snake-bites#prevention

https://www.healthline.com/health/snake-bites#treatment

https://www.popularmechanics.com/adventure/outdoors/tips/a2420
    3/eat-forage-food-wild-alone-history-channel/

https://www.foodpoisonjournal.com/food-poisoning-
    watch/wilderness-underfoot-foodborne-illnesses-warm-
    weather-heralds-the-start-of-food-poisoning-season/

https://share.upmc.com/2017/02/how-to-purify-water

https://medbroadcast.com/condition/getcondition/food-poisoning

https://www.redcross.org/content/dam/redcross/atg/PDFs/Take_a_
    Class/WRFA_ERG_9781584806295.pdf

https://awls.org/injury-prevention/identifying-and-treating-poison-
    ivy/

https://www.healthline.com/health/allergies/allergic-reaction-
    treatment

https://www.redcross.org/take-a-class/cpr/performing-cpr/hands-
    only-cpr

https://nhcps.com/lesson/cpr-first-aid-aed-choking-adults/

https://www.redcross.org/take-a-class/cpr/performing-cpr/cpr-steps

https://www.saintlukeskc.org/health-library/first-aid-rescue-
    breathing

https://www.crisis-medicine.com/not-tourniquet-without-windlass/

https://sunrisehospital.com/about/newsroom/how-to-make-a-
    tourniquet

https://cpraedcourse.com/course/cpr-certification/

https://www.wildmedcenter.com/blog/wmtc-evacuation-levels-
    explained

MANUAL
DE PRIMEROS
AUXILIOS

Cómo curarse de accidentes urbanos

BRANDA NURT

Introducción

Un lunes por la mañana, una mujer de los suburbios llamada Jenny se despertó sintiéndose bastante renovada. Un poco atontado y gruñón, pero eso es bastante de esperar al despertar un lunes por la mañana. Apagó la alarma, se bañó, se vistió y salió a afrontar la vida, como hacemos todos. Se apresuró a comer su tostada y se despidió de su perro sin mucha inquietud. Si hubiera sabido que sería el último adiós que le dio a su amado perro en vida, tal vez hubiera sido más dramático. Pero me estoy adelantando.

Jenny tomó el autobús hasta el centro comercial de la ciudad. Tenía una presentación importante y no podía llegar tarde. Durante el viaje en autobús, Jenny sintió cierta incomodidad en el área del pecho, que ella descartó como una indigestión normal. No era raro que Jenny sintiera tanta incomodidad, especialmente después de apresurarse a comer. Aún así, este parecía ser mucho más persistente, a pesar de que tragaba y se golpeaba el pecho repetidamente. Pero ella lo ignoró, y después de un tiempo, pareció disminuir. Nervios, calculó. Tuvo una presentación importante sobre las perspectivas comerciales en su sector de mercado hoy, y todavía no estaba exactamente a tiempo.

Jenny finalmente llegó a su lugar de trabajo, se registró en su cubículo y reunió todos los archivos necesarios para la presentación. Mientras tanto, el dolor en su pecho palpitaba periódicamente, pero ella lo ignoró simplemente como "estrés".

Se organizó a sí misma y a sus archivos justo a tiempo, ya que su superior le dijo que era hora de la presentación. Jenny entró con confianza a la sala de reuniones, llena de 13 hombres y mujeres, y enchufó su computadora portátil. Estaba a punto de comenzar su presentación cuando el dolor en su pecho estalló y golpeó repentinamente por tercera vez. Esta vez no fue un latido suave; era una poderosa sensación abrasadora que irradiaba desde su pecho a sus brazos, su corazón se sentía como si los cascos de un caballo loco lo golpearan. Jenny se derrumbó en el suelo. Como era de esperar, se produjo el pánico. Pánico monstruoso. Esto no es lo que esperarías en tu lunes habitual. Silencio confuso. Caos. Finalmente, alguien tuvo la idea de llamar a los Servicios Médicos de Emergencia. Los paramédicos dicen que están en camino y que la inicien con RCP de primeros auxilios si hay alguien que esté familiarizado con la reanimación de primeros auxilios. Nadie se ofrece como voluntario, porque nadie lo sabe. Todo un grupo de 13 mentes brillantes y nadie lo sabe. En los insoportables minutos que siguen, todos miran a Jenny en el suelo, sin moverse, y no hay absolutamente nada que puedan hacer. Ni una sola cosa.

Finalmente, el paramédico llega y simplemente comienza a hacerle cosas "extrañas", como comprimirle el pecho con las manos en movimientos extraños y usar paletas de choque. La llevan al hospital a toda velocidad, pero es demasiado tarde. Ella no lo logra. Jenny murió de camino al hospital debido a su paro cardíaco. El fallecimiento de Jenny es solo uno de los millones que mueren debido a un paro cardíaco. El paramédico niega con la cabeza, suspira y dice: "Sabes, si le hubieran dado primeros auxilios, podría haberlo logrado".

Este libro está diseñado para hacerle comprender el poder de los primeros auxilios, su propósito y su aplicación en diversas formas. Hay muchas formas de decirle por qué debe saber primeros auxilios y razones para leer este libro, pero la más simple es esta:

Al final de este libro, si eres uno de los trece socios que presencian el ataque cardíaco de Jenny (que por cierto es ficticio), sabrás qué hacer para salvarla. Sabrías cómo manejar eso. Y lo más importante, salvarías a Jenny de una muerte prematura.

No hay nada más noble que eso.

Capítulo 1

Primeros Auxilios: ¿De Qué Se Trata?

Los primeros auxilios se definen como la atención de emergencia que se brinda de inmediato a una persona lesionada. A menudo se brindan primeros auxilios a personas que sufren una emergencia médica para mitigar lesiones y prevenir discapacidades futuras. En varios casos graves, los primeros auxilios son los necesarios para mantener viva a la víctima hasta que llegue al hospital. Los primeros auxilios son simplemente la ayuda y la atención médica básica que se ofrece a cualquier persona que esté sufriendo una enfermedad o lesión repentina. Los primeros auxilios incluso incluyen el apoyo ofrecido a alguien que experimenta una emergencia médica hasta que llegue el equipo médico o los paramédicos. Todos deben tener al menos un conocimiento básico de primeros auxilios. Esto se debe a que es prácticamente imposible determinar cuándo ocurrirá un accidente. Los accidentes, por definición, son incidentes que ocurren por casualidad, sin una intención deliberada y que a menudo conducen a daños o lesiones. Los accidentes pueden ocurrir en cualquier lugar y en cualquier momento. Puede suceder en el lugar de trabajo; puede suceder en casa; incluso puede suceder en medio de la calle.

Mucha gente cree que no hay nada más en los primeros auxilios que colocar una curita en un corte o llamar a la línea de emergencia en caso de un incidente. Algunos dirán que está vertiendo agua sobre la cabeza de una persona, mientras que algunas personas creen que está dando espacio a una persona herida y no hacinada. Es por eso que las personas que realizan los primeros auxilios básicos, como dar resucitación cardiopulmonar, se consideran héroes, no es que no lo sean. Los primeros auxilios es un término amplio que abarca la prestación de ayuda y apoyo médico no solo a las personas heridas sino también a las enfermas. Los primeros auxilios son más que un conjunto de habilidades. También requiere discreción y la capacidad de decidir cuál es la respuesta adecuada a una determinada situación o incidente.

Pero, ¿cuánto tiempo hace que existen los primeros auxilios y de dónde se originaron? Discutiremos eso en el próximo subtítulo.

Historia De Primeros Auxilios

Los primeros auxilios fueron introducidos por primera vez por St. John Ambulance en 1879 en el Reino Unido. El profesor Esmarch dio cinco conferencias en 1882, que fueron traducidas del alemán al inglés por la hija de la reina Victoria, la princesa Christian. Smith Elder y sus socios finalmente publicaron las conferencias traducidas con el título 'Primeros auxilios para los heridos'.

La Organización de Primeros Auxilios fue establecida por primera vez en Escocia en 1882 por St Andrew. La organización tenía como objetivo reducir los dolores de los heridos y enfermos en tiempos de guerra y paz. La organización también se esforzó por tomar las medidas necesarias para atender a sus pacientes. Las reglas y regulaciones establecidas para administrar la organización de primeros auxilios fueron escritas por Sir George Beatson y publicadas en 1891. En 1908, St. John y St. Andrew acordaron unir fuerzas, y juntos trabajaron y establecieron atención de primeros auxilios en varios lugares en el Reino Unido y Escocia.

Esmarch, que nació en 1823, fue el pionero de los primeros auxilios civiles. Se convirtió en médico en 1848, amplió sus estudios y fue nombrado especialista en los campos de la oftalmología y la cirugía en 1854. Esmarch estaba particularmente interesado en primeros auxilios y cirugía militar. Debido a que fue un importante cirujano de emergencia en el siglo XIX, ascendió en el rango de cirujano general del ejército alemán durante la guerra franco-alemana. Además, cirujano consultor en los hospitales militares, era muy conocido en asuntos relacionados con la cirugía militar y la gestión hospitalaria. El Doctor Mayor de Lausana creó el vendaje triangular, pero se volvió de uso común en la década de 1830 debido a la aprobación de Esmarch. También fue, supuestamente, el creador de la bolsa de hielo, por lo que recibió el apodo de la bolsa de hielo.

Según Esmarch, los primeros auxilios tenían como objetivo proteger las heridas del soldado de elementos insalubres mientras eran transportados del campo de batalla al hospital. Al cubrir la herida, Esmarch cree que las heridas del soldado están protegidas del sol, los insectos, el polvo y cualquier otra cosa que pueda infectar las heridas. Su teoría era que el traslado del lugar del accidente al lugar de atención puede empeorar enormemente las lesiones.

Cuando se celebró la Primera Convención Internacional de Ginebra a mediados del siglo XIX, se formó la Cruz Roja. La Cruz Roja se creó para ayudar a los enfermos y tratar a los soldados caídos en el campo de batalla. A varios soldados se les enseñó cómo ayudar a sus compañeros antes de que llegara la ayuda médica. El término primeros auxilios no existió hasta unos diez años después de la Primera Convención Internacional. En 1878, un cirujano del ejército propuso que se capacitara a los civiles en "tratamiento pre-médico". La implementación de su idea trajo, no solo el término, sino el despliegue de ambulancias civiles y personal en Gran Bretaña para la policía, las minas y los ferrocarriles.

Ahora, varios años después, las habilidades en primeros auxilios han crecido enormemente. Ahora hay muy poca diferencia entre las prácticas de primeros auxilios y la medicina de emergencia. Las ambulancias ahora están tripuladas por personal llamado paramédicos o técnicos médicos de emergencia, EMT, que han recibido capacitación avanzada.

Por Qué Debería Aprender Primeros Auxilios

En varios estudios realizados se ha concluido que al menos 8 de cada 10 padres reconocen muy poco o ningún conocimiento de los procedimientos de primeros auxilios, lo que sin duda salvaría la vida de sus hijos en caso de accidente.

Recientemente, se publicó un artículo en el Irish Examiner el 14 de mayo que contaba la historia de un abuelo que salvaba a un niño con los conocimientos y las habilidades que adquirió durante la formación en primeros auxilios. De camino al trabajo, el hombre que tiene dos nietos, notó a una mujer que estaba pidiendo ayuda un miércoles por la mañana temprano. El hombre preocupado se detuvo y ofreció su ayuda. La mujer que tenía dos hijos en su automóvil apenas pudo pronunciar las palabras que explican que uno de los niños se está ahogando. La madre, presa del pánico, ni siquiera podía abrir las puertas. Armado con conocimientos de primeros auxilios, Paul sacó a la niña que se estaba ahogando y la puso sobre sus rodillas. Golpeando sus omóplatos con fuerza, pudo quitar el dulce de gelatina que estaba atascado en su garganta. La angustiada madre y el niño luego se dirigieron al hospital para un chequeo.

Este caso es uno de los muchos que dan testimonio de la importancia de los primeros auxilios. Imagínese lo que le hubiera pasado al niño de tres años si Paul no se hubiera detenido. ¿Qué le hubiera pasado al niño si se hubiera detenido pero no tuviera conocimientos ni capacitación en primeros auxilios? ¿Estaban las probabilidades a favor del niño de que hubieran llegado al hospital a tiempo? Gracias a los cursos de actualización y formación en primeros auxilios de Paul, no tuvieron que averiguarlo. En palabras del héroe local, "ese movimiento de primeros auxilios es una de las técnicas más fáciles de aprender, y te sorprendería lo fácil que se queda en tu mente cuando lo necesitas. No crees que necesitarás usarlo nunca, pero siempre está en el fondo de tu mente ".

Es importante que todos tengan al menos un conocimiento básico de primeros auxilios y cómo implementarlos. La implementación de prácticas de primeros auxilios salva vidas todos los días. Un muy buen ejemplo es la vida que salvó Megan James, de 19 años. Mientras paseaba con su hijo cerca de Harbor Walk en Seaham, Megan escuchó una llamada de ayuda. Preguntándose qué estaba pasando, miró a la vuelta de la esquina y vio a un hombre inconsciente tirado a un lado de la carretera. El amigo del hombre trató de ayudar, pero sin el conocimiento adecuado de primeros auxilios, no pudo realizar la RCP correctamente. Confiada en sus habilidades porque tomó clases de RCP cuando tuvo a su hijo, Megan se hizo cargo de las compresiones de RCP, contando una y otra vez como le habían enseñado. Finalmente, el hombre se acercó y respiró hondo. Justo entonces llegaron los paramédicos y llevaron al hombre al hospital. Le informaron a Megan que su intervención oportuna salvó la vida del hombre.

Tener incluso un conocimiento rudimentario de los primeros auxilios es importante porque ayuda a prevenir un mayor deterioro de una lesión antes de que llegue la ayuda. Los accidentes ocurren en cualquier lugar y en cualquier momento. Tome la experiencia de Richard Buff como ejemplo. Todo sucedió una fresca noche de sábado, el 4 de julio, para ser exactos, cuando Richard y su familia estaban de camino a casa después de la fiesta de cumpleaños de un niño en Monte Lake. El hombre, la esposa y los hijos pequeños circulaban por la autopista 97 y se encontraron detrás de tres motocicletas. Queriendo adelantar al auto que tenían delante, dos de los motociclistas pasaron con éxito el auto de adelante sobre el pino macizo doble que estaba cerca de Duck Range Road. El tercer ciclista no tuvo tanta suerte. En un trágico caso de un movimiento equivocado en el momento equivocado, se asomó y chocó de frente con el automóvil gris que se aproximaba en su camino. El choque resultante fue lo suficientemente fuerte como para asustar a cualquiera, "como una granada estallando", se describió. Cualquier otra persona se asustaría o se congelaría por completo en estado de shock, pero no Richard. A diferencia de esos 8 padres, Richard había completado recientemente su curso de primeros auxilios ocupacionales de nivel tres e incluso había obtenido una certificación en caso de que alguno de sus hijos pequeños necesitara ayuda. Richard, el héroe de primeros auxilios, detuvo el automóvil de inmediato, corrió hacia el automóvil y miró a la joven conductora. Confirmando que ella no estaba gravemente herida, se acercó al motociclista. La escena fue bastante horrible. Una de las piernas del ciclista había sido completamente cortada justo por encima de las rodillas. Mientras todos se quedaban en estado de shock por la completa pérdida de qué hacer, Richard recurrió a su entrenamiento y puso en práctica las habilidades que había aprendido pero que esperaba no tener que usar nunca. Consiguió un cinturón de uno de los transeúntes e hizo un torniquete en la pierna cortada. Se lo entregó a uno de los otros dos ciclistas que habían escalado. Luego revisó al ciclista caído para ver si tenía otras lesiones potencialmente mortales. Tal como le habían enseñado, Richard apoyó los codos del motociclista herido en el suelo, levantó la cabeza y lo hizo girar lentamente hasta una posición supina para controlarlo por completo. Afortunadamente, una enfermera fuera de servicio se acercó y pudo ayudar a Richard a encontrar la pierna cortada y ponerle hielo de inmediato. Las acciones rápidas e informadas de Richard, sin duda, salvaron la vida del motociclista. Posiblemente incluso salvó la pierna del motorista. El conocimiento de los primeros auxilios es fundamental para garantizar que las lesiones que se producen debido a accidentes no se deterioren aún más y provoquen la pérdida de miembros o, lo que es peor, de vidas.

Al igual que en el incidente anterior, el pensamiento rápido y el conjunto de habilidades adquiridas de Richard Buff aseguraron que el motociclista no se desangrara en la carretera. Se aseguró de que cuando llegara al hospital, los médicos no desperdiciaran preciosos minutos revisando signos vitales y lesiones internas cuando podían comenzar a trabajar para tratar de salvar sus piernas. Incluso, sin duda, se aseguró de que no muriera en el asfalto mientras todos estaban ocupados tratando de salvar su pierna debido a una hemorragia interna.

El Objetivo De Los Primeros Auxilios

Los primeros auxilios están destinados a ofrecer ayuda a personas enfermas o lesionadas. Es la atención inmediata que se brinda a una persona inmediatamente después de un accidente o una enfermedad. La atención brindada a una persona entre el momento de un incidente y la llegada de una ambulancia puede significar la diferencia entre la vida y la muerte y la recuperación parcial o total.

Los objetivos de los primeros auxilios son sencillos. Son:

Para preservar la vida

Este es el principio más importante de las prácticas de primeros auxilios. Es por eso que las prácticas de primeros auxilios se establecen en primer lugar. La preservación de la vida requiere la aplicación de prácticas de emergencia para asegurarse de que la víctima no esté en peligro de muerte y que el accidente o incidente no sea fatal. La preservación de la vida también incluye su vida, ya que las prácticas de primeros auxilios no fomentan que pongan su propia vida en peligro al intentar salvar la de otra persona. La preservación de la vida lo alienta a verificar y realizar una evaluación rápida y verificar los peligros que podrían ocurrirle a usted, a la persona lesionada, así como a los transeúntes, si la situación empeora. En caso de duda, es mejor retirarse y solicitar la asistencia de un profesional médico.

Para prevenir el empeoramiento de las lesiones

Los primeros auxilios sirven para prevenir el empeoramiento y el deterioro de las lesiones y la salud de la víctima. Es importante mantener a la víctima quieta para evitar agravar su lesión o complicar aún más las lesiones invisibles.

Para promover la recuperación

Hay varios pasos que puede tomar como socorrista para reducir el tiempo de recuperación del paciente y disminuir el daño duradero y las cicatrices. Un ejemplo clásico es la aplicación rápida de agua fría a una quemadura inmediatamente para reducir las posibilidades de cicatrices. También ayuda a acelerar el proceso de curación.

Para proteger el inconsciente

Estos tres objetivos se abrevian y se conocen como las tres P. Si bien los primeros auxilios tienen varias limitaciones, son los que pueden salvar a muchas personas de la muerte o de lesiones graves permanentes en todo el mundo en diversas emergencias médicas.

Varios casos médicos se deterioran porque los transeúntes, familiares, compañeros de trabajo, transeúntes no saben qué hacer. Dudan o son demasiado tímidos para intentarlo, y eso a menudo conduce a muertes innecesarias o lesiones crónicas de las víctimas. Las personas heridas o enfermas necesitan ayuda de inmediato. La acción rápida y el pensamiento rápido pueden marcar la diferencia en salvar vidas y extremidades. Las víctimas de accidentes o lesiones que no respiran bien o que sangran mucho necesitan asistencia inmediata para aumentar sus posibilidades de recuperarse rápidamente.

Como las emergencias de primeros auxilios suelen ser inesperadas, es importante mantener la calma y no entrar en pánico. La acción rápida proporcionada a la víctima sin muchas demoras es lo mejor para la víctima. La acción cuidadosa y deliberada, tomada con pensamiento y no como un reflejo debido al pánico, ayuda mucho a la víctima. Las acciones tranquilas y serena del socorrista también ayudarán a tranquilizar a los espectadores de que todo estará bien y reducirán el nivel de pánico general y la ansiedad de la multitud.

Muchas veces, las personas dudan en ofrecer ayuda porque tienen miedo de ser demandadas. Varios gobiernos, como el de Australia, están trabajando y promulgando leyes que protegen a los socorristas.

Todavía no hay ningún caso de litigio exitoso contra el socorrista en Australia. Los primeros ayudantes están protegidos como un 'buen samaritano', protegido por la ley de agravios de 1958 (Victoria), la ley de agravios de 1936 (SA) de la legislación, la ley de responsabilidad civil de 2002 (NSW) por mencionar algunos. Esta protección es efectiva con algunas condiciones como:

- Protege a los socorristas que brindan la atención para la que están capacitados.

- Protege a los socorristas que trabajan lo mejor que pueden y dentro de límites razonables.

- Protege a los socorristas que actuaron de buena fe y en el mejor interés de la víctima.

Las Leyes Del Buen Samaritano

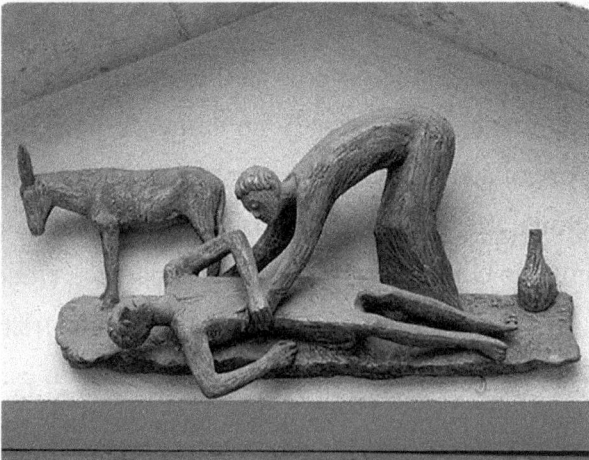

Se han implantado varias leyes para proteger a los socorristas o aquellos que ayudan a las víctimas de accidentes y lesiones dentro de los límites. Estas leyes se llaman leyes del "buen samaritano". Las leyes del Buen Samaritano tienen como objetivo superar la renuencia de los transeúntes a ayudar a una víctima necesitada porque podrían ser demandados o procesados por lesiones no intencionales que resulten en la ayuda que prestaron.

Varios estados y países han implementado las leyes del Buen Samaritano. En Canadá, las leyes del Buen Samaritano aseguran que ninguna forma de persecución llegue al asegurador o al socorrista que ayude a una víctima voluntariamente. La presencia y efectividad de tales leyes alientan a los transeúntes a ayudar a los necesitados porque no pueden ser demandados por ningún delito mientras cuidan a la víctima.

Las leyes del buen samaritano están disponibles en casi todos los países. Varía de acuerdo con los principios legales ya vigentes, como los derechos de los padres, el consentimiento y el derecho a rechazar un tratamiento. En su mayor parte, las leyes del Buen Samaritano no protegen al personal médico, pero brindan cobertura a los rescatistas profesionales que trabajan como voluntarios.

Extraído de la Biblia, el nombre y la ley del buen samaritano se acuñaron de una parábola que se cuenta en Lucas 10: 29-37, que habla de la ayuda que un hombre de Samaria ofreció a un compañero de viaje de diferente origen étnico y religioso que había sido asaltado, golpeado. y dado por muerto por bandidos. De la misma manera, se espera que todos presten ayuda a sus vecinos independientemente de su tribu, raza o cualquier otra afiliación en momentos de necesidad. Las leyes del buen samaritano no solo protegen a quienes ayudan a los enfermos y heridos, sino que también responsabilizan a quienes miran hacia otro lado ante la aflicción de otros.

Hay una gran similitud en las leyes del buen samaritano de varios países. A pesar de dichas similitudes, también existen diferencias evidentes. Las leyes austriacas del buen samaritano protegen al rescatador solo si las acciones de dicho rescatador no están influenciadas por drogas duras o alcohol. No todos los estados de Australia se adhieren al mismo tipo de leyes del buen samaritano.

Si bien no existen leyes reconocidas del buen samaritano en Nueva Gales del Sur, los esfuerzos de los buenos samaritanos se reconocen en Victoria. Están protegidos siempre que sus acciones se hayan realizado de buena fe. En Bélgica, la ley del Buen Samaritano no solo protege a los socorristas del enjuiciamiento, sino que también obliga a todos sus ciudadanos a la tarea de ayudar a sus semejantes necesitados. Sin embargo, eso es solo mientras no se pongan en peligro a sí mismos ni a otras personas cercanas.

Canadá da margen de maniobra a todas las provincias para crear una ley del buen samaritano que se adapte a su provincia. Muchas provincias hicieron uso de la Ley del Buen Samaritano de Ontario, la Ley de Servicios Voluntarios de Nueva Escocia, la Ley de Ayuda Médica de Emergencia de Columbia Británica, Alberta, etc. A pesar de varios actos y leyes de los que basarse, hay regiones como Yukon y Nunavut que carecen de leyes buenas y detalladas del buen samaritano.

China originalmente no tenía leyes del Buen Samaritano, pero cuando ocurrieron varios casos, el gobierno se vio obligado a reconsiderar. Uno de esos casos es el incidente de Peng Yu. El incidente de Peng Yu, que fue una demanda civil, ocurrió en 2006 y llegó al tribunal del distrito de Nanjing en 2007.

El incidente se produjo en el 20 ° de noviembre, cuando Peng Yu ayudó Xu Shoulan, que se cayó mientras que bajar del autobús. Como un caballero, Peng Yu ayudó a Xu Shoulan al hospital y contribuyó con 200 RMB como parte del pago del hospital. A Xu Shoulan se le diagnosticó una fractura de fémur y se le informó debidamente que necesitaba una cirugía de reemplazo de fémur. Luego exigió que Peng Yu le reembolsara los gastos médicos. Cuando Peng Yu se negó a satisfacer sus demandas, ella lo demandó por una indemnización por lesiones personales acusándolo de instigar su caída. El caso fue luego presentado al tribunal cuando varias mediaciones extrajudiciales fracasaron.

El primero de abril de 2007, el caso se llevó ante el Tribunal de Distrito de Gulou en Nanjing. Xu declaró ante el tribunal que vio a Peng golpearla. Negando fervientemente la acusación, Peng insistió en que solo fue a verla después de que ella se hubiera caído. Chen Erchun, el testigo que estaba allí en la escena, estuvo de acuerdo con Peng y dijo que la caída de Xu fue completamente por su cuenta sin ningún choque. Además, reiteró que también los ayudó a ponerse en contacto con los familiares de Xu. Xu refutó las declaraciones de Chen, insistiendo en que Peng la había empujado y provocado su caída. Peng Yu finalmente admitió haber golpeado accidentalmente a Xu, lo que llevó al final del proceso judicial en marzo de 2008. Luego decidió pagar 10.000 yuanes como reembolso a Xu Shoulan.

La protesta pública condenó las acciones del tribunal y su apoyo a Xu Shoulan a pesar de la falta de pruebas contra Peng. Incluso cuando trató de ayudar, se vio obligado a pagar por daños y perjuicios porque el tribunal creía que "nadie en buena conciencia ayudaría a otro a menos que se sintiera culpable por algo". La decisión del tribunal reveló a los ciudadanos chinos cómo se están preparando para problemas legales si intentan ayudar a una persona necesitada y dicha persona los demanda por daños y perjuicios. La decisión del tribunal de ese año tuvo un efecto devastador tres años después cuando provocó la muerte de un niño de dos años.

Una tarde nublada de octubre, Wang Yue se alejó de su casa en Foshan mientras su madre recogía apresuradamente su ropa durante una tormenta eléctrica. Varias cámaras de televisión de circuito cerrado captaron a la niña mientras deambulaba por la concurrida calle del mercado. Unos momentos después de aparecer en la pantalla, una camioneta blanca la tiró al suelo. El conductor de la camioneta se detuvo por un momento pero no salió de la camioneta. En cambio, avanzó lentamente y atropelló a Wang con sus ruedas traseras. Poco después, otro camión grande pasó por encima de las piernas de Wang con los neumáticos delanteros y traseros. En ese momento, 18 personas pasaron junto a Wang, pero mientras algunos se detuvieron y miraron fijamente, ninguno se detuvo para ayudarla hasta que apareció un carroñero de basura, Chen Xianmei. Wang fue enviada al hospital para recibir tratamiento, pero finalmente sucumbió a sus heridas y murió ocho días después. Cuando se publicó el video, hubo un gran clamor por el declive moral de la sociedad, la insensibilidad de las 18 personas que pasaron junto a la niña, sin hacer nada para ayudar. Durante una encuesta que circuló en ese momento, el 88% de las personas encuestadas creían que Wang murió debido a la creciente indiferencia de las personas entre sí en China.

En comparación, el 71% de ellos creía que esos transeúntes probablemente tenían miedo de meterse en problemas, citando el incidente de PengYu de alto perfil como un ejemplo clásico. Esto condujo a varias conversaciones dentro del gobierno, que no solo protegerían de las demandas a quienes se unieran a la ayuda, sino que también castigarían a quienes podrían ayudar pero no lo hicieron en situaciones como la de Wang. La legislación nacional buen samaritano de China entró en vigor la cláusula 184 de Principios Generales de Derecho Civil sobre la 1 st octubre de 2017.

Las Leyes del Buen Samaritano en Finlandia, la Ley de Rescate de Finlandia, establece que el deber de rescatar es un deber general de actuar y ayudar en las actividades de rescate lo mejor que se pueda. Se incluye dentro de la Ley un principio de proporcionalidad que exige que los profesionales ofrezcan ayuda inmediata incluso más que el lego. Es un delito punible por ley en Alemania ignorar a una persona necesitada. Las leyes alemanas también estipulan que la ayuda proporcionada no puede y no será demandada, incluso en los casos en que empeoró la situación o no se verificaron todos los criterios de primeros auxilios. En un intento de alentar aún más a las personas a ayudar a sus vecinos necesitados, los socorristas están cubiertos por el seguro legal de accidentes alemán en caso de que sufran alguna lesión, pérdida o daños.

De los 480.000 accidentes de tráfico que ocurrieron en la India en 2016, 150.000 fueron mortales, lo que provocó la pérdida de vidas. Las leyes del Buen Samaritano brindan cobertura legal a los ciudadanos de Karnataka para ayudar a las víctimas de accidentes con la atención médica de emergencia necesaria dentro de la 'Hora Dorada'. También anima a las personas a actuar incluso si no tienen éxito.

Otros países que han promulgado la Ley del Buen Samaritano de una forma u otra incluyen:

- Irlanda que protege a los socorristas sin exigir el deber de intervenir

- Israel, que obliga a sus ciudadanos a ayudar a una persona en peligro o pedir ayuda al menos mientras protege a las personas que actuaron de buena fe

- Rumania, que aprobó el proyecto de ley en 2006 que establece que cualquier persona sin formación médica que ofrezca primeros auxilios voluntariamente por instrucciones del personal médico o por su propio conocimiento no está sujeta a demandas penales o civiles.

- Los Estados Unidos cuyas leyes del buen samaritano varían de un estado a otro

- El Reino Unido cuyas leyes comunes brindan cobertura legal a los socorristas. Si bien los tribunales del Reino Unido se muestran reacios a tomar medidas contra quienes dieron un paso al frente y se ofrecieron a ayudar en situaciones que requieren atención médica, no tiene ningún problema en castigar a quienes se mantuvieron al margen y no hicieron nada, especialmente cuando una situación se deterioró rápidamente justo en frente. de ellos.

Como puede ver, los primeros auxilios no solo son una habilidad útil y que literalmente salva vidas para aprender; también es un acto protegido legalmente. No solo está salvando una vida, sino que también está asegurado contra cualquier repercusión legal. Sin embargo, una cosa que debe tener en cuenta es que no DEBE realizar los pasos de primeros auxilios si un paciente RECHAZA activamente su ayuda. Esto puede deberse a una variedad de razones, pero está dentro del derecho de la víctima rechazar el tratamiento. El consentimiento es de suma importancia, especialmente para pacientes conscientes.

Ahora que está familiarizado con el objetivo, el alcance, la historia y la legalidad de los primeros auxilios, es hora de hablar sobre el tipo de afecciones y lesiones. Los tratamientos de primeros auxilios pueden ser útiles. Todo esto se discutirá en el próximo capítulo.

Capítulo 2

Problemas De Salud:
Lesiones Y Condiciones Médicas Que
Requieren Primeros Auxilios

Como se indicó anteriormente, los primeros auxilios son la primera línea de atención médica de emergencia que se brinda a una persona lesionada o enferma. Por lo tanto, comprender los diferentes tipos de lesiones que existen, sus causas y síntomas son absolutamente necesarios para identificar la naturaleza de la enfermedad que está enfrentando y cómo tratarla con éxito. En este capítulo, veremos los tipos de lesiones y afecciones más probables con las que se encontrará, y cómo prevenirlas en algunos casos, para ayudar aún más a los tratamientos de primeros auxilios.

Enfermedades Cardiovasculares

Enfermedades cardiovasculares o ECV es un término general que engloba las diversas afecciones que afectan el corazón y los vasos sanguíneos. A menudo se asocia con la acumulación de depósitos de grasa dentro de las arterias, lo que conduce a la aterosclerosis, entre otros. Las enfermedades cardiovasculares también pueden estar relacionadas con el daño causado a las arterias en los principales órganos del cuerpo, como el cerebro, el corazón, los riñones y los ojos. Aunque las enfermedades cardiovasculares son una de las principales causas de muerte en el Reino Unido, pueden prevenirse en gran medida llevando un estilo de vida saludable. Incluso más que el Reino Unido, las enfermedades cardiovasculares son la principal causa de muerte a nivel mundial, ya que muchas personas mueren de ECV que de cualquier otra causa. En 2016, se estima que 17,9 millones de personas murieron a causa de varias enfermedades cardiovasculares, lo que representa el 31% de todas las muertes mundiales. De esos 17,9 millones, el 85% de ellos se debieron a ataques cardíacos. Como puede ver, los ataques cardíacos son una afección médica importante que debe conocer.

El Corazón

El corazón es uno de los principales órganos del cuerpo. Es un órgano muscular del tamaño de un puño. Está ubicado justo detrás del esternón, un poco a la izquierda entre los pulmones. Es un órgano muy importante protegido por las costillas, el esternón y la columna. El corazón late aproximadamente 70 veces por minuto y más de tres mil millones de veces durante la vida, bombeando sangre a través de una red de arterias y venas. Todos forman parte del sistema cardiovascular. El corazón se divide en dos partes y cuatro cámaras:

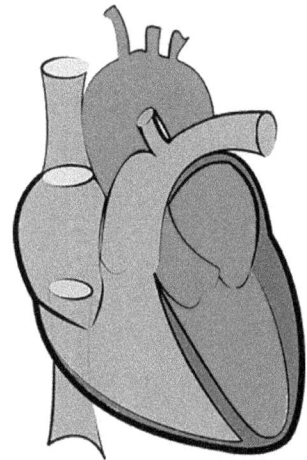

La aurícula derecha: la obtención de sangre de las venas es la aurícula derecha. Luego, la sangre recolectada se impulsa hacia el ventrículo derecho.

El ventrículo derecho: la sangre que sale de la aurícula derecha entra en el ventrículo derecho. Es desde el ventrículo derecho que la sangre pasa a los pulmones para obtener oxígeno.

La Aurícula Izquierda: La sangre en los pulmones recibe oxígeno y se vuelve rica en oxígeno o se oxigena. La sangre oxigenada regresa al corazón a través de la aurícula izquierda. La aurícula izquierda pasa la sangre al ventrículo izquierdo.

El ventrículo izquierdo: esta es la parte más fuerte del corazón. Dispensa la sangre rica en oxígeno por todo el cuerpo a través de varias arterias. Las fuertes contracciones del ventrículo izquierdo hacen que la presión arterial.

A medida que la sangre recorre el cuerpo, regresa al corazón a través de las venas y el ciclo continúa. Ese ciclo es un proceso conocido como circulación.

A lo largo de los músculos del corazón se encuentran las arterias coronarias. Las arterias coronarias son las arterias que suministran al corazón su propia sangre. También hay una red de tejido nervioso que rodea al corazón y que conduce una serie de señales complejas que controlan la contracción y relajación del corazón.

Tipos De Enfermedades Cardiovasculares

Las enfermedades cardiovasculares son un grupo de trastornos no solo del corazón sino también de los vasos sanguíneos. Incluyen::

- Enfermedad coronaria

- Enfermedades cerebrovasculares, también conocidas como accidente cerebrovascular o ataque isquémico transitorio.

- Enfermedad arterial periférica

- Enfermedad aórtica

Los factores de riesgo conductuales compartidos que tienen en común las enfermedades cardiovasculares enumeradas incluyen la pereza física, una dieta poco saludable, el consumo de tabaco y la ingesta extrema de alcohol. Los resultados de estos estilos de vida conductuales se manifiestan en niveles elevados de glucosa en sangre, obesidad, sobrepeso y lípidos en sangre elevados.

1. Enfermedad Coronaria Del Corazón

Las enfermedades coronarias son enfermedades que ocurren debido a la obstrucción de sangre rica en oxígeno al músculo cardíaco. El flujo sanguíneo puede estar bloqueado o reducido. Esto aumenta la carga de trabajo del corazón y el corazón termina tenso.

Cuando el suministro de sangre al corazón se bloquea o se altera debido a la acumulación de sustancias grasas en las arterias, se produce una enfermedad coronaria. La presencia constante de sustancias grasas en las comidas conduce a una mayor cantidad de sustancias grasas que se colocan en las arterias. A medida que pasa el tiempo, las paredes arteriales se rellenan con depósitos de grasa.

Los depósitos de grasa se conocen como ateroma y el relleno de las arterias se realiza a través de un proceso continuo conocido como aterosclerosis.

Varios factores del estilo de vida pueden provocar aterosclerosis, como fumar y la ingesta regular de una cantidad desproporcionada de alcohol. Varias afecciones subyacentes, como el colesterol alto, la presión arterial alta, también conocida como hipertensión y diabetes, también aumentan las posibilidades de que una persona contraiga aterosclerosis.

El flujo sanguíneo severamente reducido puede provocar dolores en el pecho o angina, que es causada por el flujo sanguíneo restringido al músculo cardíaco. Cuando las arterias del corazón están completamente bloqueadas debido a un coágulo de sangre, ocurre un ataque cardíaco. El estrés o el esfuerzo excesivo de una persona con arterias coronarias estrechas pueden provocar lo que se conoce como angina de pecho estable. Los bloqueos en el corazón impiden que el corazón reciba el oxígeno adicional que necesita para la intensa actividad que el cuerpo está realizando actualmente. Los dolores de pecho suelen desaparecer con el reposo. Cuando el dolor o malestar en el pecho es nuevo o empeora o ocurre incluso en reposo, suele ser indicativo de angina de pecho inestable. Es una situación de emergencia que a menudo indica un ataque cardíaco, un paro cardíaco o un ritmo cardíaco anormal grave.

2. Golpes Y Ait

Un accidente cerebrovascular ocurre cuando se corta el suministro de sangre a una parte del cerebro. Es una afección grave y potencialmente mortal que puede provocar daño cerebral e incluso la muerte. Un AIT es un ataque isquémico transitorio o un mini accidente cerebrovascular. Es similar a un derrame cerebral, pero el flujo sanguíneo solo se interrumpe y no se corta. Cuando el suministro de sangre al cerebro se interrumpe, restringe o detiene, las células cerebrales de esa región en particular comienzan a morir. Esto puede provocar lesiones cerebrales, discapacidad e incluso la muerte. Hay dos causas principales de accidentes cerebrovasculares.

Isquémico : esto ocurre cuando el suministro de sangre al cerebro se interrumpe debido a un coágulo de sangre. Representa una gran parte, aproximadamente el 85% de todos los casos de accidente cerebrovascular.

Hemorrágico : este es un accidente cerebrovascular que ocurre cuando el vaso sanguíneo que irriga el cerebro estalla.

La principal diferencia entre un AIT y un accidente cerebrovascular es que un AIT no dura tanto, y sus efectos suelen durar desde unos pocos minutos hasta unas pocas horas. A menudo se resuelve por completo en 24 horas. Un AIT es a menudo una señal de advertencia de que un accidente cerebrovascular completo no se queda atrás en el futuro cercano. Un AIT ocurre cuando uno de los vasos sanguíneos que llevan sangre rica en oxígeno al cerebro está bloqueado. El bloqueo es a menudo el resultado de un coágulo de sangre que se forma en otra parte del cuerpo y viaja a los vasos sanguíneos que irrigan el cerebro. El bloqueo también puede deberse a trozos de materias grasas o burbujas de aire. Hay ciertos factores que aumentan las posibilidades de tener un AIT que incluyen:

- fumar

- presión arterial alta o hipertensión,

- obesidad,

- niveles altos de colesterol,

- diabetes,

- consumo regular de una cantidad excesiva de alcohol

- fibrilación auricular, un tipo de latido cardíaco irregular

Las personas que tienen más de 55 años, así como las que tienen ascendencia asiática, africana y caribeña, tienen un mayor riesgo de tener un AIT.

3. Enfermedad Arterial Periférica

La enfermedad arterial periférica o EAP es aquella que se produce debido a un bloqueo de las arterias de las extremidades, a menudo de las piernas. Ocurre debido a la acumulación de depósitos de grasa en las arterias. Esto luego restringe el suministro de sangre a las piernas. También se conoce como enfermedad vascular periférica (PVD). Rara vez presenta síntomas, pero algunos informan de un doloroso dolor en las piernas al caminar. Dicho dolor desaparece después de un par de minutos de descanso. Eso se llama "claudicación intermitente" en términos médicos. El dolor varía de leve a severo y generalmente desaparece cuando las piernas descansan durante un par de minutos. Si bien ambas piernas pueden verse afectadas al mismo tiempo, el dolor suele ser más intenso en una pierna. Los otros síntomas que presenta la PAD son:

- pérdida de cabello en manos y pies

- debilidad y entumecimiento en las piernas

- uñas de los pies quebradizas y de crecimiento lento

- llagas abiertas o úlceras en los pies y piernas que no cicatrizan

- piel brillante

- cambiar el color de la piel de las piernas a pálido o azul

- disfunción eréctil en hombres

- la contracción de los músculos de las piernas (pérdida de masa muscular)

Una enfermedad arterial periférica es una forma de enfermedad cardiovascular debido a su efecto sobre los vasos sanguíneos. Los grandes depósitos de gotitas de grasa en las paredes de las arterias de las piernas provocan un bloqueo de las arterias. Los depósitos de grasa se componen de colesterol y otras sustancias de desecho. Algunos factores que aumentan las posibilidades de PAD incluyen:

- Fumar como factor de riesgo más importante

- Diabetes tipo 1 y tipo 2

- Presión arterial alta

- Colesterol alto

- Vejez

4. Enfermedad Aórtica

Existe un grupo de enfermedades que afectan a la aorta. Se llaman enfermedades de la aorta. La aorta no es solo el vaso sanguíneo más grande del cuerpo, que va desde el pecho hasta la barriga; también es uno de los más importantes. La aorta transporta sangre por todo el cuerpo desde el corazón. Existen varios tipos de enfermedades aórticas, pero el aneurisma aórtico es el más común. La debilidad y la hinchazón hacia afuera de la aorta es la característica más común de un aneurisma aórtico. El aneurisma aórtico más peligroso es el aneurisma aórtico abdominal. La detección temprana es la única prevención contra la enfermedad potencialmente fatal. El aneurisma de la aorta abdominal se hincha y puede estallar en cualquier momento, provocando una hemorragia intensa.

Si bien aún no está completamente claro por qué ocurre un aneurisma aórtico abdominal, ciertos factores aumentan su riesgo. Los hombres mayores de 66 años y las mujeres mayores de 70 años con cualquiera de los factores de riesgo que se enumeran a continuación tienen riesgo de sufrir un aneurisma aórtico abdominal.

- Enfermedad pulmonar obstructiva crónica

- Presión arterial alta

- Colesterol en sangre alto

- Antecedentes familiares de aneurisma aórtico abdominal

- Antecedentes de accidente cerebrovascular

- Enfermedad cardiovascular

- Si fuma o ha fumado anteriormente.

- El aneurisma aórtico abdominal no suele presentar síntomas obvios, pero algunas personas con AAA se han quejado de lo siguiente

- Sensación de latido en el estómago.

- Dolor de estómago persistente

- Dolor constante en la espalda baja

- Un aneurisma aórtico abdominal roto puede causar

- Un dolor intenso en la barriga y palpitaciones en la espalda baja.

- mareos

- Un latido cardíaco bastante rápido

- Piel pálida, sudorosa y húmeda

- Desmayo o desmayo

- Sibilancia al respirar

Emergencias Respiratorias

El cuerpo necesita un suministro continuo de oxígeno para funcionar. El oxígeno ingresa al cuerpo a través de la respiración, que es el proceso de inhalar oxígeno y exhalar dióxido de carbono. El oxígeno inhalado se mezcla y se transfiere a la sangre.

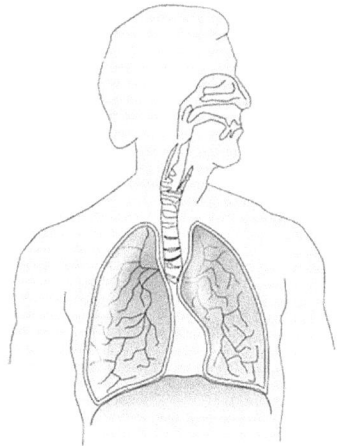

Luego, la sangre transporta el oxígeno por todo el cuerpo a varias partes del cuerpo. Sin oxígeno, todas las partes del cuerpo se apagarían y dejarían de funcionar, lo que provocaría la muerte prematura de la víctima. Por eso la respiración es muy importante. Todo el mundo respira por la nariz y la boca. Luego, el aire desciende por la garganta, baja por la tráquea y llega a los pulmones. La vía desde la nariz y la boca hasta los pulmones se llama vía aérea. La vía aérea es importante y cualquier bloqueo debe eliminarse de inmediato o podría causar daños graves a la víctima. Por eso es importante asegurarse de que, independientemente de la edad, el aire debe llegar a los pulmones siempre que ocurran emergencias respiratorias.

Las emergencias respiratorias ocurren cuando una persona no puede pasar aire fácilmente a los pulmones. Algunas emergencias respiratorias reducen en gran medida el acceso de aire a los pulmones, mientras que otras cortan por completo el acceso al oxígeno en los pulmones. El resultado de poco o ningún aire en los pulmones significa que el corazón deja de latir y la sangre no fluye hacia el cuerpo. Sin oxígeno en el cerebro, las células cerebrales mueren en cuatro a seis minutos. La falta de oxígeno en el cerebro por más tiempo puede provocar daño cerebral permanente o la muerte. Si bien la mayoría de los adultos experimentan un ataque cardíaco y sus corazones dejan de latir, los niños y los bebés tienen corazones sanos, por lo que es importante reconocer las dificultades respiratorias en los niños porque la parada del corazón suele ser el resultado de problemas respiratorios.

Las dificultades para respirar son a menudo una de las primeras señales indicativas de un problema mayor, como un ataque cardíaco. Comprender las señales y tener los conocimientos necesarios para brindar atención suele ser clave para prevenir problemas más graves. Una persona consciente lesionada o enferma podrá responder a sus preguntas e indicarle cuál es el problema. Se vuelve complicado si no puede comunicarse con la víctima. Por eso es importante conocer las señales de las emergencias respiratorias y saber cuándo pedir ayuda.

Tipos De Emergencias Respiratorias

Hay dos tipos de emergencias respiratorias:

Dificultad respiratoria : esta es una condición por la cual la respiración es difícil.

Paro respiratorio : esta es una condición en la que se detiene la respiración.

Tanto la dificultad respiratoria como el paro respiratorio son un tipo de trastorno respiratorio. La dificultad respiratoria es el tipo más común de emergencia respiratoria. La dificultad respiratoria puede provocar un paro respiratorio.

Todos respiramos normalmente sin esfuerzo ni pensar en ello. A menos que se encuentre bajo una actividad intensa, la respiración suele ser regular sin esforzarse demasiado para recuperar el aliento y tener dificultades para respirar. Los niños y los bebés respiran más rápido que los adultos, ya que su frecuencia respiratoria es más rápida de lo normal. Un cambio en el patrón de respiración también es normal para los bebés, ya que tienen respiración periódica. La respiración periódica es un tipo de respiración en la que la respiración de un bebé se detiene durante 10 segundos a la vez. Las pausas pueden estar muy juntas y son seguidas por una sucesión de respiraciones rápidas y superficiales. Este tipo de respiración es bastante común en los bebés prematuros en las primeras semanas de vida. Los bebés sanos a término no son ajenos a la respiración periódica. La respiración periódica ocurre principalmente cuando el bebé está profundamente dormido. También pueden ocurrir durante el sueño ligero o cuando el bebé está despierto. La respiración se reanuda normalmente para un bebé con respiración periódica sin indicaciones ni intervención, y desaparece a medida que el bebé crece. Es importante tener en cuenta que la respiración periódica no es lo mismo que la apnea, donde la respiración se detiene durante al menos 20 segundos. Las emergencias respiratorias generalmente se identifican observando y escuchando la respiración de la persona.

Causas De Dificultad Respiratoria Y Detención Respiratoria

Varios factores pueden provocar dificultad respiratoria y paro respiratorio. Algunos de esos factores incluyen:

- Asfixia debido a una vía aérea parcial o completamente obstruida

- Enfermedad

- Varias condiciones crónicas que pueden ser duraderas o recurrentes con frecuencia

- Electrocución

- Latido cardíaco irregular

- Ataque cardíaco

- Lesión en la cabeza o el tronco encefálico, pulmones, pecho o abdomen

- Reacciones alérgicas

- Sobredosis de drogas o alcohol

- Envenenamiento

- Angustia emocional

- Ahogamiento

Enfermedad Pulmonar Obstructiva Crónica

El conjunto de enfermedades inflamatorias crónicas se conoce como enfermedades pulmonares obstructivas crónicas, también conocido como EPOC. La EPOC ocurre cuando las vías respiratorias que van a los pulmones se deterioran y ocasionan un bloqueo parcial de las vías respiratorias. El deterioro de los sacos de aire conduce a su incapacidad para llenarse de aire como deberían. Esto conduce a dificultad para respirar. Actualmente, la EPOC no tiene cura, pero los efectos se pueden controlar con la medicación adecuada. Los signos de la EPOC incluyen tos constante, producción de esputo, sibilancias y dificultad para respirar.

El enfisema y la bronquitis crónica son las dos afecciones comunes de la EPOC. Por lo general, van de la mano y varían en gravedad.

Se ha demostrado que fumar cigarrillos es la principal causa de enfermedad pulmonar obstructiva crónica. Otros factores que pueden conducir a la enfermedad pulmonar obstructiva crónica son la inhalación de cualquier tipo de irritantes pulmonares, polvo, sustancias químicas o contaminación durante un período de tiempo. Cualquiera que haya sido identificado con EPOC también corre el riesgo de desarrollar cáncer de pulmón, enfermedad cardíaca y varias otras afecciones.

Los síntomas de la EPOC incluyen:

- Toser una gran cantidad de moco

- La tendencia a cansarse fácilmente

- Falta de apetito

- sibilancias

- Dificultad para respirar

- Labios fruncidos para facilitar la respiración, así como hombros elevados y una postura torcida.

- Un pulso rápido

- Pérdida de peso involuntaria en las últimas etapas

- Un cofre redondeado que tiene forma de barril

- Confusión como resultado de un suministro deficiente de oxígeno al cerebro.

- Hinchazón alrededor de los pies, tobillos o piernas.

Enfisema

El enfisema es un tipo común de EPOC. Ocurre debido a la erradicación de los alvéolos y bronquiolos en los conductos de aire más pequeños de las vías respiratorias debido a la exposición prolongada al humo de los cigarrillos, los gases irritantes y las partículas. Esto conduce a la destrucción de los sacos aéreos. Varios síntomas son indicativos de enfisema e incluyen dificultad para exhalar y falta de aire. Los casos más graves se manifiestan por inquietud, desconcierto o confusión, debilidad general del cuerpo, paro cardíaco repentino, por mencionar algunos.

Bronquitis Crónica

La bronquitis ocurre como resultado de la inflamación de las vías respiratorias. Puede ser una afección aguda o crónica. La bronquitis crónica se clasifica como un tipo de EPOC y se determina cuando la víctima tose constantemente con moco durante al menos tres meses.

Es importante recordar que la bronquitis aguda no es un tipo de EPOC, ya que se desarrolla después de que una persona ha tenido una infección respiratoria viral. Primero aflige la nariz, luego los senos nasales y la garganta antes de extenderse a los pulmones. Los bebés, los niños, los ancianos, los fumadores y las personas que padecen enfermedades cardíacas o pulmonares son más susceptibles a la bronquitis aguda.

Los síntomas de la bronquitis aguda y crónica incluyen

- Tos con moco
- Malestar en el pecho

- Fiebre baja

- Fatiga

- Empeoramiento de la dificultad para respirar durante la actividad

- Sibilancias

- Los síntomas de la bronquitis crónica incluyen

- Hinchazón en el tobillo, los pies y la pierna

- Labios azules

- Infecciones respiratorias constantes como resfriados y gripe.

Hiperventilacion

La hiperventilación se reconoce fácilmente por la respiración más rápida y menos profunda de la víctima. La víctima que está hiperventilando no recibe suficiente oxígeno para suministrar al cuerpo. Cuando el cuerpo carece de oxígeno, la víctima comienza a hiperventilar. Esto conduce a una reducción del dióxido de carbono en el cuerpo y provoca un cambio en la acidez de la sangre.

Las víctimas de hiperventilación creen que no están respirando bien o no reciben suficiente aire. Esto les hace sentir miedo, ansiedad o confusión. También se quejan de mareos y sensación de hormigueo en las extremidades, como los dedos de las manos y los pies. La hiperventilación a menudo ocurre debido a un trastorno emocional como el miedo, la ansiedad o la preocupación. Además de las reacciones emocionales, también puede ocurrir como resultado de un sangrado severo que conduce a la falta de oxígeno, lesiones en la cabeza u otras formas de lesiones como fiebre alta, enfermedades pulmonares o cardíacas y emergencias diabéticas. La hiperventilación también puede desencadenarse debido a ejercicios extenuantes o un ataque de asma.

Crup

El crup es una tos áspera y repetitiva que afecta a niños menores de 5 años. Conduce a la constricción de las vías respiratorias y limita el paso del aire. Esto luego hace que el niño emita una tos inusualmente sonora que varía desde una tos perruna hasta un silbido agudo. El crup es a menudo una enfermedad vespertina y nocturna.

La mayoría de las veces, los crup se tratan en casa y, por lo general, se disipa con el uso de aire frío o un tratamiento con niebla. En otros casos, sin embargo, el crup progresa muy rápidamente de dificultad respiratoria a paro respiratorio.

Epiglottitis

La epiglotis es una infección incluso menos común que el crup que causa la inflamación de la epiglotis. La epiglotis se encuentra en la parte posterior de la lengua como un trozo de cartílago que, cuando se hincha, puede bloquear la tráquea y causar graves problemas respiratorios. La bacteria Hemophilus influenzae causa una infección que conduce a la epiglotitis. Sus síntomas son similares a los de los crup, pero es una enfermedad mucho más grave, ya que puede provocar la muerte si las vías respiratorias están completamente bloqueadas. La epiglotitis solía ser una enfermedad común entre los niños de 2 a 6 años de edad. La cantidad de niños infectados en los Estados Unidos se había reducido drásticamente desde la década de 1980, cuando las vacunas contra H. influenzae tipo B se hicieron comunes.

La epiglotitis a menudo comienza con dolor de garganta y fiebre alta tanto en niños como en adultos. Para poder respirar, cualquier persona que sufra de epiglotitis debe sentarse e inclinarse hacia adelante con la barbilla hacia afuera. Otros síntomas de la epiglotitis incluyen babeo, cambios en la voz, dificultad para tragar, temblores, escalofríos y fiebre.

Emergencias Ambientales

El desastre puede ocurrir en cualquier momento y no siempre se trata de enfermedades, dolencias o lesiones. Gran parte de nuestro medio ambiente es relativamente inofensivo. Un fin de semana en comunión con la naturaleza puede ayudarlo a apreciar mejor el mundo en el que vivimos y las alegrías de la naturaleza, el cielo azul claro, el aire fresco y fresco, el sol en la cara, la vista de las montañas, el rugido del río, el vuelo de los animales y los insectos. Todos son hermosos y relativamente inofensivos, pero ese ambiente muy hermoso, tranquilo y sereno también transporta insectos portadores de enfermedades y otras criaturas que pican. Aunque se pueden evitar las emergencias ambientales, ocurren accidentes.

El aire fresco puede provocar una lesión relacionada con el frío y el sol puede causar una lesión relacionada con el calor. La exposición a cualquier lado del espectro, tanto frío como caliente, puede hacer que una persona se enferme gravemente. Algunos factores pueden llevar a que ocurra cualquiera de ellos, como la actividad física, el viento, la humedad, la ropa, las condiciones de vida y de trabajo, la edad y el estado de ánimo.

Una vez que aparecen los síntomas de una emergencia relacionada con el frío o el calor, la situación se deteriora rápidamente y puede conducir fácilmente a la muerte. Los que están en riesgo de contraer enfermedades relacionadas con el calor o el frío son los que trabajan al aire libre, los que hacen ejercicio al aire libre, los ancianos, los niños pequeños y las personas con problemas de salud. Entre ellos se incluyen las afecciones que conducen a una mala circulación sanguínea y aquellos que toman medicamentos que provocan la eliminación de agua del cuerpo (diuréticos).

Las personas a menudo abandonan los ambientes extremadamente calientes o fríos antes de enfermarse, pero algunas no lo hacen o no pueden hacerlo. Los deportistas y quienes trabajan al aire libre siguen trabajando y permanecen en esos lugares incluso cuando comienzan a sentirse enfermos. Quienes viven en edificios con mala ventilación, aislamiento deficiente y sistemas de calefacción y / o refrigeración deficientes también son muy susceptibles a sufrir emergencias relacionadas con el calor y enfermedades relacionadas con el frío. Muchas veces, es posible que ni siquiera sepan que están en peligro de enfermarse.

Enfermedades Relacionadas Con El Calor

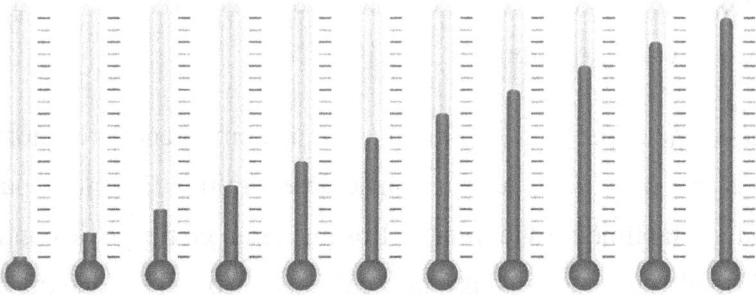

La sobreexposición al calor puede provocar varias enfermedades, como calambres por calor, agotamiento por calor, insolación. Estas enfermedades, a su vez, conducen a una pérdida de líquidos y electrolitos, lo que altera el equilibrio del cuerpo y conduce al deterioro del cuerpo.

Calambres Por Calor

De todas las enfermedades relacionadas con el calor, los calambres por calor son los menos preocupantes. Por lo general, es la primera señal del cuerpo de que la temperatura está en el lado alto. Los calambres por calor son dolorosos. Son el movimiento involuntario de los músculos que provocan un espasmo muscular involuntario. Los espasmos pueden ser más intensos y mucho más prolongados que los típicos calambres nocturnos en las piernas. La pérdida de líquidos y electrolitos, sin duda, contribuye a los calambres por calor. Los músculos más afectados son las pantorrillas, los brazos, los de la pared abdominal y los músculos de la espalda. Durante el ejercicio, los calambres por calor pueden afectar a casi cualquier grupo de músculos.

La probabilidad de que ocurran calambres por calor aumenta cuando se trabaja en un ambiente caluroso, especialmente en actividades a las que uno no está acostumbrado. Otro factor de riesgo es la escasa ingesta de sal al mismo tiempo que se suda mucho.

Aún no se conoce la causa exacta de los calambres por calor, pero es probable que estén relacionados con problemas de electrolitos. Los electrolitos se componen de varios minerales esenciales como sodio, calcio, potasio y magnesio. Estos minerales juegan un papel importante en las reacciones químicas que tienen lugar en los músculos. Como tal, cualquier desequilibrio puede provocar varios problemas.

El sudor que sale del cuerpo a través de los poros contiene una gran cantidad de sodio, y la ingesta de líquidos sin una cantidad adecuada de sodio puede provocar una afección grave de bajo contenido de sodio llamada hiponatremia.

Varios síntomas pueden identificar los calambres por calor. Los espasmos musculares que se producen suelen ser:

- doloroso
- Breve
- Involuntario
- Intermitente
- A menudo autolimitado

Agotamiento Por Calor

El agotamiento por calor es una condición más grave que los calambres por calor. Es un problema común para bomberos, atletas, trabajadores de fábricas y trabajadores de la construcción. También es una preocupación para quienes usan ropa pesada en un ambiente cálido y húmedo. Ocurre como resultado de la pérdida de agua y sal del cuerpo, a través de la exposición a altas temperaturas en combinación con alta humedad y actividad física extenuante. Todo esto hace que el cuerpo se sobrecaliente e induce una sudoración abundante y un pulso rápido.

El calor que produce el cuerpo, combinado con el calor del ambiente, es lo que da como resultado lo que se conoce como la temperatura central del cuerpo. La temperatura central del cuerpo es la temperatura interna del cuerpo. El cuerpo es muy bueno para regularse a sí mismo para adaptarse a las temperaturas ambientales, como la ganancia de calor o la pérdida de calor, según corresponda.

Cuando hace calor, el cuerpo puede mantener su temperatura central y enfriarse principalmente sudando. Cuando el sudor se evapora del cuerpo, el cuerpo se enfría y se regula la temperatura corporal. Sin embargo, en momentos de ejercicio riguroso o trabajo extenuante en un ambiente cálido y húmedo, el cuerpo es incapaz de refrescarse eficazmente. En respuesta, la más leve de las enfermedades relacionadas con el calor, se producen los calambres por calor. Los calambres por calor luego progresan y conducen al agotamiento por calor. Si no se brinda atención lo antes posible, pronto vendrá el golpe de calor, el más letal del trío.

Los signos y síntomas del agotamiento por calor pueden aparecer repentinamente o tomar su tiempo, especialmente después de un largo período de ejercicio. Los signos y síntomas del agotamiento por calor incluyen

Piel húmeda y pegajosa con piel de gallina incluso cuando no hace buen tiempo.

- Mareos
- Sudoración intensa
- Desmayo
- Fatiga
- Presión arterial baja mientras está de pie
- Un pulso débil y rápido
- Náuseas
- Calambres musculares
- Dolores de cabeza

Golpe De Calor

El golpe de calor es la menos común de las enfermedades relacionadas con el calor. También es el más grave de los tres. Cuando se ignoran los signos del agotamiento por calor, ocurre un golpe de calor. A menudo ocurre durante el verano y en climas cálidos cuando el cuerpo está muy sobrecalentado y la temperatura central es tan alta como 40 ° C o 104 ° F. Aunque es poco común, los golpes de calor requieren atención inmediata porque pueden provocar daños graves en el corazón, los riñones, los músculos e incluso el cerebro si se ignoran. La demora en el tratamiento puede conducir a un mayor deterioro e incluso puede provocar la muerte de la víctima.

- Los signos y síntomas del golpe de calor incluyen

- Temperatura corporal realmente elevada

- Hay un cambio repentino en el comportamiento y el estado de alerta mental de la víctima. La víctima comienza a experimentar confusión, agitación o dificultad para hablar.

- La víctima puede incluso estar delirando o sufrir convulsiones.

- En lugar de piel caliente y seca, hay un cambio en el patrón de sudoración de la víctima, lo que conduce a una piel ligeramente húmeda.

- Náuseas y vómitos

- Respiración rápida

- Piel enrojecida

- Dolores de cabeza

- Aumento de la frecuencia cardíaca.

Emergencias Relacionadas Con El Frío

El proceso evolutivo no equipó al hombre para adaptarse a los climas fríos. Los humanos son más adecuados para climas cálidos. Esto es evidente en la forma en que nuestros cuerpos generalmente planos y angulares, junto con nuestras largas extremidades, están diseñados para fomentar la pérdida de calor. Los humanos somos relativamente lampiños, lo que nos permite perder calor fácilmente. Transversalmente, esto también nos hace incapaces de soportar el clima frío sin ropa adecuada y una fuente de calor. Esto hace que el cuerpo funcione mal y puede provocar la muerte. Las emergencias relacionadas con el resfriado a menudo no se reconocen ni se tratan de inmediato porque las víctimas creen que pueden "resistir".

Los dos tipos de emergencias relacionadas con el resfriado son la congelación y la hipotermia.

Congelación

La exposición al frío extremo produce congelación. Cuando cualquier parte del cuerpo se deja desprotegida o desnuda al aire frío, la parte del cuerpo comienza a congelarse. La gravedad de las quemaduras por congelación depende de cuánto tiempo haya estado expuesta la parte del cuerpo al frío helado. Puede provocar la pérdida de manos, dedos, brazos, pies, dedos de los pies y piernas. Las temperaturas frías provocan lesiones en la piel y en los tejidos subyacentes. Las partes del cuerpo que a menudo quedan desnudas y descubiertas, como los dedos de los pies, la nariz, las mejillas, las orejas, los dedos, el mentón, etc., suelen ser víctimas de congelación. Incluso con guantes, los dedos a veces son víctimas de congelación.

La congelación puede ocurrir en varias etapas.

Frostnip : Frostnip es la forma más leve de congelación. La exposición prolongada al frío puede provocar entumecimiento en las áreas afectadas. Se experimenta dolor y hormigueo a medida que la piel se calienta. Frostnip no deja daño permanente a la piel.

Congelación superficial: la congelación superficial parece ser piel enrojecida, que se vuelve blanca o pálida. La piel comienza a calentarse. Eso demuestra que existe una grave afectación cutánea. El recalentamiento en esta etapa puede causar manchas en la piel. También se acompaña de escozor, ardor e hinchazón. Después de recalentar la piel, puede aparecer una ampolla llena de líquido entre 12 y 36 horas después.

Congelación profunda o severa: la congelación profunda ocurre cuando el cuerpo se somete a temperaturas frías durante el tiempo suficiente para afectar todas las capas de la piel y los tejidos que se encuentran debajo. Esto conduce al blanqueamiento o color gris ruborizado de la piel. Es de esperar entumecimiento, pérdida de conciencia del dolor, frío o malestar en las áreas afectadas. Las articulaciones y los músculos también pueden congelarse. Después de recalentar las áreas afectadas durante 24 a 48 horas, se pueden formar ampollas grandes. Si eso sucede, el área afectada se volverá negra y dura porque los tejidos subyacentes están muriendo.

La congelación es un tipo más leve de lesión por frío y casi nunca causa daño permanente a la piel. Los síntomas de la congelación incluyen:

- Piel fría y sensación de picazón al principio

- Entumecimiento

- Piel dura o de aspecto ceroso

- Piel roja, blanca o blanca azulada

- Torpeza debida a rigidez muscular o articular

- En casos severos, se forman ampollas después del recalentamiento.

Hipotermia

La hipotermia no requiere temperaturas frías y frías como la congelación antes de que afecte a una persona. La hipotermia ocurre como resultado de la incapacidad del cuerpo para mantener su temperatura central. Un cuerpo mojado o un día ventoso son dos condiciones comunes que a menudo conducen a hipotermia. Sin la atención adecuada, las personas que padecen hipotermia morirán. Cuando el cuerpo no puede generar calor lo suficientemente rápido y adecuado para combatir el frío ambiental, se produce la hipotermia. Esto hace que el cuerpo baje a temperaturas muy bajas. La temperatura corporal normal es de 37 grados Celsius o 98,6 ° F, pero cuando se produce la hipotermia, la temperatura corporal se reduce drásticamente a 35 grados Celsius o 95 ° F. Las personas sin hogar, los enfermos, los niños pequeños y los ancianos que residen en hogares con poca calefacción corren mayor riesgo de sufrir hipotermia.

Un descenso de la temperatura corporal provoca un mal funcionamiento de los órganos principales del cuerpo. Eso incluye el corazón, el cerebro, los pulmones y, en algunos casos, todo el sistema nervioso. Una víctima que sufre de hipotermia no se da cuenta de inmediato de la afección. El pensamiento confuso que también está relacionado con la hipotermia dificulta la autoconciencia. El primer signo de hipotermia es escalofríos. Los escalofríos ocurrirán casi de inmediato. La temperatura del cuerpo desciende cuando se activa la defensa automática del cuerpo contra el frío, que consiste en calentarse.

Los síntomas de la hipotermia incluyen:

- Temblando

- Respiración lenta y superficial

- Un pulso débil

- Habla entre murmullos o dificultad para hablar

- Somnolencia y muy poca energía

- Falta de coordinación

- Pérdida del conocimiento en casos graves

- Piel de color rojo brillante.

Lesiones Cerebrales

Los accidentes ocurren todo el tiempo que pueden provocar una lesión en el cerebro o la médula espinal. Un bate puede batear en el momento equivocado; un puñetazo podría caer en el lugar equivocado; un pie puede llegar a la cabeza durante una pelea. Incluso al margen de los enfrentamientos, existen causas ambientales que pueden provocar lesiones cerebrales como caídas o tropezones. Muchas víctimas de lesiones cerebrales y espinales pueden incluso desempolvarse y seguir adelante sin saber que han sufrido lesiones graves en algún lugar.

El cerebro y la médula espinal son los que forman el sistema nervioso central. El sistema nervioso central es el centro de energía del cuerpo. Es responsable de enviar señales al resto del cuerpo, recibir información de los órganos sensoriales, procesar la información recibida y tomar la decisión adecuada. No se puede exagerar la importancia del cerebro y la médula espinal. Cualquier altercado con ellos, no importa cuán pequeño sea, puede conducir a grandes y muchas veces cambios irreversibles en el individuo.

Las partes principales del cerebro son el cerebro, el cerebelo y el tronco encefálico. La mayor parte del cerebro es el cerebro y se encuentra encima de todas las demás estructuras. Es una de las partes más importantes del cerebro porque es el centro del aprendizaje, el lenguaje, el procesamiento sensorial y la memoria. La decisión de levantar la mano o balancear las piernas o hacer un movimiento voluntario se inicia en el cerebro. Luego, la decisión se ajusta con precisión en el cerebelo. Situado justo debajo de la parte trasera del cerebro se encuentra el cerebelo. El cerebelo no solo coordina los movimientos y el aprendizaje motor, sino que también hay evidencia que muestra que el cerebelo está involucrado en otras funciones no motoras. El tallo cerebral, que se encuentra en la parte inferior del cerebro, pasa a formar la médula espinal. Las dos funciones principales del tronco encefálico son regular la frecuencia cardíaca y la frecuencia respiratoria.

Las funciones del cerebro siguen siendo un misterio para los científicos, ya que no se sabe todo sobre el cerebro. Por lo poco que se sabe, confirma que cualquier daño al cerebro es peligroso, pero que al tronco cerebral es particularmente peligroso para la vida.

Hay capas protectoras en todo el cerebro llamadas meninges. Las meninges tienen tres capas y se dividen en la capa más externa, también conocida como piel a mater, la capa media de la aracnoides y la capa más externa o piamadre. Entre la aracnoides y la piamadre se encuentra el espacio subaracnoideo. El espacio subaracnoideo está lleno de líquido cefalorraquídeo, LCR, que salva al cerebro de sí mismo al garantizar que no se aplaste por su propio peso. El CSF ofrece nutrientes y elimina los desechos.

El cráneo humano consta de 22 huesos, 14 de los cuales forman el esqueleto facial y 8 forman el neurocráneo de la caja cerebral, como se le conoce. Los huesos del neurocráneo superior y lateral son los más fuertes y trabajan de la mano para proteger el cerebro, el cerebro y el cerebelo especialmente contra los daños. El tronco encefálico sale del neurocráneo hacia la columna vertebral.

33 vértebras forman la columna o la columna vertebral, que va desde la base del cráneo hasta la pelvis. Las vértebras están diseñadas no solo para sostener el cuerpo, sino también para proteger la médula espinal. La médula espinal, que es una extensión del tronco encefálico, a través del canal espinal y hacia la columna vertebral, está formada por tejido nervioso. El canal espinal está lleno de líquido cefalorraquídeo, LCR, que cumple la misma función en la columna que en el cerebro.

Heridas En La Cabeza
Las lesiones en el cerebro y la médula espinal suelen ser causadas por traumatismos en la cabeza y el cuello. Las lesiones en el cuero cabelludo, la cara y el cráneo pueden ser indicios de una lesión en el

sistema nervioso central, pero no siempre es así. Por otro lado, puede haber lesiones en el sistema nervioso central que están presentes incluso en ausencia de traumatismo craneoencefálico. En casos de caída o accidente, es más seguro que las víctimas ser monitoreadas de cerca por cualquier lesión en la cabeza.

Fracturas

No todas las fracturas de cráneo son potencialmente mortales, pero algunas son engañosas, aparentemente normales pero potencialmente fatales. Las fracturas son abiertas o cerradas. Las fracturas abiertas exponen el hueso fracturado al medio ambiente ya sea desgarrando la piel o mediante una laceración directamente sobre la fractura. Cualquier otro tipo de fractura son fracturas cerradas.

No solo como fracturas abiertas y cerradas, las fracturas de cráneo también se pueden clasificar según la ubicación y el número de la fractura. Una fractura lineal discurre en una línea bastante recta sin desplazamiento del hueso. Una fractura deprimida, por otro lado, desplaza los huesos hacia adentro como un cráter. Una fractura complicada es aquella en la que el hueso desgarra las meninges y provoca sangrado. Los fragmentos también pueden desprenderse y dañar los tejidos del cerebro. Si este tipo de fractura complicada también es abierta, expone las meninges y el cerebro al medio ambiente, aumentando las posibilidades de una infección letal.

Lesiones Del Cuello

Corriendo por el cuero cabelludo hay una gran cantidad de arterias y venas que no se retraen. Esto se debe a la estructura de los tejidos y los vasos sanguíneos dañados. Esta es la razón por la cual los cortes en el cuero cabelludo provocan un sangrado profuso. La gran cantidad de sangre perdida pone a la víctima en riesgo de shock.

Lesiones Cerebrales

Hay varias formas de clasificar las lesiones cerebrales. Se pueden clasificar como adquiridos o congénitos: medios congénitos que existen en el momento del nacimiento o antes. Las lesiones cerebrales congénitas son lesiones que deben ser tratadas por personal médico capacitado. Las lesiones cerebrales adquiridas se dividen a su vez en traumáticas y no traumáticas.

Lesiones Cerebrales Traumáticas

Las lesiones cerebrales traumáticas a menudo son causadas por la rápida aceleración de la cabeza, como un latigazo, un traumatismo contundente o un golpe en la cabeza. Esto puede provocar varias lesiones en el cerebro y su tejido protector. Esto puede provocar contusiones o hematomas del tejido cerebral, hemorragia o hematomas, que es el sangrado en el cerebro o el cráneo o el estiramiento y desgarro del tejido cerebral.

El cerebro se encuentra en un espacio confinado y rígido, por lo que la hinchazón y el sangrado provocarán un aumento de la presión intracraneal (PIC). La presión intracraneal puede provocar una disminución de la perfusión de los tejidos cerebrales y la herniación del cerebro fuera del neurocráneo. La falta de oxígeno y nutrientes causada por la disminución de la perfusión puede provocar la muerte del tejido y daño cerebral permanente. Una hernia cerebral a corto plazo o una perfusión insuficiente pueden alterar las actividades normales del cerebro, provocando cambios que van desde el habla hasta la cognición general. También puede causar daño al sistema nervioso autónomo, que regula la respiración, la presión arterial y la frecuencia cardíaca.

Lesión Cerebral Traumática Leve

Los siguientes síntomas están relacionados con una lesión cerebral traumática leve.

- Nivel alterado de conciencia
- Cognición alterada
- Alteraciones sensoriales
- Vómitos y náuseas
- Malestar general

Lesión Cerebral Traumática Grave

Los síntomas de una lesión cerebral traumática grave incluyen los de una lesión cerebral traumática leve, así como estos nuevos síntomas:

- Empeoramiento de los síntomas de una lesión cerebral traumática leve
- Empeoramiento de los dolores de cabeza

- Un cambio en el tamaño de la pupila, aunque este es un signo de desarrollo posterior

- Cognición severamente alterada que incluye afasia, dificultad para encontrar y entender palabras, dificultad para hablar, paresia, debilitamiento de una o más extremidades o parálisis total.

- Signos vitales alterados

- Sangrado de los oídos

Alergias

Una alergia es una respuesta que da nuestro cuerpo a sustancias extrañas. Estas sustancias extrañas se denominan alérgenos. Estos alérgenos no suelen ser dañinos para nuestro cuerpo, pero el cuerpo los reconoce y los etiqueta como invasores y lucha por destruirlos. Estos alérgenos ingresan al cuerpo por diversos medios. Se pueden tragar o ingerir, inhalar u oler, inyectar en el cuerpo o aplicar sobre la piel por diversos medios, como medicamentos o picaduras de insectos. Los alérgenos incluyen algunos tipos de alimentos, caspa de mascotas, polen, mohos, ácaros del polvo, medicamentos o proteínas animales.

El papel de nuestro sistema inmunológico es defender al cuerpo de las sustancias nocivas y cualquier sustancia que el cuerpo perciba como extraña se destruye. Nuestro sistema inmunológico reacciona cuando entra en contacto con alérgenos, aunque no son dañinos, y pueden causar inflamación de la piel, las vías respiratorias, los senos nasales o el sistema digestivo. En casos graves, puede provocar una reacción anafiláctica, que es una reacción potencialmente mortal.

Causas De Alergias

Las reacciones alérgicas comienzan cuando su cuerpo confunde una sustancia inofensiva (alérgeno) con un invasor (patógeno) y luego produce anticuerpos para combatirlos. Los anticuerpos producen una sustancia química llamada histamina, que provoca síntomas alérgicos.

- Los alérgenos comunes incluyen:
- Alérgenos en el aire, como ácaros del polvo, esporas de moho, caspa de animales y polen
- Ciertas sustancias alimenticias como maní, pescado, mariscos, huevos, leche, soja y nueces de árbol
- Picaduras de insectos, como las de una avispa o abeja
- Látex
- Níquel y otros metales
- Medicamentos como penicilina o productos a base de penicilina.
- Plantas como el polen de la hierba, las malas hierbas y los árboles y las resinas de plantas como la hiedra venenosa y el roble venenoso.
- Cosméticos
- Productos de cuidado personal

Factores De Riesgo De Alergias

Herencia: los niños cuyos padres son alérgicos a algunas sustancias pueden tener la tendencia a tener esas alergias.

- género

- Raza

- Edad

- Exposición a enfermedades infecciosas durante la primera infancia

- Dieta

Síntomas De Alergias

Para alergia nasal; como rinitis alérgica (fiebre del heno), los síntomas incluyen secreción nasal, estornudos, picazón en los ojos, la nariz o el paladar

Para alergias de los ojos; como conjuntivitis alérgica, los síntomas incluyen enrojecimiento y picazón en los ojos

Para las alergias de los oídos, los síntomas incluyen una sensación de plenitud, dolor y problemas de audición.

Para las alergias en el tracto gastrointestinal, los síntomas pueden ser vómitos, hinchazón, dolor abdominal, diarrea.

Para alergias alimentarias; los síntomas incluyen hormigueo en la boca, hinchazón de los labios, lengua, cara o garganta; urticaria, náuseas, fatiga

Los síntomas de la alergia a las picaduras de insectos incluyen hinchazón en el lugar de la picadura, picazón en el cuerpo, tos, sibilancias y dificultad para respirar.

Las alergias a medicamentos causan urticaria, picazón en la piel, sarpullido, sibilancias

Los síntomas de alergia cutánea incluyen enrojecimiento y / o descamación de la piel, picazón en la piel, erupciones cutáneas, eccema, urticaria.

Condiciones Alérgicas Comunes

Rinitis alérgica (fiebre del heno): esta es una de las afecciones alérgicas más comunes. Es causada por la inhalación de alérgenos como polvo, moho, polen o caspa de animales. Provoca irritación de la nariz, estornudos, picazón y enrojecimiento de los ojos. También provoca inflamación de las células de la nariz, más moco en los pulmones, tos, sibilancias y falta de aire.

Asma: esta es una afección en la que las paredes de las vías respiratorias están inflamadas e hipersensibles, lo que hace que las vías respiratorias se estrechen.

Conjuntivitis alérgica : es la inflamación de los tejidos que cubren el globo ocular.

Dermatitis atópica (eccema): esta es una afección en la que parches de la piel se inflaman y a veces pican.

Urticaria: esta es una reacción cutánea que provoca el desarrollo de ronchas rojas, con comezón y elevadas de varios tamaños y formas en la piel.

Dermatitis de contacto: es la hinchazón de la piel causada por el contacto de sustancias con la piel.

Alergias De La Piel

Las alergias en la piel son síntomas comunes de reacciones alérgicas. Puede ser el resultado del contacto directo de los alérgenos con la piel o desencadenado por la ingestión del alérgeno.

Tipos de alergias cutáneas:

- Erupciones
- Eczema
- Dermatitis de contacto
- dolor de garganta
- Urticaria
- Ojos hinchados
- picazón
- Quema

Anafilaxia

Ésta es una reacción alérgica grave y potencialmente mortal. Puede afectar a varios órganos al mismo tiempo. Los síntomas de la anafilaxia incluyen:

- Pérdida del conocimiento

- Presión arterial baja

- Urticaria y picazón en la piel

- Dificultad para respirar

- Náuseas

- Vómitos

- Erupción cutánea

- Aturdimiento

- Pulso débil

- Hinchazón de la lengua o la garganta

- Congestión nasal, secreción nasal

- Picazón en los ojos

- Malestar abdominal

- diarrea

- Tos y sibilancias

Complicaciones

Anafilaxia : esto ocurre como resultado de alergias graves. Esto se desencadena principalmente por alimentos, medicamentos y picaduras de insectos.

Asma: las reacciones alérgicas desencadenan el asma porque estas reacciones afectan las vías respiratorias y la respiración

Sinusitis e infecciones de oído y pulmones.

Diagnóstico

Examen físico.

Análisis de sangre: se confirma la manifestación de la inmunoglobulina E (IgE), un anticuerpo que causa alergia en la sangre.

Pruebas cutáneas: normalmente las realiza un alergólogo. Se aplican diferentes alérgenos a la piel y se observa la reacción de la piel a estos alérgenos.

Medicamento

Los medicamentos para la alergia incluyen:

- Antihistamínicos
- Corticosteroides
- Descongestionantes

Otra opción de tratamiento es la inmunoterapia. En casos de emergencia, se puede administrar una inyección de epinefrina de emergencia.

Prevención

La mejor prevención de las alergias es evitar los alérgenos que provocan reacciones.

Asma

¿Qué es el asma?

El asma es una afección en la que el tubo que lleva el aire a los pulmones se hincha y se estrecha. Es una enfermedad que obstruye el flujo de aire a los pulmones. Las vías respiratorias de los pulmones están rodeadas de músculos lisos y contienen glándulas mucosas. Los músculos lisos generalmente se contraen y relajan para controlar el flujo de aire hacia los pulmones. Las glándulas mucosas defienden las vías respiratorias y atrapan los desechos y otras células y las llevan a la nariz para ser expulsadas. En el asma, los músculos de los pulmones se tensan, se hinchan y se llenan de moco porque las células de las vías respiratorias perciben una amenaza y, en respuesta, producen una gran cantidad de moco. Esto dificulta la respiración. También puede provocar tos y un silbido al respirar.

El asma es una enfermedad no transmisible. No se puede transmitir por contacto de nadie que padezca la enfermedad. Sin embargo, puede transmitirse de padres a hijos o ser causada por factores ambientales. Tener un padre con asma no es una garantía de que usted lo tenga, pero existe la tendencia a desarrollarlo.

El asma no se puede curar, pero se puede controlar con tratamiento. Cuanto antes el tratamiento, menor es la tendencia a interrumpir sus actividades diarias. Con un manejo adecuado, puede vivir una vida sana y activa.

Un ataque de asma ocurre principalmente por la presencia de desencadenantes. Un desencadenante es cualquier cosa que irrita las vías respiratorias. Hay dos tipos de desencadenantes que causan ataques de asma.

Desencadenantes alérgicos, como ácaros del polvo, polen, moho, desechos de cucarachas, caspa de mascotas o infecciones virales

Desencadenantes no alérgicos como humo, polvo, ejercicio, aire frío, contaminantes del aire o emociones intensas.

Síntomas Del Asma

Los síntomas del asma difieren de una persona a otra. Algunos exhiben estos síntomas solo en determinadas situaciones, como el trabajo tedioso, el ejercicio o la presencia de desencadenantes, mientras que algunos exhiben estos síntomas todo el tiempo.

Los signos y síntomas del asma incluyen:

Dificultad para respirar : Esto le da la sensación de que no puede respirar bien y le dificulta hablar, comer o dormir.

Tos : esto ocurre a menudo por la noche o temprano en la mañana. También puede ocurrir en cualquier momento del día. Es común en los niños.

Aumento de la producción de moco : hay mucho moco en las vías respiratorias porque están inflamadas .

Dolor u opresión en el pecho : esta es una sensación desagradable causada por la presión del exceso de líquido en los pulmones.

Sibilancias : este es el silbido que se produce al exhalar. Esto es común en los niños.

Dificultad para dormir como resultado de falta de aire o tos.

Los síntomas asociados incluyen mareos, palpitaciones y fatiga. La aparición de nuevos síntomas incluye envejecimiento o falta de respuesta a los medicamentos adecuados.

Causas Del Asma

Los investigadores no han podido determinar la causa del asma, pero ciertos factores de riesgo se han asociado con el asma.

El asma podría resultar de interacciones entre la genética de una persona y las interacciones con el medio ambiente.

Los factores de riesgo del asma incluyen:

Antecedentes familiares : los niños con padres que tienen asma tienen más probabilidades de desarrollar asma.

Género: se dice que el asma ocurre con más frecuencia en los niños que en las niñas. Los expertos han dicho que el tamaño de las vías respiratorias de un hombre joven es más pequeño en comparación con el de una mujer joven.

Alergias : son reacciones inmunes provocadas por alérgenos. Las personas con alergias tienen más probabilidades de desarrollar asma. Esto no quiere decir que todas las personas alérgicas desarrollarán asma o que todas las personas que padecen asma se vean afectadas por alérgenos.

Atopia: esta es una condición genética en la que uno tiende a desarrollar eccema, fiebre del heno (rinitis alérgica) o conjuntivitis alérgica. Provoca una mayor sensibilidad a los alérgenos comunes que no deberían afectar al cuerpo.

Obesidad: la acumulación de grasa alrededor del pecho puede apretar los pulmones y dificultar la respiración. Los tejidos grasos también producen sustancias inflamatorias que pueden influir en los pulmones y provocar asma.

Medio ambiente : La contaminación del aire, los gases tóxicos, los humos de los tubos de escape de los generadores, los motores y los vehículos, la temperatura fría, la alta humedad y otras fuentes de contaminantes del aire en el interior pueden desencadenar el asma.

Fumar: fumar parece disminuir las funciones pulmonares y esto hace que uno sea más susceptible al asma.

Nacimiento prematuro : los niños nacidos antes de las 37 semanas pueden tener un mayor riesgo de desarrollar asma.

Infecciones pulmonares : los bebés y los niños que desarrollan infecciones pulmonares a una edad temprana pueden correr el riesgo de desarrollar asma. Las enfermedades respiratorias virales, como el virus respiratorio sincitial (VSR), pueden causar asma.

Hormonas: los desequilibrios hormonales durante o después de la menopausia pueden conducir al desarrollo de asma.

Exposiciones ocupacionales : La exposición a partículas de polvo, gases, humos químicos y vapores en el lugar de trabajo puede causar asma.

Tipos De Asma

Asma alérgica: esto ocurre como resultado de alergias o condiciones alérgicas existentes como fiebre del heno (rinitis alérgica) en el individuo. Esto provoca hipersensibilidad e inflamación de las células de las vías respiratorias del individuo y otros síntomas del asma.

Asma inducida por el ejercicio : este tipo de asma se desencadena por el ejercicio o el esfuerzo físico. Esto dificulta la respiración y pueden aparecer otros síntomas de asma, como tos y sibilancias.

Asma variante de la tos : el síntoma principal de este tipo de asma es la tos intensa. Los desencadenantes suelen ser infecciones respiratorias y ejercicio.

Asma ocupacional: es el asma que resulta de factores desencadenantes en el lugar de trabajo.

Asma nocturna (nocturna): en este tipo de asma, las posibilidades de tener síntomas aumentan durante la noche. El asma está influenciada por los ciclos de sueño y vigilia. Esto puede ser provocado por una mayor exposición a alérgenos, enfriamiento de las vías respiratorias, posición reclinada o secreciones hormonales.

Clasificación Del Asma

El asma puede variar desde síntomas muy leves hasta casos graves y que tratan la vida. La clasificación del asma incluye:

Asma leve intermitente : los síntomas de este tipo suelen ser leves y no ocurren con frecuencia, principalmente asma inducida por el ejercicio. Estos síntomas incluyen tos, inflamación de las vías respiratorias, mucosidad en las vías respiratorias y sibilancias. Por lo general, solo se necesitaría un inhalador de rescate para controlar este tipo de asma. Los medicamentos estarán determinados por la gravedad de los ataques cuando se produzcan. Las personas en riesgo de padecer este tipo de asma incluyen aquellas con antecedentes familiares, fumadores, personas con obesidad o alergias y personas expuestas a la contaminación.

Asma persistente leve : los síntomas del asma persistente leve son leves pero ocurren con más frecuencia. Se aconseja a las personas que eviten las sustancias que desencadenan los ataques y que se les puede administrar corticosteroides inhalados en dosis bajas.

Asma persistente moderada : los síntomas del asma ocurren con más frecuencia, probablemente una vez al día. Se puede recetar una dosis más alta de corticosteroides inhalados.

Asma grave persistente : los síntomas del asma se presentan repetidamente en un día. En estos casos, la respuesta al tratamiento es menor. A estos individuos se les prescribirá un tratamiento y combinaciones de medicamentos más agresivos.

Diagnóstico Del Asma

Se pueden realizar varias pruebas para diagnosticar el asma.

Examen físico : incluye un examen de la nariz, garganta y vías respiratorias superiores, ruidos respiratorios y signos de afecciones alérgicas en la piel.

Espirometría: esta es una prueba que se usa para verificar la función pulmonar y se usa para diagnosticar afecciones pulmonares como el asma y la enfermedad pulmonar obstructiva crónica (EPOC). El espirómetro se usa para medir la cantidad de aire que una persona puede respirar en un segundo y el volumen total de aire que puede exhalar en una respiración forzada.

Prueba de óxido nítrico exhalado : los niveles altos de óxido nítrico en la respiración indican que las vías respiratorias están inflamadas.

Prueba del medidor de flujo máximo : mide la velocidad más rápida a la que puede exhalar aire de los pulmones después de respirar profundamente. Si las vías respiratorias están inflamadas, los niveles de flujo máximo serán más bajos.

Tratamiento Del Asma

Los medicamentos para el asma incluyen inhaladores de rescate, corticosteroides inhalados y broncodilatadores de acción prolongada. La combinación de broncodilatadores de acción prolongada y corticosteroides inhalados es muy eficaz y se utiliza en casos graves.

Quemaduras

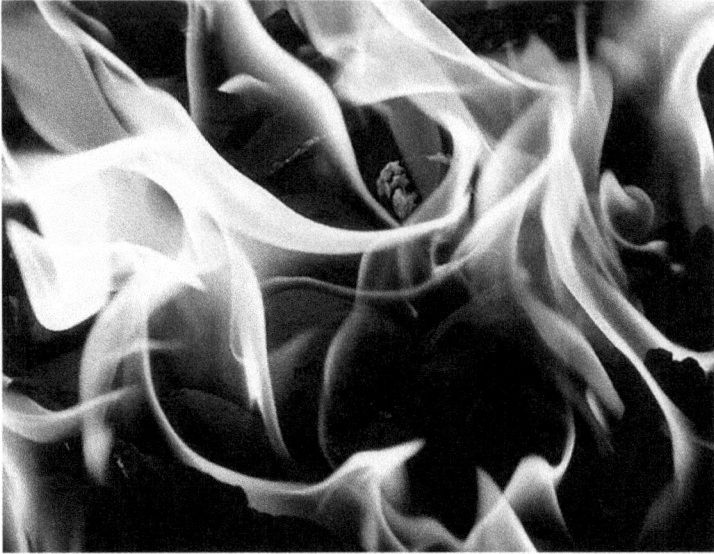

Una quemadura es un daño a los tejidos de la piel causado por el calor, la sobreexposición al sol, el frío, los productos químicos, la electricidad, la fricción o la radiación. Las quemaduras varían desde lesiones leves hasta situaciones de emergencia potencialmente mortales. Las quemaduras provocan la muerte de las células cutáneas afectadas. La causa y el grado de la lesión determinan el tipo de tratamiento que se debe administrar.

Causas De Quemaduras

Las causas de las quemaduras incluyen:

- Líquido o vapor caliente

- Fuego

- Metal, vidrio u otros objetos calientes

- Radiación

- Luz solar o rayos ultravioleta

- Corrientes eléctricas

- Productos químicos

- Abuso

Tipos De Quemaduras

Quemaduras por fricción : son causadas por el movimiento de objetos duros en la superficie de la piel.

Quemaduras por frío : también se denominan congelaciones. Ocurre cuando la piel está en contacto con objetos fríos durante un tiempo prolongado o en temperaturas bajo cero,

Quemaduras térmicas : Son provocadas por el contacto de la piel con objetos muy calientes. Los fluidos calientes, las llamas y el vapor pueden causar quemaduras térmicas.

Quemaduras por radiación : la exposición al sol y otras fuentes de radiación, como los rayos X o la radioterapia, pueden causar quemaduras por radiación. Las quemaduras solares son un ejemplo de quemaduras por radiación.

Quemaduras químicas : ocurren cuando ácidos fuertes, detergentes o solventes tocan la piel.

Quemaduras eléctricas: El contacto de la piel con la corriente eléctrica provoca quemaduras eléctricas.

Grado De Quemaduras

Quemaduras de primer grado : también se denominan quemaduras superficiales. Afectan la capa externa de la piel. Aparecen rojas sin ampollas. El dolor no suele durar más de tres días. Puede haber una pequeña hinchazón y descamación de la piel a medida que cicatriza la quemadura. El tratamiento para las quemaduras de primer grado, como el uso de un ungüento antibiótico, la toma de analgésicos o la aplicación de la crema para aliviar el dolor, se puede realizar en casa.

Quemaduras de segundo grado : estas quemaduras afectan la capa externa de la piel y la capa debajo de ella. Puede causar hinchazón y enrojecimiento de la piel, dolor intenso y ampollas cuando comienza la curación. Las quemaduras profundas de segundo grado pueden causar cicatrices. La curación suele tardar más.

Quemaduras de tercer grado : estas quemaduras afectan las capas de la piel y la capa de grasa debajo de la piel. Las áreas quemadas pueden aparecer negras, marrones o blancas. La textura de la piel se vuelve correosa. En las quemaduras de tercer grado, el dolor a menudo no se siente debido al daño nervioso. Los tratamientos de tales quemaduras pueden requerir cirugía.

Quemaduras de cuarto grado : estas lesiones generalmente destruyen todas las capas de la piel y afectan tejidos más profundos como músculos, tendones o huesos.

Complicaciones

Todas las quemaduras tienen riesgo de infecciones. Las complicaciones graves suelen estar asociadas con quemaduras de tercer grado. Estas complicaciones incluyen:

- Una infección bacteriana que puede provocar sepsis; una infección de la sangre.

- Tétanos: es una infección bacteriana que afecta el sistema nervioso y provoca problemas con las contracciones.

- Hipovolemia: volumen sanguíneo bajo como resultado de la pérdida de líquidos

- Hipotermia: temperatura corporal baja

- Queloides: el crecimiento excesivo de tejido cicatricial conduce a cicatrices

- Contracturas: incluyen problemas de huesos y articulaciones causados por el acortamiento y endurecimiento de la piel, los músculos y los tendones.

Tratamiento

El tratamiento a administrar en quemaduras depende de la intensidad de la lesión. Los medicamentos que pueden ayudar a curar incluyen:

- Medicamentos para el dolor y la ansiedad

- Quema cremas y ungüentos

- Líquido intravenoso para prevenir la deshidratación y la insuficiencia orgánica

- Antibióticos

- Toxoides tetánicos

- Vestirse

Otras opciones de tratamiento incluyen fisioterapia, injertos de piel y cirugía plástica. Suelen ser necesarios en casos graves.

Prevención

Para reducir los casos de quemaduras domésticas:

- Mantenga los líquidos calientes fuera del alcance de los niños y las mascotas.

- Mantenga todos los aparatos eléctricos alejados del agua y otros líquidos.

- Desenchufe los aparatos eléctricos cuando no estén en uso

- Cubra los enchufes eléctricos no utilizados

- Use ropa protectora al manipular productos químicos

- Tenga un extintor de incendios a mano

- Use ropa protectora cuando manipule objetos calientes

- Evite los picos de luz solar

Concusión

¿Qué es concusión?

Una conmoción cerebral es una lesión leve en el cerebro causada por un golpe en la cabeza o sacudidas violentas de la cabeza y el cuerpo. Los efectos de la conmoción cerebral incluyen dolor de cabeza, problemas de concentración, memoria, equilibrio y coordinación. Estos efectos suelen ser temporales, pero a veces pueden provocar pérdida del conocimiento.

Las conmociones cerebrales pueden deberse principalmente a caídas y colisiones durante las actividades deportivas.

Causas De Concusión

Una conmoción cerebral es causada por un golpe violento en la cabeza, el cuello o la parte superior del cuerpo. El cerebro generalmente está protegido por líquido cefalorraquídeo, pero una sacudida repentina puede hacer que el cerebro se mueva hacia adelante y hacia atrás en el cráneo. Esto afecta la función cerebral, principalmente por un período corto de tiempo. A veces, estas lesiones pueden provocar hemorragias en el cerebro, que pueden ser fatales.

Factores De Riesgo De Concusión

Los factores que aumentan las posibilidades de sufrir una conmoción cerebral incluyen:

- una caída
- Actividades deportivas como fútbol, hockey, rugby, boxeo y otros deportes de contacto.
- Accidentes
- Abuso físico
- Combate
- Conmociones cerebrales anteriores

Síntomas De Concusión

Una conmoción cerebral puede presentarse inmediatamente después de una lesión o puede no formarse durante varias horas, días, semanas o meses incluso después de dicha lesión.

Los signos comunes de una conmoción cerebral, especialmente después de una lesión, son pérdida de memoria, dolores de cabeza crónicos y confusión. Es posible que la víctima no recuerde los hechos que llevaron a la conmoción cerebral.

Los síntomas de una conmoción cerebral son

- Dolores de cabeza
- Zumbido de oídos
- Náuseas
- Estómago inquieto
- cansancio
- Visión borrosa
- mareos
- Habla arrastrada
- Amnesia
- Pérdida temporal del conocimiento
- Alteraciones del sueño
- Irritabilidad
- Sensibilidad a la luz y al ruido

- Trastornos del gusto y el olfato

- Confusión

- Las conmociones cerebrales pueden ir acompañadas de lesiones en la columna, especialmente durante accidentes.

Concusión En Bebés

Algunos signos comunes de conmoción cerebral en los bebés incluyen:

- Vómitos

- Drenaje de la boca, los oídos y la nariz

- Irritabilidad

- Somnolencia

- Pérdida del equilibrio y marcha inestable

- Convulsiones

- Llanto excesivo

Tipos De Concusiones

Una conmoción cerebral puede variar de leve a grave, dependiendo de cuánto tiempo se resuelvan los síntomas.

Conmoción cerebral leve: también se llama conmoción cerebral de grado 1. Los síntomas suelen durar menos de 15 minutos. No hay pérdida de conciencia.

Conmoción cerebral moderada : la **conmoción cerebral de** grado 2 no causa pérdida del conocimiento, pero los síntomas duran más de 15 minutos.

Conmoción cerebral severa: en la conmoción cerebral severa (grado 3), hay pérdida del conocimiento, a veces solo por unos segundos.

Complicaciones

Las complicaciones de la conmoción cerebral incluyen:

- **Dolores de cabeza postraumáticos** : persistencia de dolores de cabeza durante días después de la lesión.

- **Vértigo postraumático** : sensación de mareo durante días, semanas o incluso meses después de la lesión.

- **Síndrome posconmoción cerebral** : persistencia de los síntomas de la conmoción cerebral más allá de las tres semanas posteriores a la lesión.

- **Efectos acumulativos de múltiples lesiones cerebrales** : efectos de repetidas lesiones en la cabeza

- **Síndrome del segundo impacto** : la experiencia de una segunda conmoción cerebral antes de que se resuelvan los síntomas de la primera lesión puede provocar inflamación del cerebro. Esto puede ser fatal para el cerebro.

Diagnóstico

- **Examen físico** : implica el examen de la cabeza y las partes del cuerpo donde ocurrió la lesión.

- **Imagen de resonancia magnética** : se hace para verificar si hay lesiones en el cerebro.

- **Electroencefalograma** : monitorea las ondas cerebrales. Esto se hace principalmente en casos de convulsiones.

- **Prueba ocular especial** : implica la evaluación de cambios visuales como cambios en el tamaño de la pupila, movimientos oculares y sensibilidad a la luz.

Tratamiento

El tratamiento de la conmoción cerebral depende de la gravedad de los síntomas. La mayoría de las veces, no se administran medicamentos importantes, excepto para los dolores de cabeza en los que se recetan analgésicos. Se aconseja a las víctimas que descansen lo suficiente, eviten los deportes y otras actividades extenuantes y el alcohol.

En casos graves, como sangrado en el cerebro, inflamación del cerebro o una lesión grave en el cerebro, es posible que se requiera cirugía.

Prevención

Para prevenir o minimizar las lesiones en la cabeza, se debe practicar lo siguiente.

- Use equipos de protección durante los deportes y otras actividades recreativas

- Use un cinturón de seguridad mientras conduce

- Evite los pisos mojados o resbaladizos

- Haga ejercicio con regularidad. Esto ayuda a mejorar el equilibrio

- Evite los lugares oscuros. Mantenga la casa bien iluminada para ayudar a prevenir caídas.

Tendones Y Fracturas

Tendones

Los tendones, que son tendones en un tejido duro, conectan los músculos a los huesos. Son muy fuertes y pueden soportar mucha tensión. En su mayoría están formados por células de fibra especializadas conocidas como tenocitos. Estos tenocitos producen moléculas de colágeno que se acumulan para formar las fibrillas de colágeno. Esas fibrillas de colágeno se juntan para formar lo que se conoce como la matriz extracelular de los tendones.

Estas matrices extracelulares se encuentran paralelas entre sí y se organizan en paquetes. El endotendineum une los haces. El endotendineo, que es un tejido conectivo laxo, también está formado por fibrillas de colágeno y fibras elásticas. Los haces de matrices extracelulares se unen luego al epitenón, que es una vaina de tejido conectivo irregular denso. La fascia luego cubre todo el tendón. El espacio entre la fascia y el tendón está lleno de un tejido areolar graso llamado paratenón. Las fibras de Sharpey son las que mantienen unidos los tendones y los huesos.

Las células del tendón se comunican entre sí mediante uniones gap. Esto les permite detectar y responder a cargas mecánicas. Los vasos sanguíneos del tendón se encuentran paralelos a las fibras de colágeno en el endotenón. Las terminaciones nerviosas están ausentes en el endotenón, pero están presentes en el paratenón y el epitenón.

La longitud del tendón varía de una persona a otra. La longitud del tendón decide el tamaño real y potencial de los músculos. Está determinada por la genética y no se ha comprobado que el medio ambiente afecte a la longitud del tendón.

Funciones

Los tendones son mecanismos mediante los cuales los músculos se conectan a los huesos. Transmiten la fuerza producida por los músculos, controlando la locomoción y proporcionando estabilidad a la estructura esquelética.

Algunos tendones poseen propiedades elásticas y funcionan como resortes. Estos tendones se denominan tendones que almacenan energía. Almacenan energía elástica para ser liberada posteriormente en el movimiento de los músculos. Además, la capacidad del tendón para estirarse permite que los músculos funcionen con menos o ningún cambio de longitud, lo que genera una mayor fuerza.

Lesiones Del Tendón

Esfuerzo: se trata de un estiramiento excesivo o desgarro del tendón. Las partes comunes del cuerpo donde se produce la tensión son la pierna, el pie y la espalda. Las tensiones suelen ocurrir como resultado de los movimientos habituales y el atletismo. Los síntomas de una distensión incluyen dolor e hinchazón en el área afectada. El área afectada puede sentirse caliente al tacto.

Tendinitis: esto también ocurre como resultado del uso excesivo del tendón. Los síntomas de la tendinitis incluyen dolor cuando se mueve el músculo e hinchazón del área. Profundo

Tratamiento

El tratamiento para la tensión incluye:

- **Descanso** : la inmovilización de la parte lesionada ayuda a la cicatrización. Se pueden usar abrazaderas y embragues de inmovilización, si es necesario.

- **Hielo** : una envoltura de hielo en una toalla ayuda a aliviar el dolor y permite que el tendón se relaje

- **Compresión** : el uso de un vendaje de compresión ayuda a reducir la hinchazón

- **Elevación** : la parte lesionada debe colocarse por encima del corazón para reducir la hinchazón y ayudar a la curación

- **Medicamentos** : se pueden administrar medicamentos antiinflamatorios y analgésicos para ayudar a reducir el dolor y la hinchazón.

Prevención

- Calentar antes de hacer ejercicio

- Comience lentamente y aumente gradualmente

- Mantenga un peso saludable

- Descanso. Tómese un día libre después de un ejercicio intenso o una actividad extenuante.

- Use zapatos que le queden bien

- Observa y escucha tu cuerpo

- Estire su cuerpo

Fracturas

La estructura esquelética del cuerpo está formada por huesos. Los huesos son lugares de unión de los músculos, lo que les permite moverse y realizar actividades. Los huesos también sirven como un escudo para los órganos y participan en la producción de células sanguíneas.

Una rotura total o parcial del hueso se conoce como fractura. La fractura de huesos varía de leve a grave. Puede ser el resultado de un impacto fuerte, estrés o lesión traumática leve. También puede ocurrir debido a afecciones médicas que debilitan los huesos, como osteoporosis, osteopenia o cáncer de huesos. Las fracturas son comúnmente causadas por accidentes automovilísticos, caídas, actividades deportivas.

Sintomas

- Hinchazón, hematomas y sensibilidad alrededor de la lesión.

- Dolor intenso

- Sensación de entumecimiento y hormigueo en el área afectada

- Piel descolorida alrededor del área afectada

- Deformidad: el hueso se desplaza de su lugar

- Problema al mover la parte lesionada

- Sangrado

Tipos De Fracturas

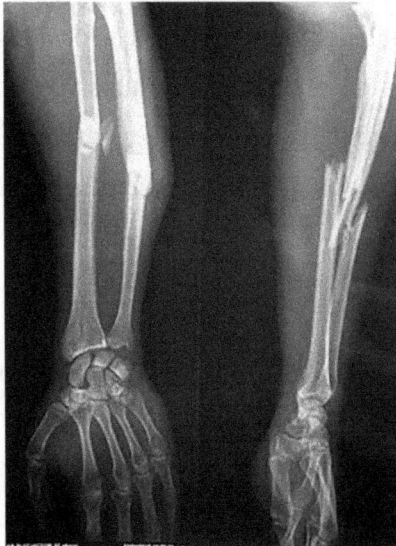

Fractura cerrada : este tipo de fractura no atraviesa la piel ni daña los tejidos circundantes.

Fractura abierta: también se conoce como fractura compuesta. La fractura daña los tejidos circundantes y atraviesa la piel. Existe una tendencia a desarrollar una infección profunda de los huesos.

Fractura por avulsión: esto ocurre como resultado de un músculo o ligamento que tira de un hueso, lo que hace que se fracture.

Fractura conminuta : en este tipo de fractura, el hueso se rompe en muchos pedazos.

Fractura por compresión : ocurre en el hueso esponjoso de la columna, donde colapsa una parte de la vértebra.

Dislocación por fractura : en la dislocación por fractura, una articulación del cuerpo se disloca y uno de los huesos de la articulación se rompe.

Fractura en tallo verde : se trata de una fractura incompleta del hueso porque la otra parte del hueso se puede doblar. Esto es común en niños con huesos más blandos y elásticos.

Fractura del toro : es la deformación de los huesos sin agrietarse. Es común en los niños y suele ser doloroso.

Fractura impactada : en este tipo de fractura, un fragmento del hueso roto entra en otro hueso.

Fractura intraarticular : en fracturas como esta, hay una extensión de la rotura hacia la superficie de la articulación.

Fractura longitudinal : la fractura se produce a lo largo del hueso.

Fractura oblicua : la fractura se produce en diagonal al eje del hueso.

Fractura en espiral : se trata de una fractura en la que una parte del hueso se ha torcido.

Fractura transversal : esta es una ruptura recta a través del hueso.

Fractura patológica : es el resultado de una enfermedad o afección subyacente que debilitó el hueso.

Fractura de la línea del cabello: se trata de una rotura parcial del hueso y, por lo general, es difícil de detectar inicialmente.

Complicaciones

La gravedad de una fractura depende del tipo de fractura y su ubicación en el cuerpo. Las complicaciones de las fracturas se pueden dividir en tres

Complicaciones inmediatas : esto ocurre en el momento de la fractura. Los síntomas incluyen shock hipovolémico; Lesión en los principales vasos sanguíneos, músculos y tendones, articulaciones y vísceras.

Complicaciones tempranas : esto ocurre en los primeros días después de la fractura. Los síntomas incluyen síndrome pulmonar, síndrome de embolia grasa, sepsis, trombosis venosa profunda, infección.

Complicaciones tardías : esto ocurre mucho tiempo después de la fractura. Los síntomas incluyen acortamiento, rigidez de las articulaciones, osteoartritis.

Diagnóstico

- Examen físico
- Pruebas de rayos X
- Imágenes por resonancia magnética

Tratamiento

La curación ósea es un proceso que ocurre de forma natural. El tratamiento se administra para asegurar la función máxima del área afectada después de la curación. Los extremos de los huesos rotos deben estar alineados para que comience el proceso de curación.

El tratamiento incluye:

- Inmovilización: los huesos deben permanecer alineados para que sanen. Se pueden utilizar objetos como yesos, placas y tornillos de metal, clavos intramedulares y fijadores externos para mantener los huesos en su lugar.
- Fisioterapia
- Cirugía

Prevención

Nutrición: el cuerpo necesita calcio para mantener los huesos sanos y fuertes. Las fuentes de calcio incluyen leche, yogur, queso y verduras de hoja oscura.

Luz solar: La luz solar es una fuente de vitamina D, que ayuda a nuestro cuerpo a absorber el calcio. Otras fuentes de vitamina D son los huevos y el aceite de pescado.

Actividad física: los huesos se fortalecen al realizar ejercicios con pesas. Estos ejercicios incluyen saltar, caminar, saltar, correr y bailar.

Capítulo 3

El Botiquin De Primeros Auxilios

L os botiquines de primeros auxilios son esenciales y deben estar en todos los hogares y lugares de trabajo porque siempre se usan en un momento u otro. También hay botiquines de primeros auxilios que se han puesto a la venta comercialmente en varias tiendas minoristas o cadenas de tiendas. Lo que necesita del botiquín de primeros auxilios depende de su nivel de formación médica y de la distancia a la que se encuentre la ayuda.

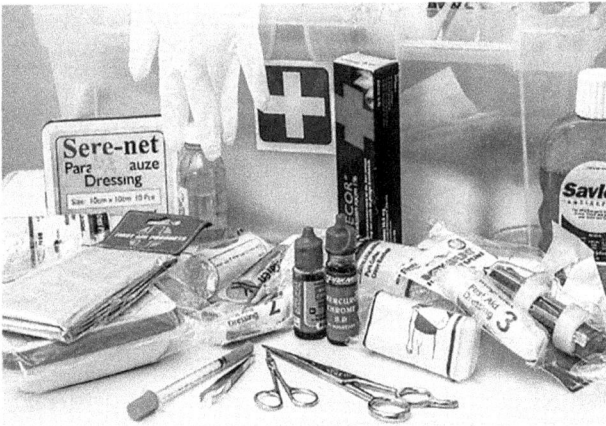

Los elementos básicos que deben incluirse en un botiquín de primeros auxilios para el hogar y el viaje incluyen los suministros que se utilizan a menudo para tratar lesiones traumáticas menores, como:

- Quemaduras

- Abrasiones y raspaduras

- Cortes

- Astillas

- Picaduras

- Cepas

- Esguinces

Un botiquín de primeros auxilios completo es importante para viajar, especialmente cuando se va a áreas que están lejos de los centros médicos. Dentro del kit debe haber artículos médicos personales como medicamentos para la alergia y otros artículos comunes que se pueden usar para síntomas menos comunes de enfermedades respiratorias virales como fiebre, tos, congestión nasal o dolor de garganta. Dentro del botiquín de primeros auxilios también se debe suministrar que pueda atender dolencias como cortes, dolores leves, problemas de piel, alergias, problemas gastrointestinales, etc.

Un botiquín de primeros auxilios no tiene por qué ser voluminoso. Puede ser un kit simple llenándolo con elementos que tienen varios usos. Cualquier artículo similar a una bolsa que ofrezca una buena vista del interior puede servir como botiquín de primeros auxilios para el hogar.

Los kits que se empaquetan para viajar o los que se guardan en el automóvil deben ser a prueba de caídas y resistentes al agua. Varios artículos pueden servir para este propósito, como un kit personal, una riñonera o una bolsa de maquillaje. Los artículos para el hogar, como bolsas para horno o bolsas para sándwich con cierre, también pueden servir como botiquín de primeros auxilios.

El botiquín de primeros auxilios debe inspeccionarse dos veces al año o más, y todos los medicamentos vencidos deben reemplazarse de inmediato. La cocina es el lugar más inteligente para poner un kit para el hogar, no solo porque es el centro de cada hogar donde se llevan a cabo la mayoría de las actividades familiares, sino también porque la cocina es un lugar aireado. La humedad del baño reducirá rápidamente la vida útil de los artículos del botiquín de primeros auxilios.

El botiquín de viaje debe estar al alcance, dependiendo de las actividades previstas para el viaje, ya sea en el equipaje o en la bolsa. Los botiquines de primeros auxilios diseñados para el uso diario deben permanecer en el automóvil. Los lugares donde se pasan largos períodos de tiempo como el remolque de viaje, las casas de vacaciones, los botes, las cabañas, etc., deben tener sus botiquines de primeros auxilios individuales.

Botiquines De Primeros Auxilios Esenciales

Los siguientes elementos deben incluirse en su botiquín de primeros auxilios. Todos se pueden comprar en la farmacia local bien empaquetada y también puede preguntarle al farmacéutico cuáles son los mejores artículos para almacenar.

Incluido en el kit para el hogar debe estar:

- Cinta adhesiva

- Loción o aerosol anestésico

- Almohadillas de gasa estériles

- Vendajes Ace

- Vendas adhesivas

- Antihistamínicos orales

- Corticosteroides tópicos

- Crema o gel tópico de aloe vera

- Guantes de examen

- Crema antibiótica de polisporina

- Almohadillas no adhesivas

- Máscaras de bolsillo para RCP

- Bolsas para horno resellables. Puede usarse para contener artículos contaminados o como bolsa de hielo

- Imperdibles: se utilizan para quitar astillas y sujetar las eslingas triangulares del vendaje en su lugar.

- Tijeras

- Vendajes triangulares que se pueden utilizar como torniquete, cabestrillo o toalla.

- Pinzas que se utilizan para quitar astillas, aguijones o garrapatas.

Kits De Viaje

Los siguientes elementos deben incluirse en un kit de viaje.

- Cinta adhesiva
- Almohadillas de gasa estériles
- Antiácidos para la indigestión
- Antidiarreico
- Crema antihistamínica
- Agentes antisépticos para la limpieza de heridas y manos
- Aspirina para dolores leves y ataques cardíacos
- Vendajes adhesivos de todos los tamaños
- Difenhidramina o loratadina
- Corticosteroides tópicos
- Crema o gel tópico de aloe vera para aliviar las quemaduras
- Un libro de primeros auxilios
- Se puede usar un encendedor de cigarrillos para esterilizar instrumentos y encender fuego para mantener el calor o crear una señal de ayuda.
- Medicamentos para la tos
- Kits dentales
- Guantes de examen
- Una linterna
- Ibuprofeno

- Repelente de insectos

- Un cuchillo, preferiblemente del tipo pequeño del ejército suizo

- Moleskin que a menudo se aplica a ampollas o puntos calientes

- Descongestionantes nasales en aerosol para la congestión nasal por alergias o resfriado

- Almohadillas para heridas no adhesivas

- Ungüento antibiótico de polisporina

- Bolsas de plástico con cierre

- Máscaras de bolsillo para RCP

- Imperdibles

- Tijeras

- Bloqueador solar

- Pinzas

Capítulo 4

Tratamiento De Primeros Auxilios Para Emergencias Y Condiciones De Salud.

En este capítulo, finalmente describiremos cómo aplicar el tratamiento y las prácticas de primeros auxilios para situaciones de salud de emergencia. Una cosa importante a tener en cuenta al aplicar estos procedimientos es SIEMPRE mantener la calma y pedir CONSENTIMIENTO. Este libro cubre una amplia variedad de situaciones en las que podría encontrarse usted o un ser querido. Aquí va.

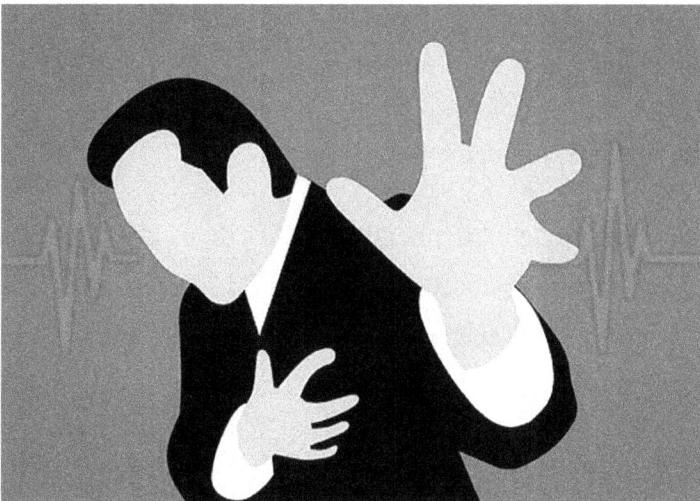

Tratamiento De Primeros Auxilios Durante Un Ataque Cardíaco

El signo principal de un ataque cardíaco es un malestar en el pecho persistente que desaparece y luego regresa o que dura más de 3 a 5 minutos. Si ve que una persona está experimentando los síntomas de un ataque cardíaco, lo mejor es llamar a los servicios de emergencia locales de inmediato. Una persona puede estar sufriendo un ataque cardíaco y aún así negar categóricamente que los síntomas sean tan graves. No dejes que esto te desanime, especialmente si estás seguro. Una vez que crea que una persona está sufriendo un ataque cardíaco, es inteligente que actúe de inmediato.

Los ataques cardíacos pueden conducir fácilmente a paros cardíacos y los paros cardíacos pueden conducir fácilmente a la muerte, pero este daño adicional al corazón se puede prevenir mediante una acción inmediata. Esto hace que sea importante actuar de inmediato; nota los signos de un infarto en cualquier persona. La mayoría de las muertes que ocurren debido a ataques cardíacos ocurren dentro de las 2 horas posteriores a la primera señal. Muchos de ellos podrían haberse salvado si las víctimas reconocieran sus síntomas y actuaran en consecuencia, o si los que estaban presentes cuando sucedió hubieran actuado rápidamente.

Varias personas que experimentan ataques de ataque tardan mucho en recibir atención médica, esperando que los síntomas se disipen. Cuando se niega a desaparecer, ellos encuentran la manera de recibir atención. La persona promedio espera 2 horas antes de ir al hospital. El daño causado al corazón se puede reducir incluso después de un ataque cardíaco mediante un tratamiento temprano con los medicamentos adecuados. Estos medicamentos suelen ser más eficaces cuando se administran dentro de la primera hora de las señales de ataque cardíaco.

Si observa o sospecha que alguien está sufriendo un ataque cardíaco, debe hacer lo siguiente:

- Llame al número de emergencia local de inmediato.

- Detenga lo que esté haciendo la persona y haga que la víctima descanse cómodamente. Al descansar, la necesidad de oxígeno del corazón se reducirá considerablemente. Aquellos que sufren un ataque cardíaco pueden respirar mejor cuando están sentados.

- Afloje la ropa incómoda o apretada que pueda tener.

- Observe de cerca a la víctima por cualquier cambio en la apariencia o comportamiento hasta que el personal médico capacitado se haga cargo.

- Si la víctima pierde el conocimiento o deja de respirar, debe realizarle RCP o usar un DEA si hay uno disponible.

- Asegúrese de preguntarle a la víctima si tiene antecedentes de alguna enfermedad cardíaca. Algunos de los que padecen enfermedades cardíacas han recetado medicamentos para el dolor de pecho. Puede obtener el medicamento y ayudar a la víctima a tomar el medicamento necesario.

- Recuerde estar tranquilo y reconfortante. Esto contribuirá en gran medida a reducir la ansiedad y el malestar de la víctima.

- Hable con la víctima, si es posible, y con los espectadores para obtener la mayor cantidad de información posible sobre la víctima.

- También puede ofrecer aspirina según lo permitan los protocolos médicos y los protocolos locales. Asegúrese de que la víctima pueda tragar. Asegúrese de que su proveedor de atención médica no le haya indicado a la víctima que evite la aspirina. Además, asegúrese de que la víctima no tenga ninguna contraindicación conocida para la aspirina.

- No intente llevar a la víctima al hospital usted mismo. Espere en cambio al personal médico porque la condición de la víctima podría deteriorarse rápidamente en el camino.

Aspirina Para Reducir El Daño De Ataque Cardíaco

Siempre que la víctima muestre los primeros signos de un ataque cardíaco, puede ayudar a dicha víctima mientras aún está consciente. Puede ofrecerle las dosis adecuadas de aspirina cuando comiencen los síntomas. Eso no significa que deba perder el tiempo en comunicarse con los servicios de emergencia locales, ya que esa es la forma más importante de ayudar a una persona que sufre un ataque cardíaco. Debe ayudar a la víctima a ponerse en una posición cómoda antes de ofrecerle la aspirina. Como la víctima aún está consciente y puede tomar la aspirina por vía oral, debe preguntarle a la víctima sobre las siguientes cosas.

- ¿Tiene alguna enfermedad del estómago o úlcera de estómago?

- ¿Toma anticoagulantes como warfarina?

- ¿Es alérgico a la aspirina?

- ¿Le han indicado sus médicos que evite la aspirina?

Si la respuesta a todas esas preguntas es no, entonces, y solo entonces, puede ofrecer a la víctima dos aspirinas masticables para bebés de 81 mg cada una o una para adultos, 325 mg de una tableta de aspirina para adultos y un poco de agua. Asegúrese de no ofrecer productos recubiertos con aspirina o productos con aspirina que estén destinados a otros usos o usos múltiples, como fiebre, dolores de cabeza o resfriado.

Debe ofrecer solo aspirina y no acetaminofén, Tylenol o medicamentos antiinflamatorios no esteroides (AINE) como Aleve, Advil, ibuprofeno, Motrin o naproxeno.

Tratamiento De Primeros Auxilios Por Paro Cardíaco

Los paros cardíacos son repentinos, ocurren sin previo aviso y se manifiestan como un ataque cardíaco. La brusquedad de un paro cardíaco representa más de 300.000 muertes al año solo en los Estados Unidos. La actividad eléctrica irregular y desordenada del corazón conduce a paros cardíacos repentinos. Médicamente, se denomina arritmias. La forma más común de arritmias es la fibrilación ventricular, también conocida como V-fib.

La Cadena Cardíaca De Supervivencia

- Para salvar a alguien que sufre un paro cardíaco, es posible que la RCP por sí sola no sea suficiente. Por eso es importante contar con personal médico avanzado en el terreno lo antes posible. La cadena de supervivencia es lo que presenta las mejores posibilidades de supervivencia para una víctima que sufre un paro cardíaco repentino.

- Reconocimiento inmediato y acceso temprano a los servicios médicos de emergencia. Cuanto antes alguien descubra qué está mal y avise a las autoridades correspondientes, antes llegará el personal de EMS y se hará cargo.

- La RCP inmediata es el siguiente paso. No basta con reconocer y llamar a los servicios de emergencia; alguien debe realizar RCP a la víctima. La RCP ayuda a suministrar sangre al cerebro y los órganos vitales. Sin el suministro de sangre a esos órganos, comienzan a morir, y esto puede causar un daño duradero si la víctima sobrevive. La aplicación inmediata de RCP ayudaría a mantener viva a la víctima hasta que llegue el personal médico o se disponga de un DEA.

- La desfibrilación inmediata, que es una descarga eléctrica en el corazón, puede ayudar a restaurar el ritmo cardíaco.

- La atención médica avanzada inmediata es la última en la cadena de supervivencia. El personal de EMS brindará la atención médica avanzada que tanto se necesita y trasladará a la víctima al hospital.

Todos y cada uno de los retrasos de la RCP y la desfibrilación reducen las posibilidades de supervivencia de la víctima en un 10 por ciento. La cadena de supervivencia es interdependiente y depende de sus otros eslabones para funcionar de manera eficiente.

Tomar medidas rápidas y seguir la cadena de supervivencia ayuda a las probabilidades del paciente a sobrevivir a un paro cardíaco. Como primer eslabón de la cadena de supervivencia, es importante que llame a la policía inmediatamente y observe que la víctima, sea quien sea, joven o viejo, no respira y está inconsciente. Mientras espera que llegue la ayuda, debe realizar RCP para aumentar las posibilidades de supervivencia de la víctima.

Rcp Y Desfibrilación

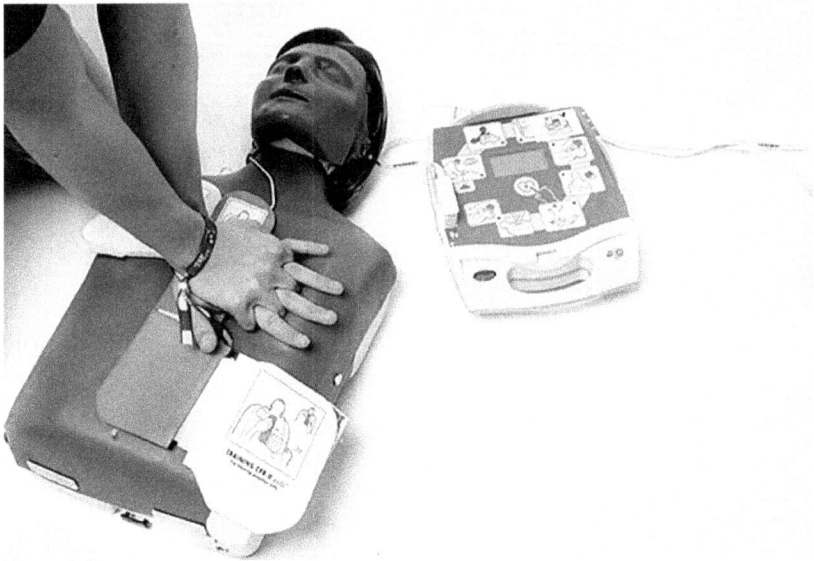

Mientras espera que llegue la ayuda, el mejor curso de acción es realizar RCP inmediata y desfibrilación. Eso permite que las células del cerebro y otros órganos sigan teniendo el oxígeno que necesitan para seguir viviendo durante un breve período de tiempo antes de que se agote todo el oxígeno de la sangre. La RCP implica una secuencia de compresiones torácicas y respiraciones de rescate. Como el corazón no late, las compresiones torácicas ayudarían a que la sangre circule con oxígeno. Las compresiones torácicas, administradas junto con las respiraciones de rescate, hacen el trabajo del corazón y los pulmones y aumentan las posibilidades de supervivencia de la víctima.

Eso no significa que la RCP por sí sola sea suficiente para hacer el trabajo. Hay casos en los que realizar RCP no es suficiente para corregir los problemas subyacentes del corazón. En casos como ese, un DEA administra desfibrilación. La descarga eléctrica dada por la desfibrilación es suficiente para interferir con las activaciones eléctricas del corazón el tiempo suficiente para que el corazón desarrolle espontáneamente el ritmo correcto y efectivo, por sí solo. La RCP y la desfibrilación tempranas aumentan en gran medida las posibilidades de supervivencia de un paciente con paro cardíaco.

Cómo Realizar La Rcp Para Adultos

No todo el mundo necesita RCP. Para decidir si un adulto inconsciente requiere RCP, existen procedimientos de emergencia que deben seguirse.

- Verifique tanto a la víctima como a la escena
- Llame para pedir ayuda o los servicios de emergencia locales.
- Compruebe la respiración de la víctima durante no más de 10 segundos.
- Verifique rápidamente si hay sangrado severo
- Si la víctima no respira, comience la RCP inmediatamente.

Para garantizar unas compresiones torácicas eficaces, la espalda de la víctima debe estar sobre una superficie firme y plana. Si la víctima está sobre una superficie blanda como una cama o un sofá, transfiérala rápidamente a una superficie firme y plana como el piso antes de comenzar las compresiones.

Para comenzar las compresiones en un adulto, debe colocar su cuerpo correctamente y hacerlo arrodillándose directamente al lado de la parte superior del pecho de la víctima. La colocación correcta de las manos asegura que sus brazos y codos estén lo más rectos posible para asegurar que sus hombros estén directamente sobre sus manos. La posición de su cuerpo como socorrista es muy importante para realizar compresiones torácicas eficaces. Debido a que necesita la profundidad necesaria para comprimir el pecho de la víctima hacia abajo, hacer uso de la posición correcta del cuerpo lo hará menos cansado para usted. Esto es muy útil, especialmente cuando usted es el único disponible para ayudar a la víctima.

La posición correcta de la mano es colocar la base de una mano sobre el esternón o el esternón de la víctima. Eso está en el centro de su pecho. A continuación, coloca la otra mano directamente sobre la primera mano. Trate de mantener los dedos alejados del pecho. Puede hacer esto sosteniendo los dedos hacia arriba o entrelazándolos. Si siente la muesca que se encuentra al final del esternón, mueva las manos ligeramente hacia arriba.

Las personas con artritis en la mano aún pueden realizar RCP en una víctima inconsciente agarrando la muñeca de la mano, que se coloca en el pecho con la mano alzada. Asegúrese de que la ropa de la persona no interfiera con usted para encontrar la posición de la mano derecha ni perturbe, de ninguna manera, su capacidad para dar compresiones eficientes. Si de alguna manera es así, es necesario quitar o aflojar la ropa para permitir compresiones profundas en el centro del pecho de la víctima.

Asegúrese de presionar fuerte y rápido para dar una frecuencia de al menos 100 compresiones torácicas por minuto. 100 compresiones torácicas por minuto se refieren a la velocidad de las compresiones y no al número de compresiones que se dan por minuto. Mientras comprime el pecho, sería útil contar en voz alta hasta que haya alcanzado las 30 compresiones torácicas. Presionar hacia abajo mientras dice el número y soltar la palabra "y" le ayudará a mantener un ritmo agradable y constante mientras comprime.

Las compresiones deben administrarse empujando el esternón hacia abajo al menos 2 pulgadas. El movimiento hacia arriba y hacia abajo del esternón debe ser suave y no entrecortado. Asegúrese de empujar el esternón hacia abajo con todo el peso de la parte superior del cuerpo y no solo con los músculos del brazo. El peso de la parte superior de su cuerpo proporcionará la fuerza que necesita para comprimir el pecho. No comprima el pecho con un movimiento de balanceo. Mecerse hacia adelante y hacia atrás es una compresión menos eficiente que solo desperdicia el esfuerzo del socorrista. Los brazos y hombros que se cansan fácilmente son indicios de una posición corporal inadecuada e incorrecta.

Con cada compresión, libere la presión sin cambiar la posición de las manos ni retirarlas. Solo cuando el cofre vuelve a su posición normal puede volver a comprimirlo. No detenga las compresiones y mantenga un movimiento constante hacia abajo y hacia arriba. La mitad del tiempo debe dedicarse a empujar hacia abajo mientras que la otra mitad se dedica a subir. Presionar hacia abajo significa juntar las paredes del corazón y hacer que la sangre salga del corazón. Al subir y aliviar la presión, las cámaras del corazón se llenan de sangre.

Una vez que se han administrado 30 compresiones torácicas, se deben abrir las vías respiratorias mediante una técnica de inclinación de la cabeza / elevación del mentón para dar 2 respiraciones de rescate. Las respiraciones de rescate deben hacer que el pecho se eleve claramente y solo deben durar alrededor de un segundo. La técnica de respiración de rescate es:

- Abra las vías respiratorias y realice respiraciones de rescate, una tras otra.

- Asegúrese de que la cabeza esté inclinada hacia atrás y la barbilla levantada.

- Se debe apretar la nariz para cerrar completamente la boca de la víctima.

- Sople en la boca de la víctima por sólo un segundo y asegúrese de que el pecho se eleve claramente.

El ciclo de compresiones torácicas y respiraciones de rescate debe continuar hasta que llegue la ayuda. Trate de evitar cualquier interrupción de las compresiones torácicas. Cada ciclo de compresiones torácicas y respiraciones de rescate solo debe durar unos 24 segundos.

Si hay socorristas capacitados en RCP en el lugar con la víctima, deben identificarse como personas capacitadas. Mientras uno de ellos comienza las compresiones torácicas, el otro debe comunicarse con los servicios de emergencia locales para obtener ayuda. Si el socorrista que realiza las compresiones torácicas está cansado, el otro puede hacerse cargo.

Solo hay un puñado de situaciones en las que se puede detener la RCP. Esas situaciones incluyen:

- Cuando hay un signo evidente de vida como respirar.
- Cuando hay un DEA disponible y listo para usar.
- Cuando haya personal capacitado o personal de emergencia que esté listo para hacerse cargo.
- Cuando la escena se vuelve insegura.
- Cuando está demasiado agotado para hacerse cargo.

Si nota en algún momento que la víctima está respirando, puede detener la RCP. Asegúrese de mantener las vías respiratorias abiertas y continúe monitoreando la respiración de la víctima para detectar cualquier cambio en la condición hasta que el personal de EMS capacitado pueda hacerse cargo.

Emergencias Cardíacas En Lactantes Y Niños

Si bien los niños y los bebés apenas sufren una emergencia cardíaca, ocurre, a menudo inmediatamente después de una emergencia respiratoria. Las causas del paro cardíaco en niños y bebés a menudo se deben a:

- Problemas respiratorios o de las vías respiratorias.
- Un accidente o una lesión traumática.
- Cardiopatía congénita.
- Un fuerte golpe en el pecho
- Síndrome de muerte súbita del lactante (SMSL)

Al igual que cualquier adulto, si nota que un niño o un bebé no respira, realice la RCP de inmediato. Los principios de la RCP para un adulto, las compresiones torácicas y las respiraciones de rescate, también son los mismos para un niño o un bebé. Sin embargo, la única diferencia es que las técnicas de RCP son diferentes en bebés y niños como resultado de sus cuerpos más pequeños.

Rcp Para Niños

En el caso de un niño inconsciente que no respira, colóquelo boca arriba sobre una superficie plana y firme. Al igual que un adulto, localiza la posición correcta de la mano colocando la base de la mano sobre el esternón. Mueva su mano ligeramente hacia arriba si siente la muesca del esternón. La posición también es la misma, arrodillándose junto a la parte superior del pecho del niño y colocando los hombros sobre las manos mientras mantiene los brazos y los codos lo más rectos posible.

Se administran 30 compresiones torácicas, duras y rápidas, a una profundidad de 2 pulgadas y a una velocidad de 100 compresiones por minuto. Recuerde levantar y permitir que el pecho se expanda a su posición normal antes de comprimir, pero recuerde no cambiar la posición de las manos. La vía aérea debe abrirse después de las 30 compresiones para dar 2 respiraciones de rescate. Cada respiración de rescate debería durar un segundo, pero debería ser suficiente para hacer que el pecho se eleve claramente. La técnica de inclinación de la cabeza / elevación de la barbilla también debe usarse para abrir las vías respiratorias del niño víctima.

Al igual que un adulto, la RCP no se detiene a menos que suceda una de las siguientes situaciones:

- Hay signos evidentes de vida como respirar.
- Hay un DEA disponible y listo para usar
- Hay otro respondedor capacitado o personal de EMS que puede hacerse cargo
- Está demasiado cansado para continuar.
- El área se vuelve insegura.

Si observa un cambio en el patrón de respiración del niño, mantenga la RCP, mantenga las vías respiratorias abiertas y esté atento a cualquier cambio en la condición del niño hasta que el personal de EMS se haga cargo.

Rcp Para Lactantes

Para comenzar la RCP en un bebé, primero debe encontrar la posición correcta para las compresiones. Se debe mantener una mano en la frente del bebé para mantener las vías respiratorias abiertas. Las yemas de dos o tres dedos de la mano disponible se utilizan para comprimir el centro del pecho justo debajo de la línea del pezón hacia los pies. Nuevamente, si siente la muesca al final del esternón del bebé, mueva los dedos levemente hacia la cabeza.

Se deben realizar 30 compresiones torácicas con las yemas de los dedos, comprimiendo el pecho aproximadamente 1 pulgada y media. Las compresiones, aunque duras y rápidas, no deben ser espasmódicas sino suaves. Asegúrese de mantener un ritmo constante y que no haya pausas durante cada compresión. No suelte los dedos de su posición en el pecho de la víctima infantil cuando los dedos estén subiendo. Las compresiones deben realizarse a razón de 100 compresiones por minuto. Se deben administrar 2 respiraciones de rescate después de 30 compresiones. Cada respiración de rescate debe cubrir la nariz y la boca de la víctima infantil, durar solo un segundo y debe hacer que el pecho se eleve claramente.

El ciclo de 40 compresiones torácicas y 2 respiraciones de rescate continúa excepto en cualquiera de estas situaciones:

- Hay signos evidentes de vida como respirar.
- Hay un DEA disponible para su uso
- Ya no puede continuar debido a la fatiga
- Hay otro respondedor capaz y listo para hacerse cargo
- La escena no es segura.

Si observa que el bebé está respirando por sí solo, detenga la RCP inmediatamente, asegúrese de mantener abiertas las vías respiratorias y continúe controlando la respiración. Tenga cuidado con cualquier cambio en la condición del bebé hasta que el personal de EMS esté disponible y listo para hacerse cargo.

En momentos en que el pecho no se eleva con la respiración de rescate inicial, incline la cabeza hacia atrás nuevamente antes de dar la segunda respiración. Si la segunda respiración no funciona, entonces la víctima podría estar ahogándose. Si, después de sucesivas compresiones y respiraciones de rescate, no hay cambios en el movimiento del pecho, mire a su alrededor en busca de algún objeto que pueda estar obstruyendo las vías respiratorias. Si ve alguno, elimínelo.

Si hay razones por las que no desea o no puede realizar una RCP completa con respiraciones de rescate, aplique compresiones torácicas continuas. Hágalo solo una vez que haya revisado la escena en busca de algún peligro inmediato, haya examinado a la víctima para descartar cualquier otra lesión subyacente y se haya comunicado con los servicios de emergencia locales. Las compresiones torácicas deben continuar hasta que el personal de EMS llegue a la escena o la víctima muestre signos de vida como si estuviera respirando.

Desfibrilador Externo Automatizado

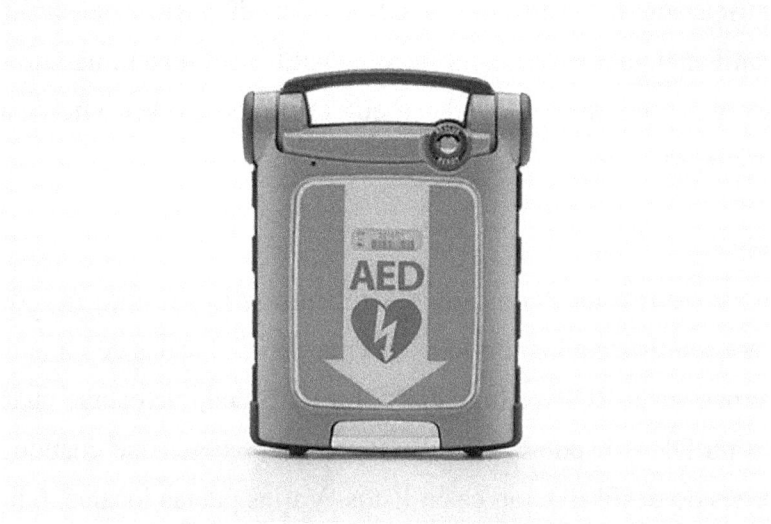

Cuando hay un problema en el corazón debido a una lesión o enfermedad, las señales que le dicen al corazón que bombee sangre se interrumpen, lo que lleva a un ritmo cardíaco anormal que puede interrumpir la capacidad del corazón para bombear sangre. El tipo más común de estas interrupciones que causan un paro cardíaco se llama fibrilación ventricular. Ocurre cuando los ventrículos del corazón fibrilan o tiemblan sin un ritmo organizado, y todos los impulsos eléctricos se disparan al azar, creando así un caos y haciendo que el corazón deje de bombear y hacer circular la sangre. Esto haría que la víctima quedara inconsciente, colapsara y dejara de respirar.

La taquicardia ventricular o V-tach, por otro lado, ocurre cuando el sistema eléctrico hace que los ventrículos se contraigan demasiado rápido. Al igual que con V-fib, V-tach dejaría al paciente inconsciente, colapsaría y dejaría de respirar.

Tanto V-tach como V-fib se pueden corregir con una descarga eléctrica suministrada por un DEA. Este dispositivo electrónico portátil analizará el ritmo cardíaco y desfibrilará o administrará una descarga eléctrica para ayudar a que el ritmo cardíaco vuelva a la normalidad.

Usando Un Dea

Cuando ocurre un paro cardíaco repentino, lo primero que debe hacer es notificar a los servicios de emergencia locales de inmediato y comenzar la RCP de inmediato. La RCP debe detenerse cuando haya un DEA disponible. La RCP solo debe detenerse cuando los parches de desfibrilación estén listos. Varias pautas locales indican el uso de un DEA, que se debe obedecer explícitamente.

Precauciones Del Dea

Las siguientes son las precauciones generales que guían el uso de un DEA.

- No se debe utilizar alcohol para limpiar el pecho de la víctima. Esto se debe a que el alcohol es muy inflamable.

- Los DEA y las almohadillas para adultos no deben usarse en niños menores de 8 años o en personas que pesen menos de 55 libras. Solo se puede usar cuando no hay un dispositivo AED pediátrico a mano.

- De manera similar, las almohadillas AED pediátricas no deben usarse en personas mayores de 8 años o que pesen más de 55 libras. Esta directriz se implementó porque las almohadillas pediátricas se crearon para proporcionar menos energía, específicamente para niños menores de 8 años o aquellos que pesan menos de 55 libras.

- No toque a la víctima mientras se esté usando y analizando el DEA. Tocar, mover o desplazar a la víctima puede afectar el análisis.

- Asegúrese de que nadie esté en contacto con la víctima antes de electrocutar a la víctima con un DEA. Nadie también debe estar en contacto con ninguno de los equipos de reanimación.

- Tocar a la víctima mientras se desfibrila podría causarle una descarga, así que asegúrese de que nadie toque a la víctima antes de desfibrilar.

- Retire a la víctima de sustancias inflamables o combustibles como gasolina u oxígeno que fluye libremente antes de desfibrilar. Esto es para prevenir accidentes por incendio.

- Los DEA no deben usarse en un vehículo en movimiento para garantizar la autenticidad de los resultados proporcionados.

- La víctima no debe estar en el agua mientras el personal de respuesta esté trabajando en el DEA.

- No se puede usar un DEA en una víctima con un parche de nitroglicerina o cualquier otro parche médico en el pecho. Use una mano enguantada para quitar cualquier parche en el pecho antes de continuar.

- No se deben usar teléfonos móviles o radio a menos de 6 pies del DEA. Esto se debe a que la interferencia de radiofrecuencia (RFI), la interferencia electromagnética (EMI) y la interferencia infrarroja, que son todas generadas por las señales de radio, pueden afectar el análisis.

Cómo Usar Un Dea

Hay diferentes tipos de DEA disponibles, pero todos funcionan de manera similar y su función es bastante similar a las almohadillas de electrodos (desfibrilación o DEA), las indicaciones de voz, las pantallas visuales y los botones iluminados que guían a los respondedores sobre cómo usarlos. un DEA. Los pasos para usar la mayoría de los DEA son:

- Encienda el DEA

- El pecho desnudo de la víctima debe limpiarse y secarse con una toalla pequeña o una gasa para asegurarse de que las almohadillas del DEA se peguen con precisión en el pecho.

- Los electrodos AED deben colocarse uno tras otro en el pecho de la víctima.

- Una almohadilla debe colocarse en el lado superior derecho del pecho mientras que la otra almohadilla debe estar en el pecho izquierdo.

- Si es necesario, enchufe el conector al DEA.

- Haga clic en el botón 'analista', que hará que el DEA examine y determine los ritmos del corazón.

- Exija que todos los espectadores 'se mantengan alejados'. No debe haber ningún tipo de contacto con la víctima por parte de nadie mientras el DEA analiza el ritmo cardíaco.

Cualquier forma de contacto con la víctima afecta el análisis del DEA y produce una lectura defectuosa.

- Si el DEA indica que se necesita una descarga, asegúrese, nuevamente, de que nadie, incluido usted, esté tocando a la víctima. Indique a todos que se mantengan alejados.

- Presione el botón de "descarga" para administrar la descarga necesaria para restablecer el corazón. Algunos modelos de DEA tienen un botón de descarga que se debe presionar manualmente para administrar la descarga, mientras que otros modelos lo hacen automáticamente.

- Si no se recomienda una descarga o después de la descarga administrada, realice 5 ciclos o 2 minutos de RCP. Continúe siguiendo las instrucciones del DEA.

Una vez que se observan signos de vida, detenga la RCP y controle el estado y la respiración de la víctima para detectar cualquier cambio.

Cómo Usar Un Dea En Niños Y Lactantes

En comparación con los adultos, los niños y los bebés casi nunca experimentan paros cardíacos repentinos como resultado de V-fib. Los casos infrecuentes suelen deberse a accidentes traumáticos, problemas respiratorios y de las vías respiratorias, cardiopatía congénita, un golpe fuerte en el pecho o síndrome de muerte súbita del lactante. Cuando ocurre un paro cardíaco repentino, lo primero que debe hacer es llamar a los servicios de emergencia locales.

Los DEA con AED pediátricos están diseñados para proporcionar niveles más bajos de energía, como es apropiado para niños y bebés menores de 8 años o aquellos que pesan menos de 55 libras. Cuando esté disponible, utilice el equipo específico para pediatría. En los casos en que no esté disponible, puede utilizar el DEA diseñado para adultos. Se deben obedecer los protocolos locales, tal como lo indique el director médico, y las instrucciones del fabricante. Los pasos y procedimientos generales que guían el uso de DEA en un adulto también se observan aquí.

- Primero encienda el DEA

- Exponga el pecho del bebé o del niño y séquelo con una toalla pequeña o gasas

- Las almohadillas pediátricas se aplican luego al pecho del niño o del bebé, una en la parte superior derecha y la otra en el lado izquierdo del pecho.

- Es importante que las almohadillas no se toquen. Para evitar que eso suceda, especialmente con bebés o niños con un cofre pequeño, se puede colocar una almohadilla en el medio del pecho y la otra almohadilla en la espalda del niño o bebé, justo entre los omóplatos.

- Cuando sea necesario, enchufe el conector al DEA.

- El DEA luego analizará el ritmo cardíaco del niño o del bebé, ya sea automáticamente o presionando el botón 'analizar' cuando se lo solicite el DEA.

- Se les pide a todos los socorristas y espectadores que se mantengan alejados porque tocar al niño o al bebé mientras se analiza puede alterar los resultados.

- En los casos en que se necesite una descarga, asegúrese de que todos, incluido usted mismo, no estén tocando al niño. Indique a todos que se mantengan alejados.

- Presione el botón de 'descarga' para administrar la descarga necesaria.

- Si no se recomienda una descarga o después de la descarga necesaria, realice 5 ciclos o 2 minutos de RCP y continúe siguiendo las instrucciones del DEA.

Una vez que se observen signos de vida, detenga la RCP y controle el estado y la respiración de la víctima para detectar cualquier cambio.

Situaciones Especiales

En ocasiones, existen situaciones complicadas o especiales que requieren atención especial al utilizar el DEA. Algunas de estas situaciones incluyen el uso del DEA cerca del agua y en personas con hipotermia, dispositivos implantables, parches transdérmicos, traumatismos, joyas o perforaciones corporales. También puede confundirse si los protocolos o las instrucciones del DEA son diferentes a los que está acostumbrado. Es mejor comprender situaciones como esta que pueden ocurrir para que pueda saber qué hacer y responder adecuadamente.

Dea Alrededor Del Agua

Primero, saque a la víctima del agua donde se encuentra antes de desfibrilar. Dar una descarga en el agua es peligroso para los transeúntes. Asegúrese de que no haya charcos o cuerpos de agua alrededor de la víctima, el DEA o usted. Quítese toda la ropa mojada para permitir la fijación adecuada de las almohadillas. Asegúrese de que el pecho de la víctima esté seco antes de colocar los electrodos AED.

En caso de lluvia, asegúrese de mantener a la víctima lo más seca posible y alejada de la lluvia. El pecho de la víctima debe secarse antes de que se puedan colocar los electrodos AED. Mientras intenta crear un ambiente seco, no demore la desfibrilación. Cuando se toman todas las precauciones y se siguen las instrucciones del fabricante, es seguro usar un DEA, sin importar el clima. Evite siempre mojar el DEA o los electrodos de desfibrilación.

Marcapasos Y Cardioverter-Desfibriladores Implantables

A las personas cuyos corazones laten demasiado lentamente, laten demasiado rápido, se saltan los latidos o cuyos corazones están débiles, a menudo se les implanta un marcapasos. Estos marcapasos son dispositivos pequeños e implantables que a menudo se colocan debajo de la clavícula izquierda, aunque pueden colocarse en algún lugar. En lugar de marcapasos, algunos otros tienen un ICD, un desfibrilador automático implantable, que es básicamente un mini DEA. Los ICD reconocen inmediatamente los latidos cardíacos irregulares del corazón y los restauran a la normalidad. Incluso con el marcapasos o un ICD, hay ocasiones en que el corazón de la víctima late de forma irregular.

Cuando el dispositivo implantado es visible, o se da cuenta de que la víctima tiene uno, los electrodos de desfibrilación no deben colocarse directamente sobre el dispositivo. Esto se debe a que el dispositivo implantado puede interferir con la administración de la descarga al corazón. Simplemente ajuste la ubicación de las almohadillas AED y continúe con las instrucciones establecidas. En los casos en que no esté seguro de si a la víctima se le ha implantado un DEA, se puede utilizar el DEA según sea necesario. No dañará a la víctima ni al personal de respuesta.

Existe la posibilidad de que el respondedor reciba una descarga mientras realiza la RCP a una víctima con un ICD implantable cuando el ICD administra una descarga al corazón de la víctima. El riesgo de lesiones a los socorristas por la descarga es mínimo o nulo, ya que la cantidad de energía eléctrica involucrada es mínima en el mejor de los casos. Obedezca las precauciones asociadas con los ICD, pero no debe dudar en realizar la RCP y utilizar el DEA.

Parches De Medicamentos Transdérmicos

Algunas personas reciben medicación a través de la piel, y esto se denomina parches de medicación transdérmica. Un parche transdérmico muy común es el parche de nitroglicerina que usan las personas con antecedentes de problemas cardíacos. Un respondedor puede absorber el medicamento a través de la piel, por lo que se deben usar guantes antes de la desfibrilación. Hay otros parches como los de nicotina que parecen parches de nitroglicerina. No pierda el tiempo tratando de reconocer cuál es cuál. Simplemente retire cualquier parche que esté en el pecho de la víctima con una mano enguantada y comience la desfibrilación. Los electrodos de AED nunca deben colocarse directamente encima de los parches de medicamentos.

Hipotermia

La hipotermia ocurre cuando el cuerpo no puede mantenerse caliente. Es una afección potencialmente mortal que hace que el cuerpo se enfríe continuamente. Hay varios casos de reanimación exitosa de víctimas incluso después de una exposición prolongada al frío. Los socorristas deben comenzar primero con RCP para las víctimas que no respiran antes de usar un DEA. Los protocolos locales deben observarse en situaciones como esta.

Para las víctimas mojadas, quítese la ropa mojada y seque el pecho antes de colocar las almohadillas del DEA. Siga las instrucciones del DEA para indicar y administrar una descarga. Si la víctima aún no respira, realice RCP y trate de evitar una mayor pérdida de calor de la víctima. Los protocolos locales dictarían que se deben administrar más descargas. No detenga la desfibrilación o la RCP mientras calienta a la víctima. Sacudir innecesariamente a la víctima con hipotermia puede resultar en V-fib.

Pelo En El Pecho

Hay casos en que los hombres con exceso de vello en el pecho pueden interferir con la conexión de las almohadillas del DEA con la piel. Como el tiempo es esencial y estos incidentes rara vez ocurren, asegúrese de colocar las almohadillas firmemente para analizar el ritmo cardíaco lo antes posible. Presione las almohadillas firmemente sobre el pecho de la víctima para asegurarse de que permanezcan adheridas y no den una lectura sesgada.

Si el DEA le dice que "revise los electrodos" o un mensaje similar, retire los electrodos y reemplácelos por otros nuevos. Algunos de los pelos del pecho se pueden quitar con el adhesivo de la almohadilla y resolver el problema. El kit de DEA debe incluir parches de desfibrilación de repuesto y una maquinilla de afeitar de seguridad. Afeite con cuidado el vello del pecho para evitar cortes y raspaduras porque pueden interferir con el análisis del ritmo.

Superficies Metálicas

Dar una descarga a una víctima que yace sobre superficies metálicas como gradas es seguro siempre que se tomen las medidas de seguridad adecuadas. Tenga cuidado de tener en cuenta que la superficie metálica o conductora no está en contacto con los electrodos de desfibrilación. Además, asegúrese de que nadie esté tocando a la víctima y que todos estén apartados antes de presionar el botón de descarga.

Joyas Y Piercings Corporales

No es necesario quitar las joyas y los piercings corporales de la víctima antes de usar el DEA. Su presencia en el cuerpo de la víctima no hará daño. Como el tiempo es esencial, eliminarlos del cuerpo reduce las posibilidades de vida de la víctima. Sin embargo, tenga en cuenta que no debe colocar las almohadillas del DEA directamente sobre las joyas metálicas o perforaciones corporales de la víctima. La ubicación de los electrodos AED se puede ajustar si es necesario.

Finalmente, es uno de los protocolos AED administrar tres descargas eléctricas y luego realizar RCP. Esto no es dañino ni incorrecto, pero los métodos nuevos y mejorados basados en evidencia científica permiten una fácil coordinación de la RCP y el DEA. Simplemente asegúrese de obedecer las instrucciones del dispositivo AED que está en uso.

Trauma

El DEA se puede utilizar en víctimas que sufren un paro cardíaco repentino como resultado de lesiones traumáticas. La desfibrilación se puede administrar de acuerdo con los protocolos locales.

Carrera

El accidente cerebrovascular es la tercera causa principal de muerte y una de las principales causas de discapacidad en los Estados Unidos. Se ha estimado que al menos 800.000 estadounidenses sufren un derrame cerebral en un año. A veces, los efectos de un accidente cerebrovascular son permanentes y, a veces, los efectos son reversibles.

Al igual que todas las demás enfermedades, algunos signos advierten que está a punto de ocurrir un derrame cerebral. Una enfermedad repentina y un comportamiento repentino extraño son los signos comunes de un accidente cerebrovascular o ataque isquémico transitorio, también conocido como mini accidente cerebrovascular. Sin embargo, los signos específicos de un derrame cerebral incluyen entumecimiento o debilidad del brazo, la pierna o la cara. A menudo hay una caída facial visible y la víctima a menudo tiene problemas para pronunciar las palabras. Las víctimas que sufren accidentes cerebrovasculares también suelen quejarse de un dolor de cabeza terrible y cegador, "el peor que han tenido".

Las víctimas que sufren un accidente cerebrovascular pueden identificarse fácilmente utilizando la técnica FAST. FAST significa:

- **CAÍDA FACIAL:** Un lado de la cara de la víctima se inclinará visiblemente. Habría entumecimiento, debilidad o caída en un lado del rostro de la víctima. A menudo se pronuncia cuando se le pide a la víctima que sonría.

- **DEBILIDAD DEL BRAZO** : La víctima también experimenta debilidad en un brazo. Indique a la víctima que levante ambos brazos a la altura de los hombros durante unos 10 segundos. El brazo de una víctima que sufre un derrame cerebral se bajaría significativamente del otro, y el brazo también rotaría hacia adentro.

- **DIFICULTAD PARA HABLAR: A las** víctimas que sufren un ataque les resultará difícil hablar. La víctima tampoco podrá repetir frases simples como "el pollo cruzó la calle" o "el cielo es azul".

- **HORA:** Es importante pedir ayuda inmediatamente. Trate de recordar cuándo comenzó el accidente cerebrovascular. Llame a los servicios de emergencia locales para obtener ayuda de inmediato.

Solo prestando atención a los signos de un derrame cerebral y notificándolos de inmediato, será de gran ayuda para prevenir cualquier daño duradero al cerebro. Un mini accidente cerebrovascular es la clara advertencia de un accidente cerebrovascular inminente. Los signos de avivamiento no deben ignorarse, incluso si desaparecen después de un par de minutos u horas.

La mejor manera de ayudar a una víctima que sufre un derrame cerebral es pedir ayuda de inmediato. Además, tome nota de la hora en que comenzaron los síntomas del accidente cerebrovascular. Si la víctima está inconsciente, preste atención a cualquier condición que ponga en peligro su vida y asegúrese de que las vías respiratorias estén abiertas. Si hay vómito o líquido en la boca de la persona, colóquela de lado para que drene el líquido. Cualquier otra cosa en la boca de una víctima inconsciente debe eliminarse con un dedo. Vigile de cerca a la víctima para detectar cualquier cambio en su condición o respiración.

Compruebe si hay afecciones que no pongan en peligro la vida de una víctima consciente. Una víctima que sufre un derrame cerebral probablemente se sentirá ansiosa y asustada. Muchas veces, la víctima no comprende lo que está pasando. Ofrezca consuelo y seguridad a la víctima. Coloque a la víctima en una posición cómoda y no le ofrezca nada de beber o comer.

Tratamiento De Primeros Auxilios Durante Emergencias Respiratorias

En los casos en que un niño, un bebé o un adulto tenga problemas para respirar, puede ayudar a la víctima a sentirse más cómoda colocándola en una posición cómoda. Sentado es una posición más cómoda que acostada porque es más fácil respirar sentado. Si la víctima aún está consciente, recuerde verificar si hay otras lesiones y condiciones. Tenga en cuenta que a la víctima que tiene problemas para respirar no le resultará fácil hablar. Si la víctima no puede hablar, limite sus preguntas a sí o no. Asegúrese de tranquilizar a la víctima diciéndole que todo estará bien para reducir la ansiedad de la víctima. Eso también podría ayudar a facilitar la respiración. También puede obtener información sobre la víctima del presente de los espectadores.

Si la víctima está hiperventilando debido a emociones como la excitación o el miedo, indíquele que respire lentamente y se relaje. La hiperventilación debida a las emociones puede reducirse a una respiración normal si la víctima se tranquiliza y puede calmarse. Si, después de tranquilizarlo, la respiración no se ralentiza, la víctima podría tener un problema médico grave.

Un adulto inconsciente que no respira probablemente esté sufriendo una emergencia cardíaca. La RCP con compresiones torácicas debe comenzar de inmediato. Si la víctima adulta no respira como resultado de una causa respiratoria como ahogamiento o sobredosis de drogas, se recomiendan 2 respiraciones de rescate después de verificar la respiración y antes de verificar si hay sangrado severo. Después de eso, le seguirá la RCP.

Es importante recordar que para una persona que no respira, lo que más necesita es oxígeno. Sin él, el cerebro, así como otros órganos vitales, comienzan a morir. Si la obstrucción del aire ha durado lo suficiente, la víctima pierde el conocimiento, el corazón deja de latir y pronto sigue el cierre de los sistemas corporales.

Para los bebés y niños que están inconscientes y no pueden respirar, administre 2 respiraciones de rescate una vez que haya verificado el estado de la respiración, justo antes de realizar la exploración para detectar sangrado y comenzar la RCP.

Asfixia

Cuando un individuo se está atragantando, lo que resulta ser un problema respiratorio bastante común, las vías respiratorias de dicho individuo se bloquean parcial o completamente. Una vía respiratoria completamente bloqueada a menudo se debe a un objeto extraño como comida o un juguete pequeño, a la hinchazón de la garganta o la boca o a los líquidos. Una vía respiratoria parcialmente bloqueada provoca dificultad para respirar, el aire que entra y sale de los pulmones provoca tos o silbidos.

Los signos de asfixia incluyen:

- Tos débil o fuerte.

- El apretón de la garganta con una o ambas manos

- La incapacidad de toser, hablar, respirar o llorar.

- Ruidos agudos al inhalar o respirar.

- Pánico

- Pérdida del conocimiento cuando persiste el bloqueo.

Tratamientos Asfixiantes

Varios factores pueden hacer que un adulto se ahogue, como el alcohol durante y después de las comidas, que adormece los nervios que ayudan a tragar, usar dentaduras postizas, tragar alimentos mal masticados, comer mientras habla con entusiasmo, jugar, caminar o correr con comida u objetos en el interior. boca y así sucesivamente.

En los bebés y los niños, es una causa muy común de muerte, especialmente para los menores de 5 años porque los niños pequeños se llevan cualquier cosa a la boca, especialmente artículos pequeños que no son alimentos. Sin embargo, la comida es la principal responsable de los incidentes de asfixia entre los niños. Los alimentos que pueden causar asfixia en los niños incluyen goma de mascar, vitaminas, uvas, caramelos duros, palomitas de maíz, etc., mientras que algunos de los elementos no alimentarios que pueden causar asfixia en los niños incluyen talco para bebés, monedas, canicas, bolígrafos, marcadores. gorras, imperdibles, etc.

Si la víctima está tosiendo con fuerza, permita que dicha víctima intente toser el objeto. Cualquiera que tenga suficiente aire para toser y hablar, tiene suficiente aire para respirar. Debe animar a la persona a que siga respirando. Cuando se ve que una víctima tiene problemas respiratorios o se está ahogando, los servicios de emergencia locales deben ser notificados de inmediato.

Hay varias formas de extraer el objeto que está alojado en las vías respiratorias de una víctima consciente con una vía respiratoria bloqueada. 5 golpes en la espalda, seguidos inmediatamente de 5 compresiones abdominales, es una forma muy eficaz de despejar la obstrucción de las vías respiratorias. Colóquese ligeramente detrás de la víctima para dar los golpes en la espalda correctamente. Coloque una mano en diagonal sobre el pecho para ofrecer apoyo y doble a la víctima hacia adelante por la cintura para que las vías respiratorias superiores estén paralelas al suelo. Luego golpee firmemente a la víctima entre los omóplatos con el talón de la mano alzada.

La aplicación de compresiones abdominales requiere que se ponga de pie o se arrodille a la espalda de la víctima. Tus brazos deben rodear la cintura de la persona y, con uno o dos dedos de una mano, ubicar el ombligo. La otra mano se debe enrollar en un puño con el pulgar pegado al abdomen de la víctima. Luego, la mano en puño debe realizar empujones rápidos hacia arriba en el abdomen.

Cada uno de los golpes en la espalda y las compresiones abdominales es un esfuerzo diferente y separado para eliminar la obstrucción. Se realizan 5 series de golpes en la espalda y cinco compresiones abdominales repetidamente hasta que se retira el objeto o la persona pierde el conocimiento. Un niño consciente necesita menos fuerza durante los golpes en la espalda y las compresiones abdominales.

Cualquier persona que se haya atragantado y haya recibido compresiones abdominales, golpes en la espalda y / o compresiones en el pecho para despejar las vías respiratorias necesita atención médica para eliminar cualquier lesión interna o daños en las vías respiratorias.

Algunas condiciones especiales necesitan un poco de refinamiento al intentar ayudar. Para ayudar a una persona corpulenta o a una mujer muy embarazada, a menudo es imposible acercarse a personas de esta categoría. En su lugar, se les deben dar compresiones en el pecho. Para un adulto consciente, un empuje de pecho es como un empujón abdominal, la única diferencia es la colocación de la mano. Los golpes de pecho necesitan que coloques tus puños contra el centro de la columna vertebral de la víctima. A continuación, agarra su puño con la otra mano y empuja rápidamente hacia el pecho.

Si se asfixia cuando está solo, aún puede ayudarse inclinándose y presionando el abdomen contra un objeto firme como una barandilla, el respaldo de una silla o el fregadero de la cocina. Tenga cuidado de no inclinarse sobre objetos con bordes afilados o con esquinas porque podrían lastimarlo. En la misma línea, tenga cuidado al inclinarse sobre rieles elevados. También puede darse compresiones abdominales como lo haría con otra persona. Los empujes abdominales también pueden ayudar a una víctima de asfixia en silla de ruedas.

Un bebé consciente que no puede toser, llorar o respirar necesita una combinación de 5 golpes en la espalda acompañados de 5 compresiones en el pecho. Los golpes en la espalda se administran cuando el bebé está correctamente posicionado sobre el antebrazo. Se colocan una mano y un antebrazo en la espalda del niño, sosteniendo la parte posterior de la cabeza y la otra mano y el antebrazo en la parte delantera del bebé. Con el pulgar y los dedos, sostenga la mandíbula del bebé mientras lo coloca entre sus antebrazos.

Coloque al bebé boca abajo a lo largo de su antebrazo. Coloque dicho antebrazo sobre su muslo para proporcionar un soporte adecuado. La colocación sobre el muslo también asegura que la cabeza del bebé esté más baja que el pecho. La cabeza del bebé debe apoyarse sujetando la mandíbula entre el índice y el pulgar. Golpee al bebé entre los omóplatos con 5 golpes firmes en la espalda. Cada uno de los golpes en la espalda es una aventura intencional y aislada para eliminar el objeto que obstruye.

Para dar compresiones en el pecho, el bebé debe estar boca arriba. Esto se hace colocando una mano y un antebrazo en la espalda del niño sosteniendo la parte posterior de la cabeza y la otra mano y el antebrazo en la parte delantera del niño. Con el pulgar y el antebrazo, sostenga la mandíbula del bebé mientras el bebé está firmemente encajado entre los antebrazos.

El brazo que sostiene la espalda del bebé debe bajarse sobre el muslo opuesto. La cabeza del bebé debe estar más baja que el pecho para ayudar a sacar el objeto. Las yemas de dos o tres dedos deben colocarse en el centro del pecho del bebé hacia los pies y justo debajo de la línea del pezón. Las yemas de los dedos comprimirán el esternón. La compresión debe ser aproximadamente 5 veces a aproximadamente una pulgada y media antes de permitir que el esternón vuelva a su posición normal. Recuerde mantener los dedos en estrecho contacto con el esternón.

Las series de 5 golpes en la espalda y 5 compresiones en el pecho deben administrarse continuamente hasta que se expulse el objeto desprendido; el bebé puede toser, llorar o respirar por sí solo, o el bebé pierde el conocimiento. Los golpes en la espalda y las compresiones en el pecho se pueden dar de forma eficaz mientras está sentado, de pie o de rodillas, siempre que la cabeza del bebé esté más baja que el pecho y su muslo sostenga al bebé. Es más seguro sentarse si la cabeza del bebé es demasiado grande o sus manos demasiado pequeñas. La fuerza aplicada durante los golpes en la espalda y los empujes en el pecho debe ser menor que la aplicada a un adulto o incluso a un niño. Esto se debe a que la aplicación excesiva de fuerza puede provocar lesiones internas. Un niño inconsciente debe colocarse sobre una superficie firme y plana, y la RCP se realiza inmediatamente comenzando con las compresiones.

Tratamiento De Primeros Auxilios Para Emergencias Ambientales

Hay dos tipos de emergencias ambientales, que son las enfermedades relacionadas con el calor y las emergencias relacionadas con el frío. La exposición al calor o al frío extremos puede causar efectos graves en una persona. Aquí hay algunas formas de ayudar a prevenir el deterioro de las enfermedades y emergencias antes de que llegue el personal de EMS.

Enfermedades Relacionadas Con El Calor

Los calambres por calor, los menos severos del trío impío de enfermedades relacionadas con el calor, siguen siendo espasmos musculares muy dolorosos que a menudo ocurren en el abdomen y las piernas. Son las señales de advertencia de cosas peores por venir. Mover a la víctima a un lugar fresco para descansar será de gran ayuda para el cuidado de los calambres por calor. También se le debe dar a la víctima líquido que contenga electrolitos y carbohidratos, como una bebida deportiva comercial, leche o jugo de frutas. El agua también puede hacer el truco. Estire el músculo ligeramente y masajee suavemente el área. Las tabletas de sal solo empeorarán la situación y no deben tomarse. La víctima puede reanudar sus actividades cuando los calambres cesan y no hay más signos de enfermedad. Sin embargo, la víctima debe seguir tomando muchos líquidos. También se debe vigilar de cerca a la víctima para detectar más signos de enfermedades relacionadas con el calor.

El agotamiento por calor, la afección más grave, muestra síntomas como piel enrojecida o fría, náuseas, mareos, agotamiento o debilidad. Cuando se detecta temprano, el agotamiento por calor es reversible. Primero se debe sacar a la víctima del calor a un área fresca con aire circulante. La ropa debe quitarse o aflojarse. Deben aplicarse paños fríos y húmedos como toallas. Asegúrate de que la ropa esté siempre mojada. También ayuda abanicar o rociar a la víctima con agua. Si la víctima puede tragar, ofrézcale pequeñas cantidades de jugo de fruta frío similar a un líquido o una bebida deportiva comercial. La víctima debe tomar alrededor de 4 onzas de líquido cada quince minutos. La víctima aún debe estar en una posición cómoda y ser observada de cerca para detectar cambios de condición. La víctima no puede reanudar sus actividades normales durante el resto del día.

Si no hay cambios en la condición de la víctima, no puede tomar líquidos, vomita o hay un cambio notable en la conciencia, comuníquese con los servicios de emergencia locales porque son indicios de que la condición de la víctima está empeorando. Deje de administrar líquidos y acueste a la víctima de lado para asegurarse de que las vías respiratorias permanezcan abiertas. Continúe observando cualquier cambio en la respiración.

El golpe de calor es la más mortal de las enfermedades relacionadas con el calor. Cuando hay signos de insolación, el método preferido para ayudar antes de que lleguen los servicios de emergencia locales es enfriar rápidamente el cuerpo de la víctima. Eso se puede hacer sumergiendo a la víctima en el agua fría desde el cuello hacia abajo. Si eso no es posible, rocíe a la víctima con agua. La víctima también debe lavarse con toallas humedecidas en agua helada. Las toallas deben sumergirse de forma intermitente. La víctima puede cubrirse con bolsas de hielo como otra alternativa. Si no hay forma de medir la temperatura de la víctima con precisión, entonces aplique los métodos de enfriamiento rápido durante 20 minutos o hasta que haya una mejora física en la condición de la víctima.

Emergencias Relacionadas Con El Frío

Los dos tipos de emergencias relacionadas con el resfriado son la congelación y la hipotermia. La congelación, que ocurre cuando las partes del cuerpo están expuestas al frío, muestra sus signos en la piel cerosa, la falta de sensibilidad en el área afectada y la hinchazón. Las ampollas ocurren en casos graves de congelación. Lo primero que debe hacer en caso de congelación es pedir ayuda a los servicios de emergencia locales. Hasta que llegue la ayuda, manipule el área congelada con cuidado. Retire con cuidado la ropa mojada y las joyas del área afectada si es posible. No frote el área afectada porque eso causaría más daño a los tejidos blandos. Si existe la posibilidad de que el área afectada se vuelva a congelar, la ayuda llegue pronto o si se encuentra cerca de un centro médico, entonces no intente recalentar el área congelada. Las quemaduras leves por congelación se pueden recalentar rápidamente mediante el contacto piel con piel, como una mano caliente.

Las lesiones más graves por congelación necesitan un remojo suave en agua que no esté a más de 105 ° F. Cuando no hay termómetro, puede probar el agua usted mismo con el tacto. Si el agua está a una temperatura incómoda, entonces está demasiado caliente para tocarla. Deje que el área congelada permanezca en el agua hasta que recupere el color normal y el área se sienta cálida nuevamente. Asegúrese de vendar el área sin apretar con un apósito estéril seco. Los dedos de las manos y los pies congelados se pueden vendar con algodón o gasa entre ellos. Haz bien en no romper las ampollas. Tome medidas para prevenir la aparición de hipotermia. Vigile de cerca la condición de la víctima. Mientras atiende a víctimas de congelación, no administre ibuprofeno ni ningún otro tipo de medicamento antiinflamatorio (AINE).

Las víctimas que sufren de hipotermia no pueden mantener su cuerpo caliente. Como resultado, todo el cuerpo se enfría y, a menos que se brinde atención inmediata, la víctima corre el riesgo de morir. Varias circunstancias conducen a la hipotermia, y eso incluye la ingestión de sustancias como el alcohol, ciertas drogas o medicamentos que interfieren con la capacidad del cuerpo para controlar la temperatura central. También existen ciertas afecciones médicas como la diabetes o las enfermedades cardiovasculares que interfieren con la capacidad del cuerpo para regular la temperatura corporal. La exposición prolongada a condiciones frías, así como la ropa mojada, también puede provocar hipotermia. Los servicios de emergencia locales deben ser notificados de inmediato sobre los signos de hipotermia como escalofríos, entumecimiento, indiferencia, pérdida del conocimiento y una mirada vidriosa.

Hasta que llegue el personal de EMS, intente que la víctima se sienta cómoda. Empuje suavemente a la víctima a un lugar cálido. Quítese la ropa mojada y seque a la víctima. Déle a la víctima ropa seca para que se la ponga. Calentar gradualmente el cuerpo envolviendo a la víctima en mantas y láminas de plástico. Las mantas y las láminas de plástico retienen el calor corporal y permiten que el cuerpo se caliente gradualmente. Asegúrese de que la cabeza también esté cubierta para contener el calor corporal.

Si la ayuda está lejos, coloque con cuidado a la víctima cerca de una fuente de calor. También se pueden aplicar a la víctima almohadillas o fuentes de calor, como recipientes llenos de agua tibia. No coloque a la víctima directamente cerca de la fuente de calor. Asegúrese de que haya una barrera como una toalla o una manta entre la fuente de calor y la víctima. Observe atentamente a la víctima y asegúrese de que la fuente de calor no la queme. Administre líquidos calientes a víctimas conscientes y alertas. No le ofrezca alcohol ni cafeína a la víctima. Esto se debe a que el alcohol puede provocar pérdida de calor y la cafeína conduce a la deshidratación. Vigile de cerca la respiración y el estado de la víctima para detectar cualquier cambio, así como signos de shock.

La víctima puede estar inconsciente en casos de hipotermia grave. La respiración de la víctima también puede haberse detenido o disminuido. Debido a la rigidez de los músculos, el cuerpo se sentirá rígido. Compruebe la respiración de no más de 10 segundos. Si la víctima no respira, realice RCP de inmediato. Hasta que llegue el personal de los servicios médicos de emergencia (EMS), continúe calentando a la víctima. Si dispone de un DEA, desfibrilador externo automático, esté preparado para utilizarlo.

Tratamiento De Primeros Auxilios Para Lesiones En La Cabeza

El trauma es la causa más común de lesiones en el cerebro y la médula espinal. Las lesiones en la cabeza deben tratarse con extrema precaución y actuar con rapidez, ya que pueden provocar la muerte o el deterioro de la salud de la víctima. Llame a los servicios de emergencia locales de inmediato; hay una víctima con lesiones cerebrales.

Tratamiento Para Fracturas De Cráneo

- INSPECCIONE EL CRÁNEO DE LA VÍCTIMA: Lo primero que debe hacer es verificar si hay sangrado. Si la víctima no está sangrando, inspeccione el cráneo en busca de fracturas deprimidas. Si el sangrado de la víctima es leve, primero detenga el sangrado aplicando una presión uniforme y firme en el lugar del sangrado con un paño limpio o un trozo de gasa. La presión directa aplicada ralentizará el sangrado y permitirá la coagulación. Inspeccione el cráneo en busca de signos de depresión, forma irregular y fracturas compuestas y luego palpe suavemente el cráneo de la víctima. La presencia de dolor, sensibilidad o hinchazón indica la posibilidad de una fractura.

- CONSIDERE EL RIEGO: Si cree que la víctima no tiene una fractura abierta, puede continuar con la limpieza de la herida. Sin embargo, si sospecha que la víctima puede tener una fractura abierta, limpiar o irrigar las heridas significa introducir bacterias en las meninges o el cerebro. La presencia de bacterias en el cerebro aumenta las posibilidades de daños permanentes. Detenga el sangrado y espere al personal de EMS.

- VERIFIQUE SI HAY SIGNOS DE TRAUMA CRANEAL: Se debe inspeccionar el cráneo en busca de signos de fractura basilar del cráneo. Una fractura en cualquiera de los huesos de la base del cráneo conduce a una fractura de la base del cráneo. Una fractura de la base del cráneo es evidente cuando hay hematomas alrededor de los ojos u "ojos de mapache", como se les llama, hay hematomas detrás de las orejas y hay sangre en el tímpano. Un desgarro en la duramadre de la víctima puede provocar una fuga de LCR. Los síntomas que indican una fuga de LCR son similares a los síntomas de otras lesiones cerebrales. Las fugas de LCR pueden provocar un drenaje claro de la nariz de los oídos. También ha habido informes de víctimas de un sabor dulce y salado en la boca. Muchas fugas de LCR ocurren con fracturas basilares. El sangrado del oído es otro indicio de traumatismo craneal. Las víctimas con sospecha de pérdidas de LCR o hemorragias auditivas visibles necesitan atención médica de inmediato.

- PERMITA EL DRENAJE: En casos de pérdida de LCR o sangrado de los oídos o la nariz, no intente controlar el drenaje o el sangrado. Intentar controlar el sangrado o el drenaje puede provocar un aumento de la presión intracraneal (PIC). Un aumento de la PIC puede causar más daño al cerebro. Se debe disuadir a las víctimas de toser, estornudar o cualquier otra actividad que aumente la presión en la cabeza.

- SIÉNTESE DERECHO: Asegúrese de que la víctima permanezca sentada en posición vertical. Esto se debe a que acostarse puede aumentar la PIC y complicar aún más las lesiones.

- MONITOREE LAS SEÑALES VITALES: Mientras espera los servicios de emergencia locales, controle de cerca la condición, conciencia y respiración de la víctima.

Tratamiento Para Las Lesiones Del Cuello

Hay un buen número de arterias y venas que pasan por el cuero cabelludo hacia sus diversos destinos. Debido a la estructura de los

300

tejidos, los vasos sanguíneos dañados en el cuero cabelludo no pueden contrastar. Eso significa que un corte en el cuero cabelludo provocará un sangrado abundante o hematomas graves. La pérdida de una cantidad significativa de sangre puede provocar un shock en la víctima. El tratamiento de heridas en el cuero cabelludo es similar al tratamiento de heridas abiertas en otras partes del cuerpo. Sin embargo, el respondedor debe tener cuidado debido a cualquier fractura subyacente. También puede haber lesiones cerebrales traumáticas asociadas con lesiones del cuero cabelludo.

- DETENER EL SANGRADO: Este es el primer paso en el tratamiento de víctimas con lesiones en el cuero cabelludo. En el caso de víctimas con sospecha de fractura de cráneo, no aplique presión directa sobre la lesión. En su lugar, simplemente cubra la herida con una gasa.

- CONSIDERE EL RIEGO: Las lesiones del cuero cabelludo con fracturas abiertas no deben irrigarse ni limpiarse. Esto es para evitar la introducción de bacterias en el cerebro. Irrigue la herida solo si está absolutamente seguro de que no hay una fractura abierta en el cráneo.

- CUBRA LA HERIDA: Coloque una gasa sobre la herida y aplique presión firme para detener el sangrado. Se puede usar un rollo de gasa o un vendaje de red elástica para mantener la gasa en su lugar.

- CONSIDERE EL CHOQUE: La víctima podría sufrir un shock dependiendo de la cantidad de sangre que haya perdido. Vigile a la víctima por si se ha atascado mientras espera al personal de EMS.

Tratamiento Para Lesiones Cerebrales Traumáticas

Hay varios tipos de lesiones cerebrales. Las lesiones por lluvia de nacimiento o lesiones cerebrales congénitas y lesiones cerebrales adquiridas. Las lesiones cerebrales se pueden adquirir por un evento traumático causado por una fuerza mecánica externa como un accidente, o un evento no traumático, como un derrame cerebral o una infección. En el caso de una lesión cerebral traumática, el tiempo es esencial. Es importante llamar inmediatamente a los servicios de emergencia locales. Mientras espera que llegue la ayuda, aquí hay algunas cosas que se pueden hacer para que la víctima se sienta más cómoda.

- TENGA EN CUENTA LA SEGURIDAD PERSONAL Y DE LA VÍCTIMA: Si la víctima es antagónica, déjelo en paz. Dele a la víctima el espacio necesario y anime a los transeúntes a que den un paso atrás. Es posible que la víctima esté confundida y antagonizar aún más al paciente esté empeorando la condición de la víctima.

- MONITOREAR A LA VÍCTIMA: Se anima a las víctimas que muestran signos de lesión cerebral traumática a sentarse y relajarse mientras su condición es monitoreada de cerca. El estado mental de la víctima se evalúa mediante una conversación casual. Se hacen preguntas básicas sobre la fecha y el lugar para probar la orientación. La conversación casual ofrece algunas ideas sobre el estado mental de la víctima. Revise las pupilas y tome nota de la frecuencia respiratoria, la presión arterial y la frecuencia cardíaca de la víctima para establecer una línea de base para una mayor comparación.

- CONSIDERE LA INMOVILIZACIÓN: Las lesiones cerebrales traumáticas pueden asociarse con lesiones de la columna. Con el fin de prevenir más complicaciones, la víctima debe permanecer inmóvil en la misma posición que el accidente, si es posible, para evitar lesiones en la columna.

Primeros Auxilios Para Alergias

Una alergia es la respuesta de nuestro cuerpo a sustancias extrañas llamadas alérgenos. Los alérgenos comunes incluyen polvo de polen, caspa de animales, medicamentos y sustancias alimenticias. Una reacción alérgica ocurre cuando el sistema de defensa del cuerpo reacciona a sustancias que son extrañas al cuerpo, aunque esas sustancias pueden no ser dañinas.

El cuerpo produce una sustancia química llamada histamina, que causa síntomas alérgicos como hinchazón, estornudos, tos y dificultad para respirar.

Las reacciones alérgicas dependen de a qué reacciona el cuerpo. Las partes del cuerpo que reaccionan son las vías respiratorias, la nariz, la boca, el sistema digestivo y la piel.

Una reacción alérgica grave se llama anafilaxia. Podría provocar un shock, una caída de la presión arterial o dificultad para respirar.

También puede provocar un paro cardíaco o insuficiencia respiratoria.

Los síntomas de una reacción alérgica.

- Sarpullido rojo que pica
- Vómitos
- Diarrea
- Picor
- Estornudos
- Ojos enrojecidos, llorosos y con picazón
- Manos, pies o cara hinchados
- Respiración dificultosa
- Hinchazón de la lengua
- Confusión
- mareos

Primeros auxilios para alergias.

Para alergias leves:

- Administrar antihistamínicos para la piel enrojecida y con comezón. El antihistamínico bloquea los receptores de histamina, que previenen los síntomas de las reacciones alérgicas.

- Se pueden aplicar cremas tópicas que contienen corticosteroides para la hinchazón y la picazón de la piel.
- Administrar descongestionantes para la congestión nasal. Ayudan a despejar la nariz.
- Administre gotas para los ojos para los ojos que pican.
- Para alergias cutáneas:
- Limpiar el área con agua y jabón durante al menos 10 minutos
- La víctima debe tomar un baño frío.
- Aplique una loción contra la picazón, como calamina, al menos tres o cuatro veces para aliviar la picazón.
- Masajee las áreas inflamadas con cremas de hidrocortisona al 1%
- La víctima debe lavar la ropa y el calzado en agua caliente.

Para picaduras de insectos:

- Retire el insecto con un objeto de bordes rectos. Evite apretar al insecto, ya que podría liberar más veneno en la piel.
- Limpiar el área con agua y jabón.
- Use un antiséptico después de lavar el área afectada
- Aplicar loción anti-picazón o crema de hidrocortisona
- Aplique una compresa fría en las áreas hinchadas.
- Cubra el área con un vendaje limpio

- Administrar un antihistamínico para reducir la hinchazón y la picazón.

- Administrar medicamentos para aliviar el dolor

- Llame a los servicios de emergencia locales si la víctima:

- Experimentar dificultad para respirar.

- Quejarse de apretar la garganta.

- Propenso a reacciones alérgicas graves

- Inconsciente.

Anafilaxia

Se trata de una reacción alérgica grave que se produce después de la exposición a alérgenos y podría provocar pérdida del conocimiento, insuficiencia respiratoria o paro cardíaco. Ocurre cuando el cuerpo responde repentinamente a un alérgeno y entra en estado de shock.

Síntomas de anafilaxia:

- Picazón en la piel

- Náuseas

- Vómitos

- Diarrea

- Dificultad para respirar

- Hinchazón de las partes del cuerpo

- mareos

- Ansiedad

- Pulso débil y rápido

- Presión arterial baja

- Infarto de miocardio

- Primeros auxilios para la anafilaxia

- Verifique si la víctima tiene una inyección de adrenalina de emergencia

- Administrar la inyección de adrenalina

- Se pueden administrar dosis de adrenalina a intervalos de cinco minutos

- Mantenga a la víctima tranquila

- Ayude a la víctima a acostarse boca arriba

- Mantenga a la víctima cómoda

- Cubra a la víctima con una manta

- Ponga a la víctima de lado si está sangrando o vomitando

- Asegúrese de que la ropa de la víctima esté suelta para permitirle respirar

- Observar la respiración de la víctima

- En caso de que no haya signos de respiración o movimiento, realice resucitación cardiopulmonar, aproximadamente 100 presiones de pecho por minuto

Precauciones
- No administre ningún medicamento oral ni levante la cabeza de la víctima

Tratamiento De Primeros Auxilios Para Quemaduras

Una quemadura es un daño a los tejidos de la piel por contacto con fuego, líquidos u objetos calientes, productos químicos, corriente eléctrica o radiación.

Se debe considerar la ubicación de la quemadura. Para las quemaduras que afectan la cara, la nariz, la boca o el cuello, existe la tendencia a que haya una lesión en las vías respiratorias, lo que provocará hinchazón que bloqueará las vías respiratorias y dificultad para respirar.

Si las quemaduras están en el pecho, es posible que los tejidos afectados no permitan el movimiento de la pared torácica. Esto evitará una respiración adecuada. Las quemaduras en los brazos, piernas, dedos de manos o pies pueden tensar los vasos sanguíneos y prevenir el flujo sanguíneo, lo que podría afectar la función de las extremidades más adelante.

Para saber cómo tratar una quemadura, uno debe decidir si la quemadura es menor o mayor.

¿Qué es una quemadura mayor?

Las quemaduras mayores se clasifican en quemaduras de segundo y tercer grado. Son quemaduras que afectan y dañan parte o todas las capas de la piel dando como resultado una piel seca y curtida. Las terminaciones nerviosas de las zonas afectadas también sufren un gran daño. Los tejidos de las áreas con quemaduras importantes son negros, marrones o con pocas o ninguna ampolla. En su mayor parte, las quemaduras como esa miden más de tres pulgadas y se encuentran alrededor de partes delicadas del cuerpo como la cara, las manos, las nalgas, la ingle, los pies o una articulación importante.

Tratamiento De Quemaduras Mayores

- Aleje a la víctima de la fuente de la quemadura.

- Retire cualquier material en llamas de la víctima. No quite ninguna prenda pegada a la piel.

- Quite cualquier artículo que le quede bien ajustado del cuerpo de la víctima, como anillos, joyas y cinturones.

- Cubra el área afectada sin apretar con un paño o vendaje limpio y húmedo.

- Separe los dedos de las manos y de los pies con vendajes antiadherentes limpios y secos.

- Eleve el área afectada por encima del nivel del corazón.

- Cubra a la víctima con una manta

- En caso de quemadura facial, haga que la víctima se siente.

- Observe el pulso y la respiración de la víctima para comprobar si hay shock.

- Solicite asistencia médica

Precauciones

- No sumerja el área afectada en agua.

- No aplique ningún ungüento, mantequilla, hielo, aerosol o crema

- No infecte el área afectada con gérmenes al respirar o toser sobre ella

- No le dé a la víctima nada para ingerir

- En caso de quemadura de las vías respiratorias, no coloque una almohada debajo de la cabeza de la víctima, podría bloquear las vías respiratorias.

¿Qué es una quemadura menor?

Las quemaduras de primer grado se clasifican como quemaduras leves, así como las de segundo grado que cubren solo un área pequeña del cuerpo, menos de tres pulgadas. La superficie de la piel suele estar enrojecida con ampollas y causa cierto dolor.

Primeros Auxilios Para Quemaduras Menores

- Eliminar la fuente de la quemadura

- Enfríe la quemadura haciendo correr el área afectada con agua fría.

- Retire cualquier artículo que le quede bien ajustado, como anillos, cinturones, del área afectada.

- Si se rompen las ampollas, limpie el área y aplique suavemente una pomada antibiótica.

- Cubra el área afectada con un vendaje o un paño limpio y antiadherente.

- Aplique un ungüento a base de petróleo dos o tres veces al día.

- Administrar analgésicos como acetaminofén o ibuprofeno

Precauciones

- No rompa las ampollas. Las ampollas contienen líquido para proteger el área afectada de infecciones.

- No aplique mantequilla, aceite, lociones o crema.

Quemaduras Eléctricas

Las quemaduras eléctricas pueden deberse a fuentes de electricidad como el sol, los rayos o el contacto con la corriente doméstica. A veces, los efectos de las lesiones eléctricas pueden no ser evidentes al principio, porque es posible que no se identifiquen la entrada y la salida de la corriente eléctrica.

Las corrientes eléctricas se mueven hacia los nervios y los músculos y se dañan. Cuando se produce un daño muscular, se produce una degradación de las fibras musculares y la liberación de sustancias químicas que provocan un desequilibrio en los electrolitos del cuerpo y pueden provocar daño renal.

Primeros Auxilios Para Quemaduras Eléctricas

- Retire la fuente de electricidad con un material seco, no conductor, como madera o plástico.

- Cubra a la víctima con ropa abrigada para evitar que se enfríe

- Cubra el área afectada con un paño o vendaje limpio y antiadherente.

311

PRECAUCIONES

- No tocar a la víctima si todavía está en contacto con la fuente de electricidad

- No mueva a la víctima a menos que esté en peligro inmediato

Quemaduras Químicas

Las quemaduras químicas son causadas por sustancias químicas como ácidos fuertes, bases, disolvente de pintura y combustible. Los químicos, cuando entran en contacto con la piel, generan calor. Es posible que los efectos de los productos químicos suaves no se sientan al principio hasta unas horas más tarde, cuando el área afectada se enrojece y causa dolor.

Primeros Auxilios Para Quemaduras Químicas

- Elimine la fuente de la quemadura.

- Coloque el área afectada bajo un chorro de agua fría durante al menos diez minutos para eliminar el químico.

- Si el químico es una sustancia seca, retire la sustancia restante con un cepillo antes de enjuagar el área afectada.

- Quite cualquier material o ropa que haya estado en contacto con el químico.

- Cubra el área afectada sin apretar con un vendaje o paño limpio y antiadherente.

- En caso de cualquier sensación de ardor continuo, vuelva a enjuagar el área afectada con agua fría corriente

Primeros Auxilios Para Concusiones

La lesión traumática leve del cerebro también se conoce como conmoción cerebral. Da lugar a una pérdida breve y repentina de la función cerebral. Puede ocurrir como resultado de un golpe en la cabeza, el movimiento violento y continuo de la cabeza hacia adelante y hacia atrás, durante caídas o accidentes automovilísticos. Entre los varios efectos de una conmoción cerebral se encuentran dolores de cabeza, problemas de concentración, mala memoria, desequilibrio y problemas de coordinación. La apariencia de los efectos varía, a veces aparece de inmediato, a veces no se muestra durante horas o incluso días.

Una conmoción cerebral es causada por un golpe violento en la cabeza, el cuello o la parte superior del cuerpo. Las causas de la conmoción cerebral incluyen caídas, accidentes de vehículos o colisiones durante actividades deportivas.

Los síntomas de una conmoción cerebral incluyen

- Dolor de cabeza
- Visión borrosa
- Confusión
- mareos
- Fatiga
- Zumbido en la cabeza
- Irritabilidad
- Náuseas

- Vómitos

- Alteración del sueño

- Sensibilidad a la luz y al ruido

- Pérdida de consciencia

- Breve pérdida de memoria

Primeros auxilios para conmociones cerebrales

- Ponga a la víctima quieta en el suelo.

- Mantenga la cabeza y los hombros de la víctima más altos que el resto del cuerpo.

- Intente detener cualquier sangrado aplicando presión sobre el área lesionada con un paño limpio

- Aplique una compresa fría sobre la lesión, como un trozo de hielo envuelto en una toalla para reducir la hinchazón.

- Administrar paracetamol para aliviar el dolor.

- Observar cambios en el estado de alerta y la respiración del paciente.

- Permita que la víctima descanse adecuadamente

Precauciones

- No mueva a la víctima a menos que sea necesario

- No le quite la ropa a la víctima

- No aplique presión si el sangrado es de la cabeza

- No administre medicamentos antiinflamatorios no esteroides (AINE) como la aspirina o el ibuprofeno, ya que pueden causar sangrado.

- No permita que la víctima ingiera alcohol ni participe en ninguna actividad extenuante.

Tratamiento De Primeros Auxilios Para El Asma

El asma es una afección en la que el tubo que lleva el aire a los pulmones se hincha y se estrecha. Es una enfermedad que obstruye el flujo de aire a los pulmones. Las vías respiratorias que van a los pulmones se inflaman y se llenan de moco. Esto dificulta la respiración. También puede provocar tos y un silbido al respirar.

El asma no es transmisible. No se puede transmitir por contacto de nadie que padezca la enfermedad.

¿Qué es un ataque de asma?

Un ataque de asma es el empeoramiento de los síntomas del asma. Esto sucede repentinamente y, la mayoría de las veces, es causado por la exposición a factores desencadenantes que deben evitarse.

Cuando ocurre un ataque de asma, las vías respiratorias de los pulmones se inflaman mucho y producen mucosidad adicional. El moco es más espeso y bloquea las vías respiratorias. Los músculos de las vías respiratorias también se tensan y esto dificulta la respiración.

315

Durante un ataque, uno experimenta falta de aire y dificultad para respirar. También se produce un silbido (sibilancia) al inhalar y exhalar y al toser.

Es posible pasar mucho tiempo sin tener ataques de asma, pero los síntomas pueden empeorar cuando se expone a factores desencadenantes del asma, como la exposición al polvo o al aire frío.

Causas Del Ataque De Asma

El sistema inmunológico de los pacientes con asma suele ser hipersensible. Esto les hace desarrollar un ataque de asma cuando se exponen a factores desencadenantes. Un desencadenante es cualquier cosa que irrita las vías respiratorias. Los desencadenantes comunes incluyen:

- Ácaros del polvo
- Polen
- Moldes
- Desechos de cucarachas
- Caspa de mascotas
- Contaminantes del aire
- humo
- Ejercicio
- Emociones intensas
- Infecciones de las vías respiratorias superiores
- Enfermedad por reflujo gastroesofágico (ERGE)

- Aire frío

- Estrés

Síntomas Del Ataque De Asma

La gravedad de los ataques de asma está determinada por la gravedad de los síntomas y puede interferir con las actividades diarias. Los ataques de asma leves a menudo ocurren en pacientes con asma y los síntomas generalmente desaparecen después de unas pocas horas de tratamiento, pero los síntomas de asma graves requieren atención médica inmediata.

Hay señales de advertencia tempranas que ocurren antes de un ataque de asma. Al reconocer estos signos, se puede prevenir un ataque de asma o reducir su gravedad.

Primeros Signos De Un Ataque De Asma

- Debilidad al hacer ejercicio

- Sibilancia o tos después de un ejercicio

- Tos frecuente, especialmente durante la noche

- Dificultad para respirar

- Lecturas reducidas del medidor de flujo máximo

- Problemas para dormir

- Sensación de cansancio o mal humor

- Signos de alergias al resfriado como secreción nasal, estornudos, dolor de garganta, congestión nasal, etc.

El manejo de estos primeros síntomas con tratamiento tan pronto como se reconocen ayuda a prevenir casos graves de ataques de asma.

Los síntomas de un ataque de asma incluyen:

- Respiración rápida
- Sibilancias severas al inhalar y exhalar
- Tos sin parar
- Opresión en el pecho
- Retracciones: músculos tensos del cuello y el pecho
- Dificultad para hablar
- Ansiedad
- Palidez
- sudoración
- Labios y uñas azules

Factores De Riesgo De Ataque De Asma

Todas las personas que padecen asma corren el riesgo de sufrir un ataque de asma. Hay mayores riesgos si:

yo. Tuvo un ataque de asma severo en el pasado

ii. Ha sido previamente admitido o llevado a la sala de emergencias por asma

iii. Ha estado intubado por un ataque de asma antes

iv. Usó más de dos inhaladores de rescate en un mes

v. Tiene una condición de salud crónica, como enfermedades cardiovasculares o pulmonares crónicas, o sinusitis.

Complicaciones Del Ataque De Asma

Los ataques de asma pueden interrumpir sus actividades diarias como el sueño, el trabajo, la escuela y el ejercicio y las de quienes viven a su alrededor. Hace que visite la sala de emergencias con frecuencia y podría ser estresante y costoso. En casos graves, podría provocar un paro respiratorio y la muerte.

Primeros Auxilios En Caso De Ataque De Asma

1. Siéntese en posición vertical y afloje la ropa ajustada. Mantén la calma y tranquiliza.

2. Ayudar a dicha persona a usar los medicamentos recetados para el asma, como un inhalador.

3. Si no hay ningún medicamento recetado o si tal medicamento está ausente, use un inhalador de rescate de un botiquín de primeros auxilios. Evite usar el inhalador de otra persona, ya que no puede estar seguro de que el medicamento sea adecuado para usted. Además, no es higiénico y corre el riesgo de transmitir una infección.

Para usar el inhalador con espaciador:

yo. Retire la tapa y agite bien el inhalador.

ii. Inserte el inhalador en el espaciador.

iii. Haga que el paciente exhale completamente y luego inserte la boquilla espaciadora firmemente en la boca del paciente.

iv. Presione el inhalador una vez para dar una bocanada.

v. Haga que el paciente respire lentamente por la boca y contenga la respiración durante unos diez segundos.

vi. Dé al paciente cuatro inhalaciones, espere aproximadamente un minuto antes de administrar la siguiente inhalación.

vii. Después de cuatro inhalaciones, espere cuatro minutos para ver si todavía tiene problemas para respirar. Si es así, dé otras cuatro bocanadas.

viii. Si hay poca o ninguna mejoría después de estos, dé de cuatro a ocho inhalaciones cada veinte minutos hasta que llegue una ambulancia o se brinde atención médica profesional.

Para usar un inhalador sin espaciador:

yo. Retire la tapa y agite bien el inhalador.

ii. Haga que el paciente exhale lejos del inhalador.

iii. Inserte la boquilla del inhalador firmemente en la boca del paciente.

iv. Presione el inhalador una vez mientras el paciente inhala lenta y profundamente y retire el inhalador.

v. Haga que el paciente contenga la respiración durante unos cuatro segundos y luego exhale lentamente.

vi. Da cuatro bocanadas. Recuerde agitar el inhalador antes de cada inhalación.

Nota:

No asuma que la somnolencia es un signo de mejoría. Podría ser que el asma esté empeorando.

No asuma mejoría si no escucha sibilancias. Los pulmones pueden estar tan apretados que no hay suficiente movimiento de aire para producir un sonido sibilante. Se llama 'cofre silencioso'. Podría significar que el asma está empeorando.

En caso de una reacción alérgica grave, administre un autoinyector de adrenalina (Epi-pen) antes de usar medicamentos para aliviar el asma.

Primeros Auxilios Para Tendones Y Fracturas

El cuerpo está formado por huesos y músculos. Los huesos forman el esqueleto y los músculos forman la carne. Los huesos y los músculos están conectados por los tendones y ligamentos que brindan el soporte, la forma y la estabilidad necesarios al cuerpo. Los músculos son los tejidos blandos del cuerpo. Muchos de los más de 600 músculos se unen a los huesos con la ayuda de los tendones.

Los músculos se mueven cuando los impulsos eléctricos del cerebro descienden a los músculos a través de los nervios, lo que hace que se contraiga o relaje según sea necesario. La pérdida del control nervioso de un músculo se llama parálisis. Cuando eso sucede, el músculo cercano se hace cargo.

Los 200 huesos del cuerpo forman el esqueleto, que protege los órganos internos del cuerpo. Los huesos son fuertes y densos y no se lesionan fácilmente, pero cuando lo hacen, a menudo son dolorosos. A medida que pasan los años, los huesos se debilitan. Esto es lo que hace que las personas mayores se vuelvan más susceptibles a las lesiones óseas porque tienen huesos frágiles. La osteoporosis es el término para el debilitamiento gradual de los huesos. La articulación es el punto de conexión para dos o más huesos y los ligamentos mantienen los huesos juntos en su punto de conexión.

Los tipos de lesiones comunes a los músculos, los huesos y las articulaciones son:

- Fracturas

- Dislocaciones

- Esguinces

- Cepas

Fracturas

Una fractura ocurre cuando hay una rotura completa, una astilla o una grieta en un hueso. Hay ocasiones en las que incluso un movimiento de torsión, un golpe o una caída provocan una fractura. Las fracturas pueden ser abiertas o cerradas. Una herida abierta a menudo está involucrada con una fractura abierta. Las fracturas abiertas ocurren cuando el extremo del hueso atraviesa la piel. Cuando un objeto rompe la piel y penetra en el hueso, como una bala, también provoca una fractura abierta. La piel no se rompe en una fractura cerrada. Si bien una fractura cerrada es más común, una fractura abierta es más riesgosa. Esto se debe a que las fracturas abiertas conllevan el riesgo de infección y sangrado severo. Las fracturas generalmente solo ponen en peligro la vida si están involucrados huesos grandes, si corta una arteria o si afecta la respiración. Dado que una fractura no siempre es obvia, la causa de la lesión indica si la víctima tiene una fractura. Caerse de una altura significativa o un accidente automovilístico puede provocar una fractura.

Dislocación

Las luxaciones suelen ser más evidentes que las fracturas. Una dislocación ocurre cuando un hueso de una articulación se aleja de su posición normal. El movimiento viene con una demostración de fuerza, que a menudo ocurre como resultado de una fuerza grande o violenta que empuja los ligamentos que mantienen unidos los huesos. La función de una articulación se invalida cuando un hueso se mueve fuera de lugar. Entonces se forma un extremo hueco, una protuberancia o una cresta cuando no debería haber ninguno.

Esguinces

El desgarro de los ligamentos de la articulación se llama esguince. Aunque los esguinces leves se hinchan, a menudo se curan rápidamente. Dicho esto, ignorar los signos de un esguince y volverse demasiado activo demasiado pronto conduce a la reactivación del esguince, lo que provoca más dolor y debilidad de la articulación y conduce a un esguince más severo. Un esguince severo puede ocurrir junto con una fractura o dislocación en la articulación. Las articulaciones más susceptibles a los esguinces son las articulaciones del tobillo, la rodilla, los dedos y la muñeca.

Son

Cuando los tendones o músculos se estiran y desgarran, se dice que es un esguince. Las distensiones ocurren cuando el músculo está sobrecargado o al intentar levantar algo pesado. Las distensiones ocurren a menudo en los músculos de la espalda, el muslo, el cuello o la zona lumbar.

En cualquiera de las cuatro lesiones comunes, los casos graves suelen ir acompañados de:

- Mucho dolor. Las áreas afectadas se vuelven muy dolorosas al tocarlas y moverlas.

- El área afectada se hincha y se forman hematomas importantes.

- El área afectada se deformaría, torcería o se doblaría de manera poco natural. También puede haber presencia de bultos, crestas y huecos anormales.

- El área afectada no puede funcionar correctamente.

- Habría fragmentos de hueso saliendo de la herida.

- La víctima puede escuchar o sentir un chasquido o un chasquido como en el momento de la lesión.

- La víctima también puede sentir los huesos rechinando en el sitio de la lesión.

- Las áreas afectadas se vuelven insensibles, frías y con hormigueo.

- La causa de la lesión puede indicar la gravedad de la lesión.

- Los servicios de emergencia locales deben ser notificados si

- La deformidad es obvia.

- Hay decoloración e hinchazón moderada o severa

- Se sintió y / o escuchó un chasquido o un estallido como en el momento de la lesión

- Hay un hueso que sobresale del sitio lesionado

- Hay una herida abierta con una fractura.

- La parte afectada no se puede utilizar normalmente

- La parte lesionada está entumecida y fría

- La lesión ocurrió alrededor del cuello, la cabeza o la columna.

- La víctima tiene problemas para respirar

- La causa de la lesión es grave

Hasta que llegue el personal médico de emergencia, cualquier lesión en los músculos, huesos y articulaciones puede tratarse con el mnemónico RICE.

DESCANSO : tenga cuidado de no mover ni enderezar el área afectada

INMOVILIZAR : asegúrese de mantener el área lesionada estable en la posición en la que se encontró. Solo se debe entablillar el área lesionada si la víctima debe ser trasladada o llevada al centro médico más cercano. Reducir el movimiento al área lesionada previene daños mayores.

FRÍO : Aplique hielo o agua fría en la zona afectada durante unos 20 minutos. Ponga una barrera, fina, entre la piel desnuda y el hielo. Si la víctima no puede soportar la formación de hielo durante 20 minutos, coloque hielo en el área lesionada durante períodos de 10 minutos. Es importante aplicar hielo en el área afectada porque el hielo reduce el dolor, la hinchazón y también reduce el sangrado interno. No ha habido evidencia que demuestre que la aplicación de calor sea beneficiosa para cualquier lesión muscular, ósea o articular.

ELEVAR : **Eleve** o eleve el área afectada solo cuando no cause o empeore el dolor. La elevación del área afectada ayuda a reducir la hinchazón.

Ferular Una Lesión

Una de las mejores formas de prevenir más lesiones es entablillar la parte lesionada. Esto conducirá a la restricción de movimiento y es mejor hacerlo si la víctima debe ser trasladada a un hospital. Si el acto de entablillar causa más dolor a la víctima, es mejor no entablillar en absoluto. La férula también debe colocarse donde se encuentra la lesión. Para las fracturas, las articulaciones por encima y por debajo del lugar de la lesión deben estar entablilladas. El mismo principio se aplica tanto a los huesos de los esguinces como a las lesiones articulares.

Los materiales de entablillado deben ser suaves y acolchados para garantizar la comodidad de la víctima. Se debe verificar la circulación adecuada antes y después de la férula para asegurarse de que la férula no esté demasiado apretada. Los diversos métodos de entablillado incluyen

- **Férulas anatómicas** que aprovechan el cuerpo de la víctima. Por ejemplo, una pierna lesionada puede estar atada a una pierna sana.

- **Férulas blandas** que unen el área lesionada a materiales blandos como una manta o toalla doblada o una almohada o un vendaje triangular doblado. Un cabestrillo es un tipo de vendaje suave.

- **Las tablillas rígidas** utilizan materiales como tablas acolchadas, periódicos o tiras metálicas acolchadas para sujetar el sitio lesionado.

- El suelo puede servir de apoyo a la zona afectada.

Una vez que la lesión esté entablillada, continúe la aplicación de hielo en el área afectada. Asegúrese de retener a la víctima para que no se enfríe o se sobrecaliente y continúe ofreciéndole tranquilidad.

Capítulo 5

Prevención Y Preparación:
Cómo Evitar Que Ocurran Lesiones

Las lesiones son costosas. Han provocado la discapacidad y la muerte de miles de personas solo en los Estados Unidos cada año. En 2007, alrededor de 124.000 estadounidenses murieron por las lesiones sufridas. Las lesiones no intencionales fueron la principal causa de muerte en ese año entre las personas entre 1 y 44 años de edad. Los choques de motor tomaron la principal causa de muerte, seguidos de cerca por envenenamientos y caídas. En ese mismo año 2007, aproximadamente 34,3 millones de estadounidenses sufrieron lesiones no mortales, pero aún necesitaban atención médica.

Estas lesiones no intencionales resultan en la pérdida de miles de millones de dólares en formas de salarios perdidos, gastos médicos, daños a la propiedad, seguros y varios otros costos indirectos. Si bien las lesiones no siempre son inevitables, estar preparado y tener pleno conocimiento de los procedimientos de seguridad puede ayudar a reducir el riesgo, prevenir un mayor deterioro de las lesiones y salvar las vidas de las víctimas involucradas.

Varios factores afectan el riesgo de que una persona se lesione. Entre esos factores se encuentran la edad, el sexo, la situación económica, la ubicación geográfica, el uso indebido y el abuso del alcohol. Las personas menores de 39 años tienen el mayor número de lesiones no mortales, mientras que las personas de 40 años o más registraron un alto número de muertes por lesiones sufridas. Los hombres tienen más probabilidades de sufrir lesiones que las mujeres. También tienen el doble de probabilidades de morir a causa de sus lesiones o sufrir una lesión fatal que las mujeres. El medio ambiente y la situación económica de las personas también afectan la posibilidad de sufrir lesiones, ya sean fatales o no fatales. Las personas en áreas rurales tienen más probabilidades de sufrir lesiones que las de un área metropolitana. Además, las lesiones son más probables en áreas de bajos ingresos que en las de altos ingresos. El uso indebido y abuso de alcohol es una causa común de lesiones entre adolescentes y adultos. En 2008, se registró que el 32 por ciento de todas las muertes de automóviles estaban relacionadas con el alcohol. También se informa que una gran cantidad de personas que mueren debido a caídas, ahogamientos e incendios están bajo la influencia del alcohol.

Si bien las estadísticas muestran que las lesiones son más comunes en personas de cierta edad y género, las lesiones en sí mismas tienen más que ver con el comportamiento que con la edad o el género. Muchas de las lesiones sufridas se pueden prevenir, pero ocurren debido a la forma en que las víctimas interactuaron con los peligros potenciales que las rodean. El riesgo de lesiones se puede prevenir siguiendo los siguientes pasos.

- Comprender el riesgo involucrado

- Tome las medidas necesarias en la dirección correcta. Al cambiar ciertos comportamientos, el riesgo de lesiones para usted y los que le rodean se reduce drásticamente.

- Esté alerta a su entorno y piense con seguridad. Evite las condiciones potencialmente dañinas, así como las actividades que aumentan el riesgo de lesiones.

- Tome las precauciones necesarias, como usar dispositivos de protección como cascos, almohadillas y anteojos. Siempre abroche el cinturón cuando esté en un automóvil.

- Tener conocimientos y habilidades adecuados en primeros auxilios. Incluso con las mejoras dramáticas en la práctica médica, la atención inmediata a las lesiones y enfermedades a menudo marca la diferencia para salvar vidas y prevenir un mayor deterioro de la lesión o enfermedad.

- Obedezca las leyes vigentes para prevenir lesiones. Esto incluye las leyes sobre el uso obligatorio de cinturones de seguridad, las restricciones sobre el uso de teléfonos celulares mientras se conduce, el requisito de los fabricantes de construir bolsas de aire en los automóviles, etc.

- Tener un plan de acción preparado en casos de emergencia lo ayudará a actuar con calma en una situación estresante ya tomar las medidas adecuadas en lugar de entrar en pánico.

Seguridad Del Automovil

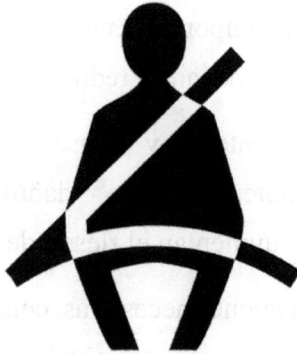

Los departamentos de emergencia informan que hay alrededor de 5 millones de visitas por accidentes automovilísticos cada año. Las lesiones y muertes relacionadas con el automóvil causan una carga económica significativa.

Existen varias prácticas de seguridad vehicular, que incluyen:

- Si bebes no conduzcas. Cualquiera que planee beber alcohol debe planificar con anticipación y preparar un medio de transporte alternativo o tomar un taxi o transporte público. Si está en un grupo, asigne un conductor designado, alguien, que esté de acuerdo en no consumir alcohol durante la ocasión.

- Evite distracciones y mantenga la vista en la carretera. Cualquier cosa que desvíe la vista de la carretera, la mente de conducir o las manos del volante es peligrosa y debe evitarse. Hacer uso de dispositivos electrónicos como mensajes de texto o hacer llamadas mientras se conduce puede ser desastroso. El uso de dispositivos electrónicos detrás de las ruedas ha provocado miles de choques y muertes en las carreteras. Otras distracciones como comer, beber, hablar con los pasajeros, operar las radios, los CD o los reproductores de MP3 también pueden provocar accidentes.

- Mientras esté en el automóvil, recuerde siempre usar el cinturón de seguridad. Aunque la mayoría de los automóviles en la carretera están equipados con bolsas de aire, esas bolsas de aire presentan varios riesgos para los niños pequeños; la gran cantidad de fuerza con la que se despliegan puede lesionar gravemente a los niños pequeños, incluso matarlos. Los niños menores de 13 años deben sentarse en los asientos traseros lejos de las bolsas de aire.

- Los niños y los bebés siempre deben sentarse en los asientos traseros de los automóviles en su asiento de seguridad aprobado para niños. El asiento de seguridad debe adaptarse al niño adecuado en términos de edad y peso. Además, asegúrese de que los asientos de seguridad estén instalados correctamente en el automóvil.

Seguridad Contra Incendios

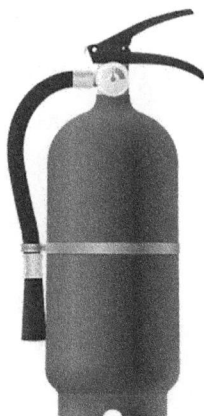

Es importante saber qué hacer en caso de incendio. Prevenir incendios y saber qué hacer cuando ocurren es un conocimiento importante. Aproximadamente 3202 personas murieron en 2006 debido a incendios no intencionales solo en los Estados Unidos. Aproximadamente cuatro de cada diez muertes que ocurren por incendios en hogares sin detectores de humo. Para prevenir incendios, aquí hay algunas cosas que se pueden hacer.

- Deje que cada piso de su casa tenga su propio detector de humo. Compruebe las pilas una vez al mes y cámbielas al menos dos veces al año.

- Tenga extintores de incendios cerca y cerillas lejos del alcance de los niños.

- Mantenga los materiales inflamables y los calentadores de ambiente alejados de las cortinas.

- Coloque protectores alrededor de la chimenea, tuberías, radiadores y estufas de leña.

Sin embargo, estar preparado en caso de incendio reduce el riesgo de lesiones o muerte. Por lo tanto, es importante que haya un plan de escape planificado y preciso para uso futuro.

- Reúna a la familia o compañeros de cuarto en un momento adecuado

- Prepare un bosquejo de los planos de planta completo con las puertas, ventanas y pasillos de cada piso de la casa.

- Debe haber dos rutas de escape para salir de cada habitación, especialmente las áreas para dormir, porque muchos incidentes de incendio ocurren durante la noche.

- Prepárese para usar solo la escalera

- Prepare un lugar de encuentro para todos los que se encuentran fuera del edificio

- Designe a una persona para que haga la llamada necesaria al departamento de bomberos y qué teléfono usar.

- Asegúrese de que todos sepan que deben salir del edificio antes de pedir ayuda.

Las pautas a seguir para escapar de un incendio son:

- En presencia de humo, arrástrese para escapar. Esto se debe a que, durante un incendio, se eleva el humo y el aire respirable disponible está cerca del piso.

- Los niños necesitan que se les enseñe a abrir ventanas, bajar una escalera y bajar al suelo de manera segura. Debe haber práctica constante hasta que se perfeccione la habilidad. Los niños deben salir de la habitación primero antes que los adultos.

- Salga de la casa en llamas rápidamente y no regrese bajo ninguna circunstancia.

- Si es imposible escapar, quédese en la habitación y rellene las ranuras de la puerta y las rejillas de ventilación con toallas, ropa y trapos mojados. Si hay un teléfono, llame al departamento de bomberos para pedir ayuda, incluso si hay rescatistas disponibles afuera, y avíseles dónde se encuentra.

- Si está en un hotel y escucha la alarma de incendio, toque primero el pomo de la puerta. Si la puerta está caliente, no salga.

- No se deben utilizar los ascensores. En su lugar, utilice escaleras relativamente libres de humo.

- Si no se puede alcanzar la salida, regrese a su habitación y apague el sistema de ventilación. Las grietas en la puerta y las rejillas de ventilación deben rellenarse con toallas o ropa húmedas. Llame al departamento de bomberos inmediatamente.

Al seguir los procedimientos de seguridad, puede prevenir lesiones no intencionales que afectan a miles de personas cada año y provocan una gran pérdida. Las lesiones no ocurren simplemente, y se pueden tomar algunas medidas para prevenirlas. Adquirir el conocimiento sobre qué hacer en casos de incidentes y accidentes también ayuda a salvar vidas y prevenir el deterioro de las lesiones.

Conclusión

El conocimiento y las habilidades de primeros auxilios son importantes. Son habilidades y conocimientos que todo el mundo debería poseer. Los accidentes ocurren a diario; Los disturbios pueden estallar incluso en medio de una protesta pacífica, un resbalón por las escaleras y una distracción mínima mientras se manipulan sustancias inflamables pueden provocar emergencias que requieran asistencia médica. El personal de EMS no siempre llega inmediatamente debido a diversas circunstancias fuera de su control. Con el conocimiento de primeros auxilios, estará completamente equipado para ayudar a salvar las vidas de las víctimas de accidentes y lesiones dondequiera que se encuentre. Con la plena comprensión de lo que está mal con la víctima, está bien equipado para tomar las medidas adecuadas para salvar la vida de la víctima y prevenir un mayor deterioro de las lesiones en lugar de simplemente improvisar.

Salva una vida. Aprenda primeros auxilios hoy. Gracias por leer.

MANUAL
DE PRIMEROS
AUXILIOS

Cómo actuar ante accidentes domésticos

BRANDA NURT

Introducción

Los accidentes son algo común en nuestras vidas. Pueden ocurrir en una variedad de entornos, desde carreteras hasta la oficina, solo por mencionar algunos. Uno de los lugares donde ocurren fácilmente los accidentes son nuestros hogares. Pueden ser una causa importante de incomodidad, lesiones o incluso muertes, dependiendo de la gravedad del accidente. También pueden ocurrirle a personas de todas las edades, pero los niños y los ancianos son los más propensos a sufrir accidentes domésticos.

Dado que son muy comunes, vale la pena conocer todo lo posible sobre los accidentes domésticos para poder manejarlos mejor cuando ocurran. Los accidentes domésticos van desde los menores que solo requieren algún tratamiento de primeros auxilios hasta los mayores que necesitarían la intervención de un médico.

Ningún accidente doméstico es igual. Hay varios tipos de ellos, todos con diferentes causas y síntomas a tener en cuenta. Los métodos de primeros auxilios utilizados para los diferentes tipos de accidentes también difieren, al igual que los procesos de tratamiento reales. Algunos tardarán más en sanar, mientras que otros podrían tardar solo un día, si no unas pocas horas. Algunos accidentes domésticos pueden afectar no solo nuestro bienestar físico sino también nuestra salud mental si no se tratan de manera adecuada o oportuna.

También es importante tener en cuenta que al final del día, aunque son muy comunes y puede curarse de la mayoría de los accidentes domésticos, es mejor estar seguro y evitarlos por completo. Pueden ser repentinos, pero hay ciertas cosas que puede hacer para reducir las posibilidades de que estos accidentes ocurran en su hogar.

En este libro, analizamos en profundidad los accidentes domésticos. En él se habla de los tipos habituales de accidentes domésticos, cómo prevenirlos, primeros auxilios para accidentes domésticos, tratamientos posteriores y cómo curarlos.

Capítulo 1

Primeros auxilios en
caso de accidentes domésticos

¿Qué son los primeros auxilios?

Primeros auxilios se refiere a la respuesta o asistencia inmediata que le brinda a una persona que acaba de sufrir una lesión. Los primeros auxilios generalmente se administran a una víctima para preservar su vida y evitar que su condición empeore. También promueve una recuperación más rápida de una lesión o enfermedad. Se puede decir que los primeros auxilios son el primer tipo de intervención que se da antes de que la víctima obtenga ayuda profesional. En algunos casos, los primeros auxilios pueden ser la única intervención necesaria para que la víctima se sienta mejor.

¿Cuál es el propósito de los primeros auxilios cuando ocurre un accidente doméstico?

Es casi imposible predecir cuándo ocurrirán los accidentes. Sin embargo, cuando ocurre uno, debe estar listo para ayudar, y los primeros auxilios son la mejor manera de hacerlo antes de buscar ayuda profesional. Los objetivos de los primeros auxilios incluyen:

Preservando la vida

Recuerde que un socorrista no es un profesional médico. Sin embargo, los primeros auxilios aseguran que una víctima de un accidente doméstico reciba atención básica, ya que los primeros auxilios pueden tratar lesiones menores que no necesitan atención de emergencia o chequeos de rutina. Dicho esto, si la situación es más difícil en la medida en que amenaza la vida del paciente, el enfoque de los primeros auxilios es preservar la vida el tiempo suficiente hasta que la víctima tenga acceso a atención profesional.

Prevención de la escalada de la situación

Fayuda rimero se proporciona para prolongar el tiempo que el paciente tiene antes de que llegue la ambulancia. Por ejemplo, si hay un sangrado profuso, la atención del socorrista no será suturar la herida, sino detener el sangrado para reducir las posibilidades de complicaciones adicionales.

Aliviar el dolor

Si eres un socorrista y no estás seguro de los medicamentos, es mejor consultar con un profesional o evitar la administración de medicamentos por completo.

Protección personal

Al administrar los primeros auxilios, debe protegerse. Asegúrese de que el área y los alrededores sean seguros. No intentes ser el "héroe" y terminar siendo una víctima también.

Promoción de la recuperación

Si está administrando primeros auxilios, sus acciones deben estar dirigidas a ayudar a la víctima del accidente doméstico a mejorar más rápido. Significa usar su botiquín de primeros auxilios y todos sus suministros para ayudar a la persona.

¿Qué son los primeros auxilios básicos?

Lo básico primero se simplifica con la fórmula DRABC. Esto es lo que significa:

D- Peligro

Siempre mire a su alrededor para ver si hay algo que pueda dañarlo a usted oa cualquier otra persona en el área cuando haya ocurrido un accidente doméstico. Luego, verifique si existe algún peligro para la persona lesionada. Lo más importante es que evite ponerse en peligro en el proceso de intentar ayudar a alguien.

Respuesta R

Compruebe cuidadosamente si la víctima del accidente doméstico responde o está consciente. ¿Reacciona la persona cuando la llama o cuando le toca o aprieta firmemente las manos o el hombro?

A-Airway

Controle las vías respiratorias de la víctima. ¿Está limpio? Es importante asegurarse de que la persona realmente esté respirando. En caso de que la persona responda incluso si sus vías respiratorias no tienen barrera, averigüe cómo puede ayudarla con su lesión. Si no responde y está inconsciente, debe revisar sus vías respiratorias haciendo la maniobra de inclinación de la cabeza y elevación de la barbilla y abriendo la boca mirando hacia adentro.

Para realizar la maniobra de inclinación de la cabeza y elevación de la barbilla debe colocar una mano sobre la frente y la otra mano debajo de la barbilla. Luego levante con cuidado la barbilla e incline la cabeza hacia atrás al mismo tiempo; tenga cuidado de no hacer movimientos bruscos para evitar dañar la columna cervical. Una vez que el cuello esté en una posición óptima, puedes buscar su boca.

Si encuentra que el interior de su boca está despejado, continúe lentamente inclinando la cabeza hacia atrás y verifique que realmente esté respirando. Si su boca no está clara, puede colocarlos suavemente a un lado y luego pasar el dedo por la boca de la víctima para que pueda eliminar todo el contenido no deseado en ella. Después de eso, puede realizar la maniobra de inclinación de la cabeza y levantar la barbilla una vez más y volver a verificar la respiración.

B-Respiración

Compruebe con atención si la persona está respirando observando el movimiento de su pecho. Pon tu oreja junto a su boca y luego a su nariz para escuchar. También debe colocar su mano sobre su pecho, apuntando a la parte inferior para sentir si están respirando. Si descubre que está respirando incluso si está inconsciente, gírelo de lado y tenga cuidado con la posición de su cuerpo.

Asegúrese de que la cabeza, el cuello y la columna vertebral de la víctima estén alineados y asegúrese de realizar un seguimiento de su respiración en todo momento. Si la persona está respirando, debe medir la frecuencia respiratoria. Esto se hace contando el número de respiraciones en 20 segundos y multiplicándolo por tres, y es una información muy valiosa para el equipo médico.

Si la persona no respira, existe la posibilidad de que el corazón tampoco lata. Si el corazón de la persona no late, debe proporcionarle reanimación cardiopulmonar. Sin embargo, si el corazón late, debe proporcionar reanimación cardiopulmonar con respiración para evitar la función de los pulmones y proporcionar oxígeno a la persona. Esto se hace con la espalda de la persona apoyada en el piso, usted realiza la maniobra de inclinación de la cabeza y elevación de la barbilla, inhala un poco de aire, cierra la nariz con los dedos, cubre la boca con la boca y libera aire en la cavidad bucal de la persona. . Soplar aire en la boca de la persona con esta técnica se llama respiración de rescate, y cada respiración de rescate debe durar alrededor de un segundo. Debe proporcionar una respiración boca a boca cada cinco a seis segundos hasta que la persona vuelva a respirar o hasta que un profesional de la salud esté cerca para hacerse cargo de la situación.

C- Circulación

Aquí, debe verificar el estado circulatorio del paciente. Esto comienza tomando el pulso del paciente. El pulso radial y el pulso carotídeo son los más fáciles de localizar y medir. El pulso radial se encuentra en la muñeca, debajo del pulgar, y el pulso carotídeo se ubica en el cuello, a ambos lados de la manzana de Adán. Coloque suavemente los dedos índice, medio y anular sobre cualquiera de estas áreas y sienta las pulsaciones de la sangre fluyendo. Si puede sentir el pulso, cuente cuántas pulsaciones ocurren en quince segundos y multiplíquelo por cuatro para obtener la frecuencia del pulso, también muy importante para el equipo médico.

Si no siente el pulso, coloque la cabeza sobre el pecho de la persona para escuchar los latidos del corazón. Si no nota ningún latido, es hora de aplicar la reanimación cardiopulmonar.

Primero, asegúrese de que estén acostados boca arriba sobre una superficie dura. Deben ser planas. Coloque una de las puntas de cada mano en la parte central del pecho de la víctima, luego coloque la segunda mano encima y presiónela hacia abajo con mucha firmeza pero con suavidad unas 30 veces. Las manos deben descender al menos 2 pulgadas, pero no más de 2.4 pulgadas. Una vez que haya terminado con las 30 compresiones torácicas, debe realizar dos respiraciones de rescate, tal como se describe en Resucitación cardiopulmonar. A esto se le llama ciclo de RCP, compuesto por 30 compresiones torácicas más dos respiraciones de rescate. Debe proporcionar al menos cinco ciclos de RCP cada 2 minutos hasta que el corazón comience a latir nuevamente, o hasta que finalmente obtenga la ayuda de un profesional capacitado.

Desfibrilador

Podemos agregar un desfibrilador al proceso. Esta máquina está diseñada para administrar una descarga eléctrica que restaurará los latidos normales del corazón. Son fáciles de operar, ya que todo lo que necesita hacer es seguir los pasos y las imágenes del paquete y las instrucciones de voz. Una vez que la víctima responda, debe girarla para que mire hacia un lado y mantener la cabeza inclinada para que mantenga las vías respiratorias despejadas.

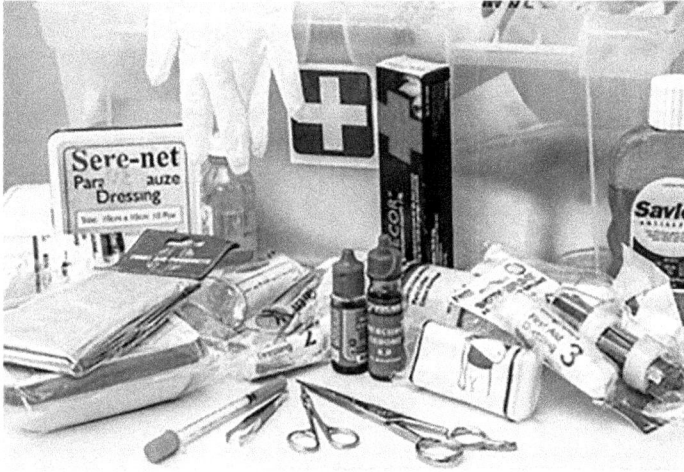

El contenido de un botiquín de primeros auxilios

Para que pueda administrar los primeros auxilios cuando hay un accidente doméstico, es importante tener un botiquín de primeros auxilios. Algunos de los contenidos de un botiquín de primeros auxilios incluyen:

- Varios vendajes y gasas

- Cinta adhesiva

- Gasa esterilizada

- Almohadillas para los ojos

- Toallitas húmedas

- Cierres y imperdibles

- Ungüento antibiótico

- Solución salina

- Tijeras y pinzas

- Una guía de primeros auxilios

- Máscaras de RCP

- Guantes desechables

- Un termómetro (se prefieren los digitales)

- Crema para erupciones cutáneas

- Aerosoles para aliviar las picaduras de insectos

- Analgésicos

- Crema antiséptica

- Agua destilada para limpiar heridas

- Cremas o tabletas antihistamínicas

Importancia del aprendizaje de primeros auxilios

Es común que ocurran accidentes domésticos, por lo que el conocimiento de primeros auxilios es muy importante. Éstos son algunos de los beneficios de aprender primeros auxilios.

Ayuda a salvar vidas

Existen diferentes tipos de accidentes domésticos, como ya se ha mencionado, y algunos de ellos pueden ser fatales si no se tratan de inmediato. Dar primeros auxilios puede ayudar a reducir el tiempo de recuperación y contribuye en gran medida a determinar si la víctima del accidente tendrá una discapacidad temporal o incluso permanente. Por eso es tan importante aprender a realizar primeros auxilios. A través de lecciones de primeros auxilios, aprenderá a mantener la calma siempre que haya un accidente doméstico y también podrá aprender siglas simples que lo ayudarán a recordar los pasos que debe seguir para ayudar a salvar la vida de la víctima. Por lo tanto, la capacitación en primeros auxilios es importante para ayudarlo a sentirse más seguro y cómodo al tomar el control de la situación cuando ocurre un accidente.

Le ayuda a aumentar la comodidad de la víctima

No todos los accidentes domésticos requerirán que el paciente sea trasladado a un hospital. A través del entrenamiento en primeros auxilios, sabrá cómo actuar empleando algunas técnicas simples como usar bolsas de hielo o atar vendajes correctamente. También estará preparado para hacer que el paciente se sienta emocionalmente cómodo.

La capacitación en primeros auxilios lo ayuda a evitar que la situación empeore

A veces, incluso los accidentes domésticos pueden empeorar si la víctima no recibe los primeros auxilios básicos. Por lo tanto, recibir capacitación en primeros auxilios significa que podrá mantener estable a un paciente hasta que la ayuda médica de emergencia llegue al lugar del accidente doméstico. La formación en primeros auxilios le ayudará a aprender a utilizar los elementos básicos de su hogar como herramientas en caso de que no tenga a su alcance un botiquín de primeros auxilios, para que pueda afrontar diferentes situaciones de accidentes. A través de la capacitación, también aprenderá la mejor manera de recopilar información sobre cómo sucedió el accidente para que pueda transmitirla de manera efectiva a los médicos profesionales.

La formación en primeros auxilios fomenta una vida sana y la seguridad dentro de la casa

Cuando decida recibir capacitación en primeros auxilios, la primera lección que aprenderá es cómo cuidarse y garantizar la seguridad de todos los que lo rodean. Mantenerse a salvo significa que estará mejor posicionado para ayudar a otras personas.

Te da una sensación de seguridad

Aprender sobre primeros auxilios te hace sentir más seguro, ya que eres consciente de que en caso de un accidente doméstico, incluso puedes salvar tu propia vida además de la vida de quienes te rodean. También hace que las personas cercanas a usted se sientan más seguras y las tranquiliza.

Orígenes de los primeros auxilios

Se dice que St. John Ambulance fue la primera organización en incorporar el uso de primeros auxilios en el año 1879 en Reino Unido. La hija de la reina Victoria, la princesa Christian, luego tradujo cinco conferencias de ambulancia que se dieron en alemán al inglés. El profesor Esmarch había dado las conferencias en 1882. Estas conferencias se publicaron con el título Primeros auxilios para los heridos. Fue publicado por Smith Elder, quien contó con la ayuda de un grupo de socios. En 1882, St. Andrew fundó la organización de primeros auxilios para ayudar a cuidar a los heridos durante la guerra y para brindarles cualquier otra forma de atención que necesitaran. Sir George Beatson luego anotó el reglamento de la organización. Luego se publicó en 1891.

En 1908, las organizaciones de St. Andrew y St. John acordaron fusionarse y llevar a cabo todas sus actividades como una sola. Esmarch, entre 1823 y 1908, creó la base de las instituciones de primeros auxilios más civilizadas. Luego se convirtió en médico en el año 1948 y luego estudió cirugía.

Otra versión de la historia dice que los primeros auxilios generalmente tienen una historia muy complicada. No hay demasiada información sobre el hombre prehistórico, pero ciertamente se enfrentaron a diversas situaciones que necesitaban primeros auxilios. Probablemente se les ocurrieron diferentes formas de detener cosas como el sangrado, formas de estabilizar los huesos cuando se rompían accidentalmente y diferentes formas de determinar si las plantas eran venenosas o no.

Con el tiempo, diferentes personas se volvieron más conocedoras y hábiles para manejar situaciones médicas a las que se enfrentaban. Podrían haber sido hechiceros o primeros chamanes. Esta podría haber sido la primera etapa de la distinción entre el tipo de atención médica que podrían brindar los aficionados o legos y la atención médica que podrían brindar los profesionales. Se hizo cada vez más claro lo que todos podían ofrecer a medida que la formación médica se volvía más formal.

Tampoco podemos mencionar la historia de los primeros auxilios sin hablar de los días de la guerra en los que cuando las personas estaban en batallas o guerras y se lesionaban, generalmente morían cuando faltaba atención médica. En 1099 los caballeros religiosos se capacitaron en atención médica. Esta formación fue organizada por la orden de San Juan. Se estaba entrenando específicamente en el tratamiento de heridas obtenidas en el campo de batalla.

A mediados del siglo XIX, se llevó a cabo la Primera Convención Internacional de Ginebra que dio lugar a la creación de la organización de la Cruz Roja para ayudar a los soldados heridos en las guerras. A través de esto, los soldados recibieron capacitación sobre cómo tratar a sus colegas antes de que llegaran los médicos para brindarles más tratamiento.

Después de una década, uno de los cirujanos del ejército propuso que se capacitara a los civiles en primeros auxilios, lo que en ese momento llamó tratamiento pre-médico. El término primeros auxilios se utilizó por primera vez en 1878 como una combinación de las frases "primer tratamiento" y "Ayuda Nacional". Con el tiempo, las habilidades prácticas involucradas en los primeros auxilios han evolucionado y, de alguna manera, los primeros auxilios se separan de la medicina de emergencia. Hoy en día, incluso las ambulancias que son llamadas en el lugar de los accidentes cuentan con personal bien capacitado en primeros auxilios y también con capacitación avanzada que los convierte en paramédicos.

El botiquín de primeros auxilios

En Estados Unidos, el botiquín de primeros auxilios se inspiró en una conversación fatídica. Se llamaba el botiquín de primeros auxilios de Johnson and Johnson y fue lanzado para su uso en 1888. Robert Wood Johnson estaba en un tren de camino a Colorado para pasar unas agradables vacaciones cuando comenzó una conversación con el cirujano jefe de los ferrocarriles de Río Grande y Denver. El médico comenzó a explicar los peligros de la construcción de vías férreas. Continuó hablando sobre el hecho de que había una clara falta de suministros médicos para dar tratamiento a las lesiones industriales que a menudo son únicas en comparación con muchos otros tipos de lesiones.

Fue a través de esta conversación sobre salud que Johnson vio una gran oportunidad comercial. Él ya tenía un pequeño negocio y la idea que tenía en ese momento también era una forma de avanzar en sus conocimientos en salud. Por lo tanto, creó el primer botiquín de primeros auxilios comercial.

Durante el siglo XIX, los que trabajaban en la construcción de ferrocarriles tuvieron que ser trasladados a áreas aisladas en el lado occidental de América, que estaba tan lejos de los hospitales y cualquier otra forma de atención médica tradicional. En 1869, el primer ferrocarril transcontinental se construyó y completó en el mismo año. En los años siguientes, la expansión continuó, y entre los años 1880 y 1890, se instalaron más de 70000 millas de vías.

Este proyecto de expansión en las áreas rurales que eran tan accidentadas significaba que los trabajadores estaban constantemente expuestos a condiciones peligrosas y los accidentes eran muy comunes. Siempre que se producía un desastre, los accidentes resultaban fatales. Durante estos tiempos, la tasa de mortalidad de los trabajadores de entonces era de 12.000 cada año. La incorporación de maquinaria de última generación en la construcción los exponía a nuevos tipos de lesiones, pero no había forma de atención médica para ayudar en tales situaciones.

Trabajar en las locomotoras de vapor también representó una gran amenaza para las personas, en la medida en que los trenes comenzaron a llevar cirujanos a bordo. También comenzaron a llevar vehículos médicos para brindar asistencia médica a estos trabajadores. En la década de 1800, a lo largo del tramo entre los estados de Louisiana, Missouri y Texas, no había un solo hospital. Este fue un tramo de 1300 millas, lo que explicaría por qué tantas personas murieron en el proceso.

Las compañías ferroviarias decidieron emplear a sus propios médicos para manejar tales situaciones. Los practicantes tuvieron que aprender todo sobre la cirugía mientras ya estaban en el trabajo y tuvieron que improvisar el cuidado del trauma en el camino. Encontraron diferentes formas de lidiar con los nuevos tipos de lesiones que sufrían los trabajadores, especialmente las que involucraban extremidades aplastadas. Crearon nuevas tecnologías en la atención médica y la cirugía estéril.

A pesar de esto, fue difícil poner la teoría en práctica y fue aún más difícil mantener los gérmenes alejados de las heridas. Los médicos ferroviarios, por lo tanto, defendieron la construcción de hospitales, pero la tasa de mortalidad siguió siendo extremadamente alta. Fue entonces cuando se descubrió que lo que faltaba todo el tiempo eran personas educadas para servir como primeros intervinientes y también antisépticos para ayudar a dar los primeros auxilios a los trabajadores lesionados.

Los trabajadores naturalmente ayudarían a sus compañeros de trabajo siempre que se lesionaran, pero no estaban capacitados y tenían muy poco conocimiento de higiene básica o cómo cuidar las heridas. Debido a esto, sus intentos trajeron más daño que bien a las víctimas. Fue entonces cuando a Robert Wood Johnson se le ocurrió una solución.

Wood inventó los productos quirúrgicos de Johnson and Johnson que eran estériles y se colocaban en cajas que podían quedarse con los trabajadores ferroviarios en caso de lesiones. Escribió a los médicos ferroviarios y les preguntó qué necesitaban tener en esos kits. Luego, hizo que los tradujera en productos el director científico de su empresa, conocido como Fred Kilmer, un farmacéutico muy experimentado. Gracias a su meticulosa investigación, el primer botiquín de primeros auxilios se desarrolló en 1888. Los equipos de la compañía estaban bien empaquetados en cajas de metal o madera e incluían productos quirúrgicos como tiritas adhesivas, gasas, vendajes, tiritas y suturas.

Estos kits cerrarían la brecha entre las lesiones y el tratamiento requerido. Kilmer entendió que los trabajadores también necesitaban capacitación sobre cómo tratar las lesiones con la ayuda de los kits. Como tal, en 1901, Johnson & Johnson Company creó y publicó un libro para ayudar con esto. Se llamaba Manual de primeros auxilios. Era muy completo y estaba disponible comercialmente, algo que le permitió llegar a muchas más personas además de los trabajadores ferroviarios. Les enseñó higiene básica y también cuidados de emergencia. Le dio a la gente instrucciones sobre cómo usar los productos Johnson and Johnson. Esto realmente provocó un movimiento y, con el tiempo, se desarrollaron muchas más guías similares a las de Kilmer. Los botiquines de primeros auxilios luego aumentaron en popularidad con diferentes personas o compañías que creaban los suyos.

En poco tiempo, solo una década, se convirtió en parte de la ley en 1910 que cualquier lugar de trabajo en Estados Unidos con más de tres empleados necesitaba tener un botiquín de primeros auxilios. Durante el resto del siglo, los kits fueron mejorados para satisfacer las nuevas necesidades en términos de atención médica. Las empresas comenzaron a personalizarlos para las escuelas, el lugar de trabajo y los hogares según los tipos de lesiones a las que las personas eran susceptibles mientras estaban allí. Hoy en día, los kits de Johnson & Johnson siguen siendo el estándar cuando se trata de ofrecer atención de emergencia.

Capítulo 2

Tipos de accidentes domésticos y prevención

¿Qué es un accidente doméstico?

Un accidente doméstico es un accidente que ocurre dentro de su hogar y sus alrededores inmediatos. Los accidentes domésticos ocurren en todo el mundo y son una fuente importante de preocupación. En algunos países, de hecho, estos accidentes que ocurren en el hogar matan a más personas en comparación con otros tipos de accidentes independientemente de todas las normas de seguridad que siguen muchas personas. El problema es aún peor en los países en desarrollo donde algunas personas viven en condiciones deplorables.

Cualquier tipo de accidente suele ser una fuente de angustia para la víctima y las personas que la rodean. Los accidentes pueden tener consecuencias menores o mayores en algunas situaciones en las que toda la comunidad podría sentir los efectos. Algunos pueden provocar una discapacidad, ya sea temporal o permanente.

No hace falta decir que los niños son los más susceptibles cuando se trata de accidentes en el hogar, ya que a menudo no se dan cuenta de que ciertas cosas representan una amenaza para ellos. En algunos casos, son incapaces de leer, lo que provoca accidentes como intoxicaciones, ya que confunden determinadas sustancias venenosas con consumibles.

Tipos de accidentes domésticos

Hay muchos tipos de accidentes domésticos. Incluyen:

Objetos que caen

Este es un tipo común de accidente doméstico, especialmente en hogares que tienen niños que recién comienzan a moverse sin ayuda. Los niños pueden tirar cosas sobre ellos, como una cómoda, un televisor o incluso una estufa. También tienden a agarrar y tirar de cosas por encima de su cabeza, lo que puede conducir a un desastre, como tirar de un mantel, con platos y comida caliente cayendo.

Prevención

Puede evitar accidentes por caída de objetos asegurándose de que no haya cables sueltos, cables eléctricos, paños de cocina, bordes de manteles y similares cerca. Asegúrese de que estén completamente fuera del alcance de sus hijos. Sin embargo, recuerde que el hecho de que los niños sean los más susceptibles a los accidentes no significa que los adultos tampoco lo sean.

Accidentes por caídas

Otro tipo común de accidente doméstico son los tropiezos o caídas. Afectan a personas de todas las edades, ya sean niños o adultos. Algunas de las causas comunes de accidentes por caídas incluyen:

- Pisos o superficies desiguales
- Pisos que han sido encerados o trapeados recientemente
- Tablas del piso que se han colocado sueltas, alfombras y tapetes
- Mala iluminación
- Escritorios o cajones abiertos
- Cables que atraviesan pasillos
- El resplandor de las luces brillantes
- Falta de pasamanos en escaleras
- Subir y bajar escaleras a toda prisa
- Usar una escalera que no esté sujeta por alguien o una que no esté asegurada
- Usar muebles en lugar de una escalera para subir

Esguinces

Los esguinces ocurren cuando los ligamentos que conectan las articulaciones se estiran, se tuercen o incluso se desgarran. Ocurren principalmente alrededor de las rodillas, muñecas o tobillos. Algunas de las causas de los esguinces en el hogar incluyen:

- Caminar o correr sobre superficies irregulares en su hogar

- Girar o girar las articulaciones de repente

- Caídas en las que aterriza sobre su mano o muñeca

- Lanzar algo con fuerza

- Lesiones por ejercicio en interiores o deportes en casa

Quemaduras

Desafortunadamente, hay innumerables artículos en el área de la casa que podrían causar quemaduras desagradables. Dichos artículos incluyen sartenes, hornos, hervidores y otras cocinas. Algunas personas también tienen otros artículos como fósforos, fortalecedores de cabello, cortadoras de césped y radiadores que se sabe que causan quemaduras. Y no olvide las quemaduras solares, que son muy comunes, pero se pueden prevenir.

Tipos de quemaduras

Las quemaduras se clasifican según la extensión de la lesión.

- Quemaduras de primer grado: son quemaduras que afectan la capa superior o más externa de la piel. Esta capa de su piel se llama epidermis. Este tipo de quemadura tiene un aspecto rojo y es sensible y doloroso. Las quemaduras también pueden provocar hinchazón. Las quemaduras de primer grado generalmente no se clasifican por ampollas y se curan rápidamente. Este tipo de quemadura a menudo ocurre por la sobreexposición a los dañinos rayos ultravioleta del sol o cuando entra en contacto con un objeto caliente.

- Quemaduras de segundo grado: Las quemaduras de segundo grado son aquellas que afectan la segunda capa de la piel. Esta capa se llama dermis. Este tipo de quemaduras tienen una apariencia rosada y suelen ser suaves y húmedas. Son muy dolorosos y se caracterizan por ampollas. Las ampollas contienen líquido que puede terminar supurando de la piel. Dependiendo de la extensión del daño, pueden tardar entre dos y seis semanas en sanar. Pueden dejar una cicatriz.

- Quemaduras de tercer grado: las quemaduras de tercer grado implican daño a tres capas de la piel. Son la epidermis, la dermis y también la hipodermis. Con este tipo de quemadura, se daña toda la capa de la piel. La grasa, los nervios, los músculos e incluso los huesos podrían terminar afectados. Este tipo de daño en la piel hace que la piel desarrolle una apariencia blanca y transparente. Con estas quemaduras, la víctima experimentará un dolor tremendo a causa del daño causado a las terminaciones nerviosas. Las quemaduras de tercer grado a menudo son causadas por incendios, químicos corrosivos o electricidad.

Si cree que las quemaduras son quemaduras de tercer grado, busque atención médica de inmediato o llame al 911 de inmediato.

Prevención de quemaduras

Estas son las medidas generales que tendrás que seguir personalmente y en casa para prevenir quemaduras.

- Instale detectores de humo y asegúrese de que funcionen correctamente.

- Asegúrese de tener al menos un extintor de incendios y aprenda a usarlo correctamente.

- Haga planes de evacuación en caso de incendio. Busque las salidas de emergencia, así como cualquier otra salida auxiliar de último recurso (como ventanas), y memorícelas.

- Asegúrese de revisar el cableado eléctrico de su hogar con un electricista profesional al menos una vez cada diez años.

- Si tiene una chimenea, hágalo inspeccionar y limpiar al menos una vez al año con un profesional.

- Asegúrese de usar protector solar, especialmente los días y lugares como la playa.

- Los cinturones de seguridad y las correas calientes tienen la capacidad de provocar quemaduras de segundo grado en bebés y niños pequeños, así que asegúrese de verificar si están calientes o no antes de meter al niño en un automóvil. Si están demasiado calientes, use una toalla para evitar que la piel del bebé se queme.

- Asegúrese de usar guantes cuando manipule productos químicos peligrosos para evitar quemaduras químicas.

- Mantenga los objetos inflamables como fósforos y encendedores bajo llave, fuera del alcance de los niños.

- Evite las quemaduras eléctricas en los niños cubriendo todos los enchufes eléctricos.

- No permita que los niños se acerquen a ninguna fuente de fuego o calor, como estufas de cocina.

- Los calentadores de ambiente deben estar al menos a tres pies de distancia de cualquier objeto inflamable como cortinas y alfombras. Asegúrese de que los niños se mantengan alejados de ellos.

- No deje velas desatendidas y, si fuma, asegúrese de apagar el puro antes de deshacerse de él.

- Asegúrese de no almacenar materiales inflamables a menos que sea necesario. Las malezas y hojas secas no tienen por qué quedarse en casa y representan un riesgo de incendio.

- Asegúrese de que la leche para bebés esté a la temperatura adecuada y no caliente biberones en hornos microondas por esa razón, porque tienden a calentar las cosas de manera desigual.

- Asegúrese de apagar los pequeños fuegos de las estufas deslizando una tapa sobre el fuego.

- Cosas como planchas calientes deben desenchufarse después de su uso y deben mantenerse alejadas de los niños.

- No cocine vistiendo algo con mangas largas y sueltas.

- Asegúrese de que los mangos de las sartenes y ollas estén alejados de usted para evitar voltearlos por error.

Quemaduras por inhalación

Estos tipos de quemaduras pueden hacer que sus vías respiratorias se inflamen y dificultarle la respiración. Con quemaduras por inhalación, debe buscar atención médica de emergencia de inmediato. Los síntomas de estas quemaduras pueden progresar rápidamente y la capacidad respiratoria de una persona puede verse gravemente comprometida.

Asfixia

La asfixia ocurre cuando un objeto, un trozo de comida o un líquido causa un bloqueo en la garganta. Muchas veces los niños se ahogan después de introducirse un objeto extraño en la boca. Los adultos también pueden ahogarse mientras comen o beben, especialmente si lo hacen rápidamente.

Es común que las personas se ahoguen porque a menudo es de corta duración y no representa ningún tipo de peligro. Sin embargo, a veces la asfixia es potencialmente mortal cuando el objeto o se atasca en la garganta y corta el suministro de aire.

Envenenamiento

Los accidentes por intoxicación en el hogar son muy peligrosos y deben tratarse de inmediato. Algunas de las causas comunes de intoxicación incluyen:

- Medicamentos, especialmente analgésicos. Otros medicamentos inesperados, como cremas con esteroides y medicamentos para la tos, pueden contribuir a una sobredosis. Los niños corren un riesgo especial ya que las pastillas pueden parecer caramelos. Sin embargo, estos medicamentos no tienen por qué estar en forma de píldora. También pueden venir en parches adhesivos que podrían adherirse a la piel de un niño, o un niño podría terminar chupándolos.

- Algunos productos de limpieza como desinfectantes, lejía, sosa cáustica, entre otros. El envenenamiento por estos especialmente entre los niños puede provocar daños en las vías respiratorias o el tracto gastrointestinal.

- Algunos de los productos utilizados para proyectos de bricolaje como pegamento, pasta para papel tapiz y pintura.

- Diferentes cosméticos como champús, quitaesmalte y aceite para bebés.

- Algunos de los productos que usa en el jardín, como el veneno para ratas y el herbicida.

- Algunos tipos de plantas también pueden causar intoxicación cuando se comen. En algunos casos, los efectos son leves, pero en algunos casos, pueden ser muy graves. Si necesita tratamiento de emergencia, lleve algunas hojas de la planta a la sala de emergencias.

- Alimentos que tienen moho, que no se limpian adecuadamente o carne poco cocida.

- Monóxido de carbono, que es un gas inodoro e incoloro que puede ser mortal. Se produce a partir de la quema de combustibles como madera, gas y gasolina. También puede ser producido por aparatos que no funcionan correctamente. Esos electrodomésticos incluyen cocinas a gas, calentadores portátiles, generadores portátiles, estufas y chimeneas de leña. Cuando el monóxido de carbono se encuentra en baja concentración, causa síntomas similares a los de la gripe como fatiga, dolor de cabeza y náuseas. Cuando está en alta concentración, puede provocar dificultad para respirar, pérdida del conocimiento, coma y, lo que es peor, la muerte.

- El alcohol, la nicotina y otras sustancias ilícitas también pueden causar intoxicación. Si tiene niños en su casa, pueden intoxicarse con alcohol si accidentalmente terminan bebiendo bebidas alcohólicas como vino, cerveza y alcohol. Los perfumes, enjuagues bucales y desinfectantes para manos también contienen alcohol que puede causar intoxicación, convulsiones e incluso puede llevar al coma cuando lo ingieren los niños. El tipo de solución de nicotina líquida que se usa en los cigarrillos electrónicos también puede envenenar a un niño cuando la ingiere accidentalmente o cuando entra en contacto con su piel. Los cigarrillos, el tabaco de mascar y la goma de mascar de nicotina también pueden ser venenosos. Los parches de nicotina pueden ser venenosos para los niños y causar náuseas, convulsiones o vómitos. También se sabe que las sustancias ilícitas causan envenenamiento y muchos otros efectos graves para la salud que incluyen un cambio en el estado de alerta, la capacidad de respuesta y un cambio en la respiración. Estas sustancias incluyen metanfetamina, cocaína, cannabinoides sintéticos, etc.

- Hidrocarburos como queroseno, gasolina, líquido para encendedores, diluyentes de pintura de aceite para lámparas y aceite de motor.

- Baterías o artículos que funcionan con baterías, como controles remotos, calculadoras, juguetes y relojes. Los niños más pequeños pueden tragar accidentalmente estas baterías, especialmente las que tienen forma de botón plano. Las baterías contienen sustancias químicas que son de naturaleza alcalina y pueden tener fugas o generar una corriente eléctrica que podría terminar quemándolas o creando agujeros en el esófago.

Esas son solo algunas de las causas de intoxicación en el hogar, pero puede prevenir accidentes por intoxicación de las siguientes maneras.

Prevención de intoxicaciones

- Asegurarse de que sus aparatos que queman combustible, por ejemplo, los fuegos eléctricos y los calentadores alrededor de su casa, estén bien mantenidos y revisados regularmente.

- Mantenga bien ventiladas las habitaciones que contienen sus electrodomésticos y asegúrese de tener detectores de monóxido de carbono en su hogar.

- Asegúrese de que sus salidas de aire, chimeneas y conductos de humos no estén bloqueados. Si te gustan las chimeneas interiores, asegúrate de tenerlas solo en habitaciones que estén bien ventiladas.

- Observe más de cerca el jardín de su casa y examine las plantas. Compruebe si las hojas, flores, bayas o frutos de determinadas plantas son venenosas y tome las precauciones necesarias.

- Los artículos como combustible para barbacoa, alcoholes metilados, herbicidas y fertilizantes deben guardarse en el garaje o en el cobertizo del jardín cerrado con llave.

- Si necesita quemar basura, no queme plásticos, madera tratada, latas químicas viejas o ciertas plantas que se sabe que emiten gases venenosos. Consulte sus leyes locales. Algunas áreas requieren un permiso de quema.

- Mantenga los medicamentos fuera de su alcance y bajo llave. Guarde los productos de limpieza y los productos químicos en gabinetes con cerradura.

- Nunca almacene productos de limpieza, medicamentos u otros productos químicos que puedan ser venenosos cerca de los alimentos.

- Mantenga los productos químicos en los recipientes en los que vinieron y nunca coloque productos químicos o medicamentos en un recipiente diferente.

- Evite mezclar productos químicos porque puede resultar en la emisión de humos venenosos, que pueden ser mortales. Por ejemplo, cuando la lejía y el amoníaco se mezclan, se crea un gas tóxico que puede provocar quemaduras químicas en los pulmones y los ojos; puede ser mortal.

- Manténgase alejado de áreas que hayan sido recientemente rociadas con fertilizantes o pesticidas.

Ahogo

El ahogamiento se define como la muerte por asfixia por estar sumergido en agua. Si alguien es rescatado de ahogarse, pero esa persona inhaló agua y estuvo a punto de morir, entonces la salud de la persona aún está en peligro. Esto se llama casi ahogamiento, que se puede definir como sobrevivir después de la asfixia provocada por sumergirse en el agua. Las experiencias de casi ahogamiento pueden terminar siendo fatales o tener más complicaciones en el futuro si no se brinda atención médica inmediata a la víctima.

Causas comunes de ahogamiento

- Incapacidad para nadar.
- El pánico y la fatiga son causas comunes de ahogamiento.
- Niños desatendidos. Cuando los niños están nadando, siempre deben ser supervisados por adultos responsables, incluso cuando el niño sepa nadar. Solo un momento de distracción y un niño puede deslizarse bajo el agua y ahogarse.
- Baños desatendidos. El ahogamiento no solo ocurre en las piscinas, sino que también puede ocurrir en el baño. Cuando su hijo esté en el baño, debe quedarse con él en el baño hasta que termine. Solo un par de minutos puede tener resultados trágicos. Quédese con ellos hasta que se drene el agua.

- Si bien muchos accidentes por ahogamiento ocurren durante el verano, algunos pueden ocurrir durante el invierno, como cuando uno cae a través del hielo.

- Nadar en estado de ebriedad.

- Los ataques cardíacos, las conmociones cerebrales y las convulsiones en el agua también pueden causar ahogamiento.

- Intentos de suicidio como saltar de un puente.

- Lesiones por buceo.

- Inundaciones repentinas. No conduzca por agua estancada. Recuerde el dicho: "No se ahogue. Giro de vuelta."

- Recuerde mantener los inodoros cubiertos. Mucha gente piensa que el ahogamiento solo ocurre en grandes masas de agua, pero en realidad puede ocurrir en pequeñas cantidades de agua.

Ataques cardíacos (infarto de miocardio)

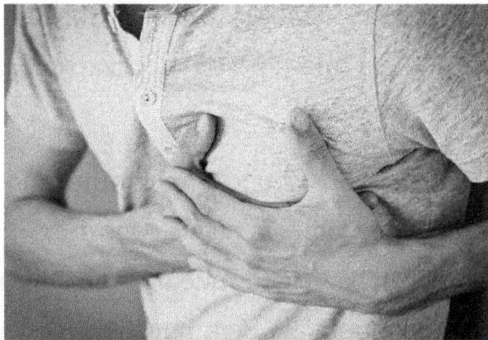

Un infarto, también conocido como infarto de miocardio, es la muerte de parte del tejido muscular del corazón debido a la falta de flujo sanguíneo. Esto suele suceder cuando una de las arterias que nutren el corazón, las arterias coronarias, se bloquea o el cuerpo no puede transportar oxígeno. La aterosclerosis es la causa más común de infarto de miocardio; en esta enfermedad, se forman depósitos de grasa en las paredes internas de las arterias. Las arterias afectadas pueden obstruirse y obstruirse fácilmente por un émbolo (una masa no adherida que fluye a través de los vasos sanguíneos, muy probablemente un trozo de un coágulo de sangre). Un depósito de grasa también puede romperse, formando un coágulo de sangre que finalmente obstruirá la arteria coronaria y provocará el ataque cardíaco.

Si cree que está ocurriendo un ataque cardíaco, ¡llame al 911!

Prevención de un ataque cardíaco

Dado que son un síndrome tan predominante y letal, casi todos los hábitos saludables están dirigidos a prevenir ataques cardíacos. Por lo tanto, es justo decir que llevar una vida saludable evitará ataques cardíacos; las recomendaciones comunes incluyen:

- No fumar.
- Beber menos.
- No drogas ilícitas.
- Ejercicio regular (especialmente ejercicio cardiovascular).
- Dieta baja en sodio, azúcar y colesterol.

- Tener un peso corporal saludable.

- Manejo del estrés.

- Tratamiento de cualquier enfermedad subyacente (especialmente hipertensión, diabetes mellitus y trastornos de hipercoagulabilidad).

Esta última recomendación es extremadamente importante en la prevención de ataques cardíacos y también lo ayudará a pensar en ellos siempre que vea síntomas similares a los de un ataque cardíaco: obesidad, tabaquismo, alcoholismo, hipertensión, diabetes mellitus, trastornos de hipercoagulabilidad, estos son todos factores asociados con los ataques cardíacos. Su presencia facilita el diagnóstico y siempre debe tratarse y reducirse lo más posible para evitar que ocurran infartos de miocardio.

Carrera

Un derrame cerebral es un síndrome similar a un ataque cardíaco, pero en lugar del músculo cardíaco, ocurre en el tejido cerebral. Un accidente cerebrovascular es una interrupción del flujo sanguíneo a una parte del cerebro, ya sea debido a una obstrucción o la ruptura de una arteria (o grupo de arterias). Los accidentes cerebrovasculares son muy peligrosos porque pueden dejar fácilmente consecuencias para toda la vida o incluso ser letales.

Si cree que está ocurriendo un derrame cerebral, ¡llame al 911!

Prevención de accidentes cerebrovasculares

Dado que un accidente cerebrovascular es solo un ataque cardíaco que ocurre en un lugar diferente, prevenir un accidente cerebrovascular es muy similar a prevenir un infarto de miocardio.

- Dieta saludable baja en azúcar, sodio y colesterol.

- Ejercicio regular.

- Peso saludable.

- Evite fumar y las drogas ilegales.

- Reducir el consumo de alcohol.

- Trate cualquier enfermedad subyacente asociada, como diabetes mellitus, obesidad y trastornos de hipercoagulabilidad.

Cálculos renales (nefrolitiasis)

La nefrolitiasis, comúnmente conocida como cálculos renales, es la obstrucción de los conductos renales, que son los canales a través de los cuales viaja la orina desde los riñones hasta la vejiga. Una vez que se obstruyen los conductos renales, la orina comienza a acumularse en el riñón, provocando infecciones y otras complicaciones.

Identificación de cálculos renales

A menos que los vea un médico durante un control de rutina, los cálculos renales permanecerán dentro del riñón sin causar síntomas hasta que se muevan a los conductos renales y los obstruyan. Entonces, la persona comienza a experimentar un malestar extremo que se manifiesta principalmente con dolor. El dolor nefrótico es agudo y se presenta en oleadas de intensidad variable, pero suele ser muy intenso. Se encuentra principalmente en la zona lumbar, pero también puede llegar a la zona inferior del abdomen y la ingle. Otros síntomas asociados con los cálculos renales son:

- Vómitos y náuseas.

- Sangre en la orina.

- Necesidad persistente de orinar.

- Orina oscura, orina con mal olor y / o fiebre si se ha desarrollado una infección.

Prevención de cálculos renales

Se dice que un riñón que crea cálculos renales siempre los creará; esto se debe a que existe un factor genético importante asociado con la nefrolitiasis. Sin embargo, hay muchos aspectos de la vida que podemos cambiar para reducir el riesgo de desarrollar cálculos renales.

- Mantente hidratado.

- Consuma una dieta baja en grasas y proteínas animales, y especialmente una dieta baja en sodio.

- Peso corporal saludable.

Ataque de la vesícula biliar (obstrucción biliar)

La vesícula biliar es un órgano hueco responsable de almacenar y liberar bilis en el intestino. Está ubicado dentro del hígado y entrega la bilis a través de canales llamados conductos biliares. El hígado comparte esta tarea con la vesícula biliar, produciendo bilis por sí mismo y liberándola en el intestino a través de su propio conducto biliar (que se fusiona con el conducto biliar de la vesícula biliar antes de llegar al intestino). Siempre que los conductos biliares están obstruidos, generalmente por cálculos biliares, ha desarrollado una obstrucción biliar. La obstrucción biliar es un síndrome doloroso que puede complicarse con infecciones (especialmente cuando es causada por una). Es clínicamente difícil diferenciar una obstrucción biliar de otras enfermedades como la apendicitis y especialmente la pancreatitis, por lo que siempre debe acudir a un médico cada vez que vea estos síntomas (es cierto que el dolor generalmente lo instará a buscar asistencia médica).

Identificación de una obstrucción biliar

Los síntomas pueden ser agudos si la obstrucción es repentina o crónica y progresiva si la obstrucción es un proceso lento. El síntoma más destacado es el dolor abdominal. Este dolor severo generalmente se ubicará en la parte superior derecha del abdomen debajo de la caja torácica. Otro síntoma muy importante y muy particular de la obstrucción biliar es el color amarillento de los ojos (ictericia) y la piel (ictericia), orina de color oscuro y heces de color claro. Otros síntomas asociados a la obstrucción biliar son:

- Prurito generalizado en la piel.
- Fiebre.
- Vómitos y náuseas.
- Disminución del apetito.

- Pérdida de peso.

Prevención de la obstrucción biliar

Los cálculos biliares más comunes que causan obstrucción biliar están hechos de colesterol, por lo que un peso saludable y una buena dieta baja en colesterol y alta en fibra reducirán el riesgo de obstrucción biliar. Además, se deben evitar las dietas de pérdida de peso extrema de menos de 800 calorías de ingesta diaria, ya que también están asociadas con la obstrucción biliar.

Ataques de asma

El asma es una enfermedad pulmonar inflamatoria crónica que causa problemas respiratorios. Es la enfermedad crónica más común entre los niños en Estados Unidos y puede causar angustia severa, así como complicaciones. Básicamente, lo que sucede en el asma es que las vías respiratorias dentro de los pulmones se inflaman, por lo que se estrechan y se llenan de moco, lo que dificulta que el aire salga de los pulmones, lo que obliga a la persona a jadear para respirar a medida que bajan los niveles de oxígeno del cuerpo. A medida que el aire lucha por salir de los pulmones, dispara hacia las vías respiratorias estrechas como un silbido, lo que provoca el sonido de "sibilancia" que se percibe en el asma durante las exhalaciones. El asma es una enfermedad crónica y episódica. Las personas que padecen asma experimentarán síntomas crónicos y se agravarán en los episodios agudos llamados ataques de asma.

Identificar un ataque de asma

Una persona que sufre un ataque de asma tendrá dificultad para respirar; en particular, las inhalaciones serán cortas y desesperadas, mientras que las exhalaciones serán más largas (el aire tiene problemas para salir de los pulmones y luego no hay espacio para llenar con aire nuevo durante las inhalaciones). La persona también exhibirá el característico silbido, un silbido durante las exhalaciones que a veces es tan fuerte que se puede escuchar sin un estetoscopio. Tos, opresión en el pecho, ansiedad, fatiga y uñas, cara o labios pálidos o azulados también son signos y síntomas de un ataque de asma (los últimos, síntomas graves que deben tomarse más en serio).

Desencadenantes del asma

Los ataques de asma no aparecen al azar, sino que tienen diferentes desencadenantes según el tipo de asma que afecta a la persona:

• Asma alérgica: muy común en los niños, este tipo de asma se desencadena por alérgenos como el polen, el moho, el polvo, la caspa de las mascotas y cualquier cosa que genere una reacción alérgica en la persona.

• Asma no alérgica: un poco más difícil de controlar que el asma alérgica, el asma no alérgica se desencadena por condiciones climáticas extremas y olores fuertes. Por lo tanto, los factores desencadenantes incluyen el clima frío, las gotas de lluvia, la contaminación del aire, la quema de madera, el humo del cigarrillo, los productos de limpieza, los perfumes e incluso el estrés o las infecciones virales.

- Broncoconstricción inducida por el ejercicio: anteriormente conocida como asma inducida por el ejercicio, esta afección se desencadena por cualquier forma de ejercicio físico.

- Asma ocupacional: provocada por irritantes pulmonares que se encuentran en el lugar de trabajo. Estos pueden ser productos químicos industriales, gases, humos, polvo, tintes y látex de caucho.

Prevenir el asma

El asma es principalmente una enfermedad genética, por lo que es difícil prevenir su desarrollo. Sin embargo, una forma particular de asma, el asma alérgica, puede prevenirse manteniendo una dieta buena y saludable para bebés y niños pequeños. Seguir las recomendaciones del médico para una dieta saludable (como evitar la carne, el pescado y los cereales a una edad temprana) mantendrá los alérgenos fuera de la dieta, reduciendo la posibilidad de desarrollar alergias y, por lo tanto, asma alérgica.

Una vez que se ha desarrollado el asma, prevenir un ataque de asma es tan simple como identificar los alérgenos y evitarlos. Como regla general, debe evitar el humo, el frío, la lluvia y los olores fuertes.

Sofocación y SMSL

Si la asfixia es asfixia debido a un objeto que obstruye la tráquea y el ahogamiento es asfixia debido a la inhalación de líquido mientras está bajo el agua, la asfixia es asfixia porque hay un objeto grande que cubre la cara de la persona o el entorno de la persona se queda sin oxígeno. Es poco común encontrarse en un ambiente sin oxígeno accidentalmente, tales condiciones están presentes en espacios subterráneos, sellados y fuera de órbita. Entonces, en cualquiera de estos casos, seguir las medidas de seguridad regulares debería ser suficiente para mantenerse con vida y saludable.

También es poco común que la nariz y la boca se cubran accidentalmente con un objeto que no le permite respirar. Sin embargo, hay un grupo particular de personas que son vulnerables a la asfixia accidental; estamos hablando de bebés menores de 1 año y el síndrome de muerte súbita del lactante.

Síndrome de muerte súbita infantil

Esta es una afección en la que los bebés menores de 1 año mueren inesperadamente. A menudo se los encuentra muertos en sus cunas, y el diagnóstico se realiza una vez que se realiza una autopsia y un investigador y no se identifica una causa discernible de muerte. La mayoría de estos casos se deben a asfixia ya que es muy difícil encontrarlo en la investigación y la autopsia.

Prevención de la asfixia y el SMSL

La mayoría de los bebés que mueren por asfixia lo hacen por la noche mientras duermen. Hay muchos caminos a seguir para evitar que los bebés se asfixien accidentalmente mientras duermen.

- Ponga siempre al bebé a dormir boca arriba: los bebés que duermen boca abajo corren peligro de asfixia.

- Evite compartir camas con bebés: un bebé que duerme con una persona más grande, como un hermano, un padre o cualquier otro miembro de la familia, corre el peligro de cubrirse accidentalmente y asfixiarse durante el sueño.

- Evite los peluches, las cunas y las almohadas que sean demasiado blandas: es más probable que las superficies más blandas cubran y sellen la cara del bebé, provocando asfixia.

Las recomendaciones para evitar el SMSL no relacionado con la asfixia son evitar sobrecalentar al bebé o la habitación del bebé durante la noche, evitar fumar durante el embarazo y amamantar al bebé.

Lesión craneal

Las lesiones en la cabeza pueden definirse como cualquier forma de trauma aplicado al cuero cabelludo, el cráneo o el cerebro. Dependiendo de la fuerza del trauma, las lesiones en la cabeza pueden ser realmente peligrosas porque pueden comprometer el cerebro, el órgano más importante y delicado del cuerpo humano.

Cualquier forma de traumatismo en la cabeza debe ser estudiada por un médico, especialmente si hay manifestaciones neurológicas como dificultad para caminar, dolores de cabeza intensos y otros signos y síntomas que se tratarán en el capítulo once.

Si cree que hay una lesión grave en la cabeza, llame al 911.

Prevención de lesiones en la cabeza

Estas recomendaciones son relevantes para adultos y bebés.

- Conduzca con seguridad: esto significa que debe respetar las señales de tráfico, usar el cinturón de seguridad y nunca conducir bajo la influencia del alcohol.

- Use cascos: Se deben usar cascos en cualquier actividad que los requiera, como pasar por un sitio de construcción y andar en bicicleta.

- Cree un ambiente seguro en el hogar: instale pasamanos en los baños y escaleras, los pisos de los baños y las duchas deben tener tapetes antideslizantes, elimine los peligros de tropiezos y asegúrese de que la iluminación sea suficiente. Si hay niños pequeños en casa, debe instalar parachoques en las esquinas y los bordes, cerraduras de seguridad en las ventanas, puertas de seguridad en las escaleras y colocar un piso que absorba los golpes en el patio de recreo.

Huesos rotos

Una fractura, comúnmente conocida como fractura de huesos, es una condición en la que hay una ruptura parcial o total en la continuidad del hueso. Las fracturas accidentales son causadas por traumatismos graves como accidentes automovilísticos, caídas desde lugares elevados e incidentes violentos. Sin embargo, también es posible que se rompa un hueso debido a un movimiento diario normal si existen enfermedades subyacentes que debilitan el hueso.

Prevenir fracturas

Aparte de las medidas habituales para la prevención y precaución de accidentes y eventos violentos, hay un par de recomendaciones para hacer que los huesos sean menos propensos a las fracturas.

- Lleve una dieta saludable: especialmente con verduras llenas de calcio.

- Haga ejercicio con regularidad: en este caso, es importante evitar un aumento violento de la intensidad del ejercicio o corre el riesgo de desarrollar fracturas por estrés.

- Tenga en cuenta las enfermedades subyacentes: el cáncer, la osteoporosis y la osteomielitis son algunas de las afecciones que pueden debilitar sus huesos.

RECUERDE: Si se encuentra en una situación médica de emergencia o que pone en peligro su vida, busque asistencia médica de inmediato.

Capítulo 3

Cortes y primeros auxilios básicos

Los cortes son tipos de heridas en las que un objeto afilado separa el tejido. Los accidentes con objetos afilados a menudo resultarán en cortes, por lo que es importante saber qué hacer con uno de ellos.

Clasificación

Como cualquier otra herida, los cortes se pueden clasificar según su espesor en cortes superficiales, de espesor parcial y de espesor total.

Superficial

Estos cortes solo llegan a la epidermis, que es la primera capa de la piel. Reconocerá la epidermis como el tejido fino y correoso que cubre la piel. Los cortes superficiales no necesitan puntos.

De espesor parcial

Estos cortes involucran la epidermis y la dermis, la segunda capa de la piel. La dermis es un tejido muy vascularizado, por lo que enrojecerá de sangre. Así es como reconocerás estos cortes, ya que su contenido será el tejido rojo de la piel. Los cortes de espesor parcial pueden necesitar puntos o no; depende de muchos otros factores que se estudiarán más adelante.

De espesor total

Estos cortes involucran la epidermis, la dermis, el tejido subcutáneo y todo lo que se encuentra debajo. El tejido subcutáneo es la última capa de piel y se compone principalmente de grasa. Todos los cortes de espesor total necesitarán puntos de sutura, por lo que si el contenido del corte es grasa, músculos, huesos o cualquier otra estructura interna, deberá consultar a un médico.

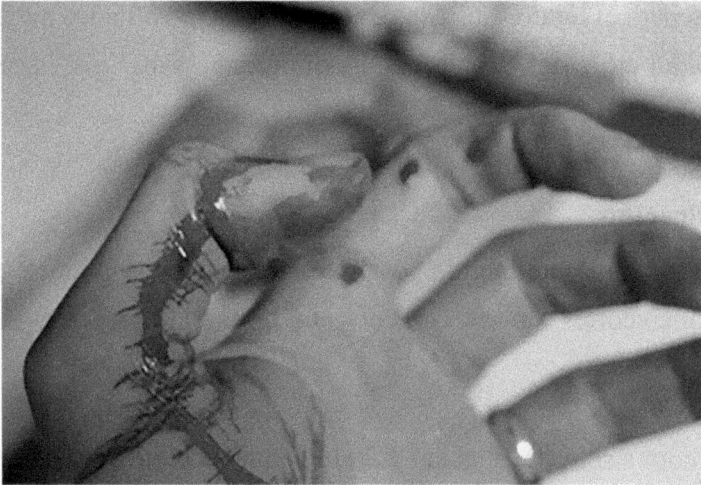

Primeros auxilios para cortes

La mayoría de los cortes se pueden tratar en casa, y ya sea que necesite asistencia médica o no, estos son los primeros pasos que debe seguir para tratar un corte en casa:

1. Lávese las manos primero para evitar infecciones en el área del corte.

2. Asegúrese de detener el sangrado por completo. Por lo general, los cortes menores dejarán de sangrar por sí solos, pero si no lo hacen, puede aplicar presión suavemente en el área del corte y usar un vendaje de gasa limpio o un trozo de tela para elevar la herida de la víctima hasta que el sangrado se detenga. Si el sangrado no se detiene después de 15 minutos de presión, o si el sangrado es demasiado grande, necesitará puntos.

3. Limpiar cuidadosamente la herida enjuagándola con agua limpia. Lave el área alrededor de la herida con un poco de jabón suave, pero asegúrese de que el jabón no toque realmente la herida de la víctima. Quite la suciedad o los residuos restantes con agua y un vendaje de gasa estéril para quitar la suciedad de la herida con cuidado. El yodo y el peróxido de hidrógeno no deben usarse en heridas de espesor total a menos que exista un alto riesgo de infección porque estas sustancias pueden causar irritación y retrasar la cicatrización en los tejidos profundos. Si se usa alguna de estas sustancias, la herida debe lavarse con agua y se debe usar un vendaje de gasa para limpiar la sustancia.

4. Aplique una pomada antibiótica a la herida para mantener la superficie húmeda. Puede notar que aparecen algunas erupciones donde se aplicó la pomada. En tales casos, se le aconseja que deje de usar la pomada. La vaselina está restringida a heridas superficiales y de espesor parcial.

5. Cubra la herida adecuadamente con una gasa enrollada, una venda o use una gasa que se haya sujetado correctamente con

cinta de papel. Cubrir la herida de la víctima asegura que permanezca limpia y la protege de infecciones.

6. Cambie el vendaje con regularidad. Cada vez que cambie el apósito, aproveche la oportunidad para limpiar la herida una vez más. Es mejor hacerlo todos los días, ya que garantiza que la herida permanezca limpia y que la persona también se sienta cómoda con el apósito. A nadie le gusta la sensación de un vendaje mojado, ¿verdad?

7. Esté atento a cualquier signo de infección en la herida o la piel cerca de la herida. Si hay signos de infección, se debe consultar a un médico para inspeccionar la herida y aplicar antibióticos.

Cuando ver a un doctor

Un corte necesitará ayuda profesional para sanar si sangra profusamente, está infectado (o en peligro de infección) o si necesita puntos.

Puntadas

Como se ha descrito anteriormente, las heridas de espesor total siempre necesitarán puntos de sutura. Con respecto a los cortes de espesor parcial, estas son las reglas que puede seguir.

- Si existen preocupaciones estéticas con respecto al corte, siempre necesitará puntos de sutura. Esto incluye todos los cortes en la cara o el cuello y cualquier otro corte que la persona desee que se le trate sin dejar una marca.

- Los cortes con bordes irregulares necesitarán puntadas.

- Los cortes que no se cierran solos necesitarán puntos de sutura porque representan un riesgo de infección. Esto es especialmente cierto para cortes localizados en partes muy móviles como manos, dedos y articulaciones.

- El sangrado no se detiene después de aplicar presión durante 15 minutos.

- Heridas más profundas de un cuarto de pulgada que también mide más de tres cuartos de pulgada.

Signos de infección

Siempre debe consultar a un médico si un objeto sucio hace la herida. Ejemplos de objetos son fragmentos de metal oxidados, alambres de metal oxidados y cualquier cosa que pueda tener una razón para pensar que una bacteria lo infecta. Si un objeto sucio no ha hecho el corte, todavía existe la posibilidad de que se infecte, en cuyo caso deberá consultar a un médico. Estos son los signos de que un corte puede estar infectado:

- Pus saliendo de la herida.

- El área podría volverse rojiza y este enrojecimiento podría extenderse. Al principio, es bastante normal ver enrojecimiento. Sin embargo, debería comenzar a disminuir, pero si no lo hace dentro de cinco días a una semana, podría ser un signo de infección.

- El dolor puede aumentar en el área de la herida.

- Podría sentirse enfermo en general o incluso fatigado. Por lo general, debería sentirse mejor todos los días. Sin embargo, si no lo hace y, en cambio, se siente fatigado o sin su energía habitual, podría ser un signo de infección.

- Podría tener fiebre.

- Glándulas inflamadas

- Piel caliente cerca de su herida. A veces, el área cercana a la herida puede sentirse más cálida. Se han liberado sustancias químicas vasoactivas que aumentan el flujo de sangre al área. El sistema inmunológico de la víctima comienza a generar más calor enviando linfocitos que facilitan la producción de anticuerpos destinados a destruir los patógenos que causan la infección.

Capítulo 4

Quemaduras y primeros auxilios básicos

Las quemaduras son accidentes comunes, especialmente en la cocina, por lo que es importante saber cómo lidiar con ellas.

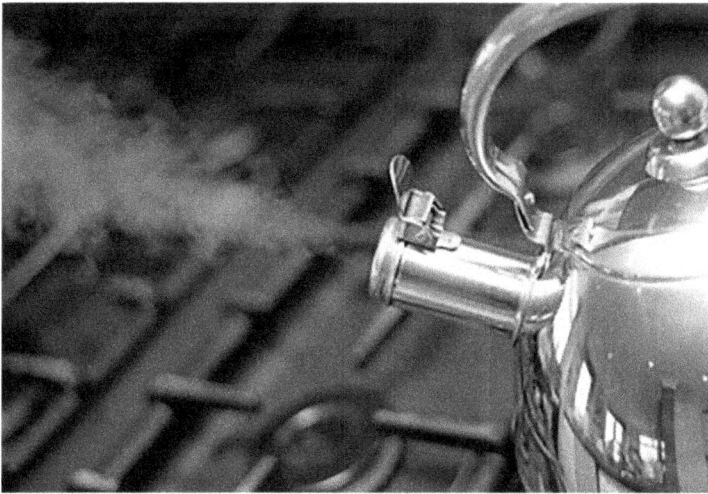

Los síntomas de las quemaduras

- Ampollas

- Dolor. Sin embargo, debe tener en cuenta que la cantidad de dolor que sentirá la víctima no está relacionada de ninguna manera con la gravedad de la quemadura. Esto se debe a que, a veces, las quemaduras más graves son las que causan menos dolor o ningún dolor.

- La piel podría empezar a pelarse.

- Su piel también puede tener una apariencia roja.

- Las víctimas de lesiones por quemaduras pueden sufrir un impacto y su piel puede verse pálida y húmeda. Sus labios y uñas podrían volverse azulados. También pueden parecer débiles y puede haber una disminución de la conciencia (la persona se vuelve menos alerta).

- Puede haber hinchazón e inflamación en el área quemada.

- La piel del área puede aparecer blanca o carbonizada.

- El ritmo de su corazón podría alterarse en caso de que la quemadura fuera causada por la electricidad.

Síntomas según la clasificación de quemaduras

Las heridas se clasifican según la extensión del daño que produjeron en el cuerpo. Esto nos permite identificar las quemaduras más graves, priorizar el tratamiento y tratarlas de manera diferente (no todas las quemaduras se tratan igual). Dependiendo de la capa de piel afectada (al igual que el resto de las heridas), las quemaduras se dividen en quemaduras de primer grado (superficiales), de segundo grado (espesor parcial) y de tercer grado (espesor total).

Quemaduras de primer grado

Estas quemaduras afectan solo a la epidermis. No afectan la dermis ni nada debajo de ella. El ejemplo habitual de una quemadura de primer grado es la quemadura solar leve que sufren las personas con piel vulnerable en la playa. Los síntomas de estas quemaduras son piel roja, dolor, la herida está seca y no tiene ampollas.

Quemaduras de segundo grado

Estas quemaduras llegan a la capa de la dermis. Las quemaduras de segundo grado son similares a las de primer grado, pero son mucho más dolorosas y desarrollan ampollas. Estos también son más peligrosos que las quemaduras de primer grado; si se tratan de manera incorrecta, las quemaduras de segundo grado son propensas a las infecciones. Los síntomas son dolor, piel enrojecida, hinchazón y ampollas.

Quemaduras de tercer grado

Estas quemaduras destruyen completamente la epidermis, pudiendo llegar a todo lo que está debajo de esa capa de piel, como el tejido subcutáneo, los tendones, los músculos e incluso los huesos. Estas heridas suelen llegar tan lejos en el tejido que destruyen los nervios, por lo que no hay sensibilidad en el área quemada; esto significa que estas quemaduras generalmente no son dolorosas. Dado que el área quemada no tiene epidermis ni dermis, la herida generalmente no tiene el color rojo; en lugar; en cambio, el área quemada tendrá un color negro, blanco, marrón o amarillo.

Es importante señalar que la mayoría de las áreas quemadas presentarán varios tipos de quemaduras. Esto se debe a que las diferentes áreas de la piel interactuarán de manera diferente con el área quemada. Una quemadura de tercer grado generalmente estará rodeada de quemaduras de segundo grado, por ejemplo. Debes seguir las diferentes recomendaciones de primeros auxilios para los tipos de heridas, priorizando las más graves.

Primeros auxilios para quemaduras

Si alguien sufre un accidente por quemaduras, aquí le mostramos cómo ayudarlo antes de que llegue la ayuda de emergencia:

Quemaduras mayores

Estos son los pasos que debe seguir para las quemaduras de tercer grado.

1. Proteja a la víctima de la quemadura de un daño mayor alejándola de la causa de la quemadura. En caso de que la causa de la quemadura sea eléctrica, asegúrese de que la energía esté apagada antes de siquiera acercarse a la víctima para que tampoco se ponga en peligro.

2. Asegúrese de que la víctima todavía esté respirando. Si no es así, inicie la respiración boca a boca y llame al 911. Si el corazón de la persona no late, comience la RCP.

3. Quítele a la víctima todas las joyas y artículos restrictivos como cinturones, especialmente si está alrededor del área del cuello o el área quemada.

4. Cubra el área quemada con un vendaje frío que esté húmedo o tome un paño limpio y cubra el área con él.

5. Evite sumergir las quemaduras graves en agua, ya que esto podría provocar una pérdida de calor corporal, una condición conocida como hipotermia.

6. Mantenga elevada la zona quemada. Si es posible, por encima del nivel del corazón de la víctima.

7. Compruebe si hay signos de shock. Los signos y síntomas de esto generalmente incluyen desmayos, respiración lenta o tez pálida.

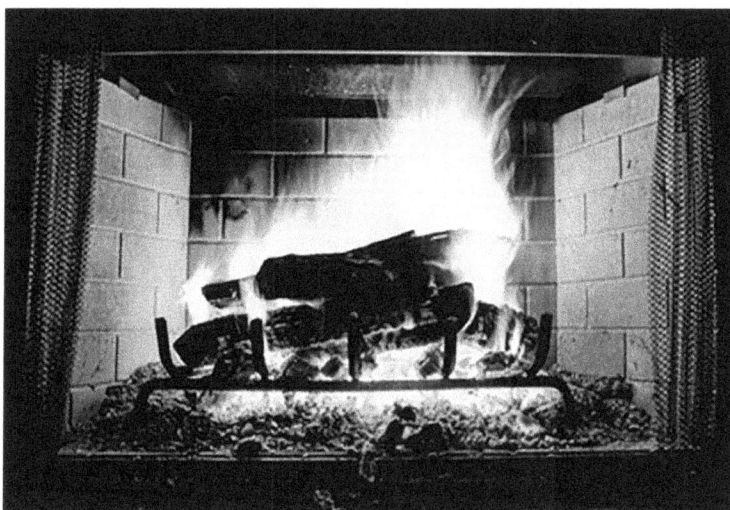

Quemaduras menores

Estos son los pasos que debe seguir para las quemaduras de primer y segundo grado.

1. Empiece por mantener el área quemada bajo un chorro de agua fría. Tenga en cuenta que esta agua no debe estar fría. Una alternativa podría ser aplicar una compresa húmeda en el área hasta que el dolor disminuya.

2. Asegúrese de quitar cualquier artículo o anillo apretado del área que se quemó rápida pero suavemente antes de que comience la hinchazón.

3. Asegúrese de no romper ninguna ampolla. Los llenos de líquido son excelentes para proteger contra infecciones. Si la ampolla de alguna manera termina rompiéndose, debes limpiar el área con un poco de agua y jabón suave. Sin embargo, el jabón es opcional. Luego debe aplicar una pomada antibiótica, pero en caso de que cause erupciones, suspenda su uso.

4. Aplique un poco de loción sobre la quemadura una vez que se haya enfriado por completo. Si puede encontrar uno con aloe vera, sería genial. La loción ayudará a que el área no se seque y ofrece alivio a la víctima de la quemadura.

5. Ata un vendaje alrededor de la quemadura. Asegúrese de envolverlo sin apretar para evitar causar presión en el área quemada, ya que esto podría ser doloroso. Vendar, además de reducir el dolor, mantiene el aire fuera del área y protege el área de la piel que tiene ampollas.

6. Puede darle a la víctima de quemaduras medicamentos de venta libre que podrían incluir ibuprofeno, naproxeno sódico o acetaminofén.

RECUERDE: Si se encuentra en una situación médica de emergencia o que pone en peligro su vida, busque asistencia médica de inmediato.

Capítulo 5

Asfixia y primeros auxilios básicos

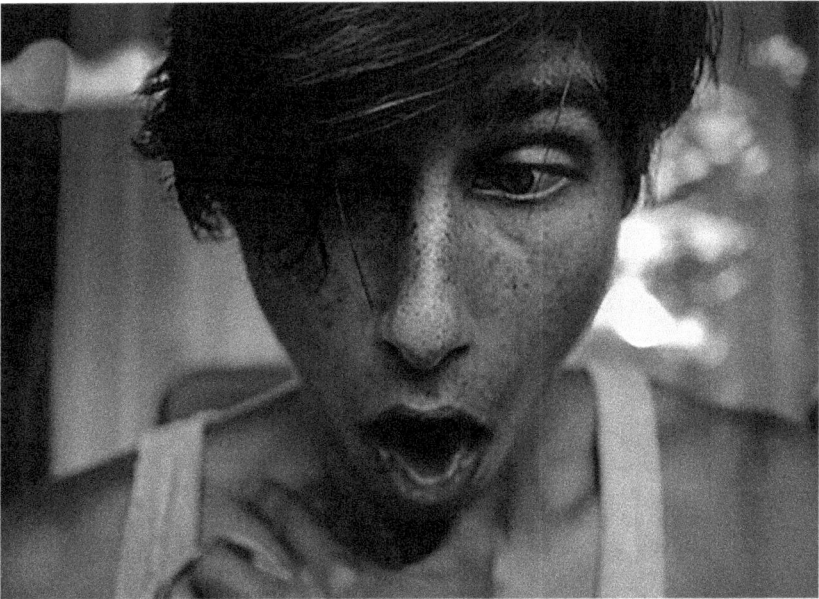

Señales de asfixia

- Señales de mano. Lo primero que hará una persona que se está atragantando es intentar enviarle una señal, a menudo con las manos. Esto se debe a que no pueden hablar. Podrían entrar en pánico y empezar a saludar como una forma de pedir ayuda.

- Incapacidad para respirar correctamente. Si miras a alguien y notas que está luchando por respirar, podría ser que se esté ahogando. La víctima podría comenzar a respirar con dificultad, a tener arcadas o toser. Si el objeto ha bloqueado por completo las vías respiratorias de la víctima, es posible que no pueda respirar por completo. En caso de que sea un bebé, podría tener una tos débil o quedarse completamente callado.

- Agarrándose la garganta. Esto, al igual que las señales con las manos, es una reacción muy natural al asfixiar a las víctimas y la más fácil de notar para una persona.

- Labios y piel azulados. Por lo general, una víctima de asfixia se asfixiará, por lo que es común que sus caras, labios o yemas de los dedos, si no todos, se pongan azules. Esto se debe a que no pueden llevar suficiente oxígeno a la sangre. Esta es una señal que puede no aparecer de inmediato porque normalmente toma algún tiempo para que se reduzca la cantidad de oxígeno en la sangre, por lo que vale la pena estar muy alerta y consciente de los otros síntomas.

- La víctima podría desmayarse debido a la falta de oxígeno en el cerebro. Si nota que el pecho de una víctima ha dejado de subir y bajar o si de repente no puede oírle respirar, debe desbloquear inmediatamente sus vías respiratorias.

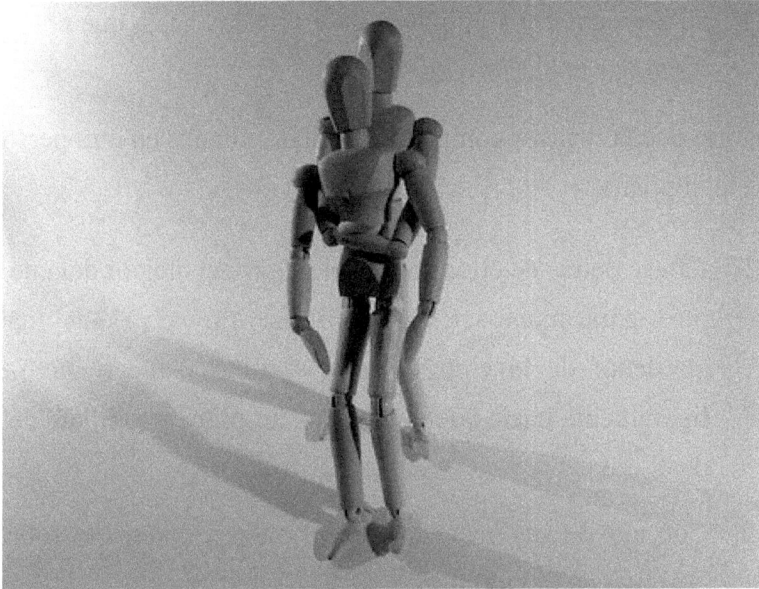

Primeros auxilios para accidentes de asfixia

En caso de que la víctima de asfixia pueda toser con fuerza, asegúrese de que siga tosiendo. Si no pueden, entonces puede iniciar el proceso de primeros auxilios de la siguiente manera:

1. Dar a la víctima cinco golpes en la espalda. Párese al lado de la víctima de asfixia, justo detrás de ella si es un adulto. Si es un niño, arrodíllate detrás de él. Luego, debe colocar su brazo alrededor del pecho de la víctima para brindarle apoyo. Doble a la víctima por la cintura para asegurarse de que la parte superior de su cuerpo esté paralela al suelo o al suelo. Dale a la víctima cinco golpes en la espalda por separado entre sus omóplatos usando la palma de tu mano

2. Dé a la víctima cinco compresiones abdominales que se denominan maniobra de Heimlich.

3. Alterna entre los golpes y las estocadas hasta que consigas desalojar el bloqueo.

Para que pueda realizar compresiones abdominales en otra persona, haga lo siguiente:

1. Párese detrás de ellos con un pie ligeramente por delante del otro para mantener el equilibrio. Envuelva sus manos alrededor de la cintura de la víctima y luego inclínelas ligeramente hacia adelante. Si es un niño, arrodíllate detrás de él.

2. Con una de sus manos, cierre el puño y colóquelo sobre el ombligo de la víctima.

3. Con la otra mano, agarre el puño y presione con fuerza contra el abdomen de la víctima con un rápido empujón hacia arriba.

4. Realice los empujes de seis a diez veces hasta que consiga eliminar el bloqueo. En caso de que sea el único que administra los primeros auxilios, asegúrese de realizar reflujos y compresiones abdominales antes de llamar para pedir ayuda de emergencia. Si hay alguien más con usted, pídale que pida ayuda mientras realiza los primeros auxilios a la víctima.

Si la víctima está inconsciente, realice reanimación cardiopulmonar con respiraciones de rescate y compresiones torácicas.

En caso de que te estés realizando compresiones abdominales, intenta tanto como puedas pedir ayuda de emergencia. Aunque será difícil, intente aplicar compresiones abdominales para asegurarse de que el objeto se desprenda. Para hacerlo:

1. Coloque uno de sus puños sobre el ombligo.

2. Use la otra mano para agarrar su puño e inclinarse sobre una encimera, silla o cualquier otra superficie dura.

3. Empuje el puño hacia adentro y hacia arriba.

En caso de que esté despejando las vías respiratorias de una mujer embarazada o las de una persona obesa:

- Coloque sus manos un poco más arriba de lo que lo haría con otra persona, en la base del esternón. La posición justo encima de donde se unen las nervaduras inferiores.

- Presione con fuerza en el pecho de la víctima dándole un empujón rápido.

- Repita este proceso hasta que se desprenda la comida o la causa del bloqueo.

- En caso de que la persona pierda el conocimiento por asfixia, puede proceder de la siguiente manera para despejar sus vías respiratorias:

- Bájelos de espaldas al suelo asegurándose de que sus brazos estén a los lados.

- En caso de que la causa de la obstrucción sea visible en la parte posterior de la garganta de la víctima, o tal vez si está en la parte alta de la garganta, coloque el dedo en su boca y límpielo. Tenga en cuenta que no debe intentar hacer un barrido con el dedo si no puede ver el objeto bloqueado, ya que esto podría empujar el dedo profundamente en las vías respiratorias de la víctima. Esto puede suceder muy fácilmente en niños más pequeños.

- Inicie la RCP en caso de que el objeto permanezca alojado y si no hay respuesta de la víctima después de haber tomado estas medidas. Las compresiones torácicas que utilizará mientras realiza la RCP podrían ayudar a sacar el objeto. Vuelva a revisar la boca de la víctima periódicamente.

Si está despejando las vías respiratorias de un niño menor de un año, siga el procedimiento a continuación:

- Siéntese y sostenga al bebé que se está ahogando boca abajo sobre su antebrazo, que debería estar apoyado en su muslo. Use su mano para sostener su cabeza y cuello y luego coloque su cabeza más abajo que el tronco.

- Proceda a golpear al bebé con firmeza, pero asegúrese de hacerlo suavemente unas cinco veces. Hágalo en el medio de su espalda usando el talón de su mano. Los golpes en la espalda combinados con la gravedad deberían liberar el objeto que los está asfixiando. Asegúrese de que sus dedos permanezcan apuntando hacia arriba para no golpear al bebé en la parte posterior de la cabeza.

- Gire al bebé de modo que quede boca arriba sobre su antebrazo. Debe tenerlos descansando sobre su muslo con la cabeza más baja que el tronco, eso es si el bebé todavía no respira. Coloque dos dedos en el centro del esternón del bebé que se está atragantando y comprima el pecho cinco veces. Hazlo rápido. Si se está preguntando qué tan abajo debe presionar, 1 ½ pulgada será genial y luego permitir que el pecho se eleve nuevamente entre las compresiones.

- Siga repitiendo los golpes en el pecho y los golpes en la espalda, llame al 911.

- En caso de que ninguno de estos pasos funcione para la respiración del bebé que se atraganta, pero abre las vías respiratorias, comience la RCP para ayudarlo a respirar.

Capítulo 6

Caídas y primeros auxilios básicos

Primeros auxilios para caídas nacionales

En caso de que alguien se caiga en casa, puede hacer lo siguiente como parte de los primeros auxilios para que se sienta mejor más rápido:

1. Si la persona ha perdido el conocimiento, repase el ABC de los primeros auxilios básicos. En caso de que la persona no esté respirando o su corazón no esté latiendo, aplique RCP.

2. Limpiar las heridas visibles con agua. Se prefiere limpiar las heridas abiertas con agua destilada, pero el agua corriente puede ser suficiente siempre que esté limpia.

3. Tome una bolsa de hielo y aplíquela en el área de la lesión para reducir la hinchazón o el dolor. Cuando haga esto, asegúrese de que el hielo no esté directamente sobre la piel de la víctima, por lo que es mejor envolver la bolsa de hielo con una toalla limpia.

4. En caso de que haya algún sangrado detenerlo aplicando un poco de presión con un paño limpio y un apósito esterilizado.

Se prefieren los vendajes de gasa estériles para aplicar presión sobre las heridas sangrantes, para evitar que se produzcan contaminación e infecciones.

5. Los huesos fracturados son muy comunes en las caídas, por lo que es importante evitar mover demasiado a la persona hasta que tenga la certeza de que no hay huesos rotos. Si hay alguna fractura, coloque las inmovilizaciones necesarias. En el capítulo doce se puede encontrar más información sobre el diagnóstico de un hueso roto y qué hacer con ellos.

6. Haga todo lo posible por consolar a la persona y, si puede, averigüe los detalles de la caída.

7. En caso de que no vea ninguna lesión, recomiende a la víctima de la caída que descanse durante un tiempo antes de ayudarla a ponerse de pie lentamente.

8. En caso de que la víctima de la caída sea una persona mayor, vigílela de cerca durante uno o dos días para asegurarse de que no haya otros síntomas que puedan ser peligrosos para su salud en general.

9. En caso de que la víctima tenga un corte abierto debido a la caída, debe asegurarse de que reciba la vacuna contra el tétanos.

10. Puede hacer que la víctima tome un analgésico de venta libre si siente dolor.

11. Si el dolor es persistente, está confundido, no puede caminar o mover ninguna parte del cuerpo, entonces busque ayuda de emergencia para una evaluación profesional.

Recuerde, siempre debe llamar a una ambulancia si:

- Hay sangrado abundante en el área donde aterrizó o si la sangre proviene de la nariz, la boca o los oídos.

- Si sospecha que la víctima ha sufrido una lesión en el cuello, la espalda o la cadera. No obtener ayuda de emergencia para esto en realidad podría causar más complicaciones que podrían ser permanentes o, lo que es peor, fatales.

- Si la víctima de la caída tiene dificultad para respirar.

- Si la víctima de la caída está inconsciente o no puede moverse.

Capítulo 7

Poisoning, Overdose, and Basic First Aid

Centro de control de venenos

1-800-822-1222

O

www.poison.org

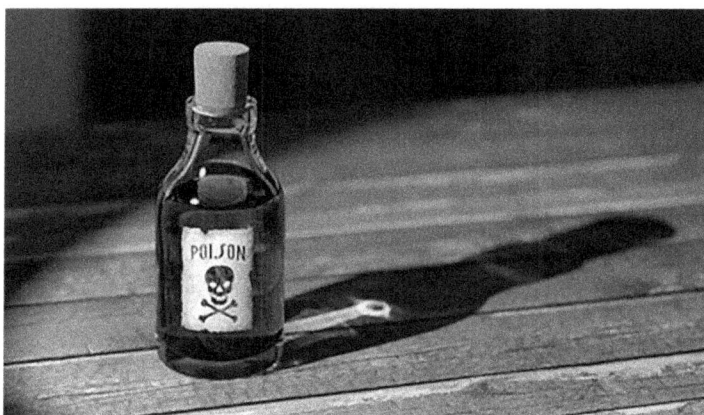

Síntomas de intoxicación y sobredosis

Los síntomas de intoxicación y sobredosis dependen en gran medida del tipo de sustancia que se ingiera y de la cantidad. Algunos de los síntomas generales incluyen:

- Sensación de malestar general

- Diarrea

- Dolores de estómago, a veces muy agudos

- Mareos o somnolencia

- Las pupilas se pueden dilatar

- Pueden sentirse débiles

- Aumenta la temperatura corporal

- Escalofríos y escalofríos corporales

- Dolores de cabeza leves o severos

- Pueden estar irritables

- Dificultad para respirar / falta de aire

- Puede ser difícil para el paciente tragar.

- Pueden producir más saliva de lo habitual o tener espuma en la boca

- Erupciones en la piel

- Labios y piel azules

- Quemaduras alrededor de la boca y la nariz

- Visión borrosa

- Confusión mental con o sin dificultad para hablar

- Convulsiones

- Pueden perder el conocimiento

- El paciente puede caer en coma

Sobredosis de aspirina

Los síntomas específicos incluyen:

* sudoración

* Aumento de la frecuencia respiratoria

* La víctima puede experimentar zumbidos en los oídos.

* Pérdida temporal de audición

Sobredosis de antidepresivos tricíclicos

Los síntomas específicos incluyen:

* Excitabilidad

* Boca seca severa

* Pupilas agrandadas

* Latido cardíaco rápido o irregular

* Presión arterial baja y la víctima podría marearse

Sobredosis de inhibidores de la recaptación de serotonina (ISRS)

Estos son tipos específicos de antidepresivos como Paxil, Zoloft, Prozac, etc.

Los síntomas específicos incluyen:

* Agitación

* Los ojos de las víctimas se pueden mover incontrolablemente

* Pueden experimentar una tensión severa en sus músculos

Sobredosis de bloqueadores beta y bloqueadores de canales de calcio

Los betabloqueantes se utilizan en el tratamiento de enfermedades cardíacas y sanguíneas. Los signos de una sobredosis incluyen:

- Presión arterial baja que puede causar mareos y desmayos
- Una frecuencia cardíaca lenta
- Sensación de agitación
- Dolor en el pecho

Sobredosis de benzodiazepinas

Las drogas comunes incluyen Xanax, Diazepam, Valium, etc.

Los signos específicos de sobredosis pueden incluir:

- Mala coordinación y dificultad para hablar
- Movimiento ocular incontrolable
- Respiracion superficial
- Episodios de somnolencia

Sobredosis de opioides

Los ejemplos comunes incluyen morfina, hidrocodona, heroína, etc.

Las señales a tener en cuenta incluyen:

- Reducción del tamaño de las pupilas de la víctima.
- Respiracion superficial
- Somnolencia

- Pérdida de consciencia

- Marcas de agujas por inyección de drogas

Sobredosis de estimulantes

Los síntomas incluyen:

- Alucinaciones

- Inquieto o agitado

- Dolores en el pecho

- Aumento de la temperatura corporal

- Respiración rápida

- Latido cardíaco irregular o rápido

Primeros auxilios en caso de intoxicación

El tipo de primeros auxilios que se ofrecen a las víctimas de envenenamiento depende de los síntomas de la víctima, la edad y la cantidad de sustancia que causó el envenenamiento. Es necesario pedir ayuda si nota que la víctima está experimentando los siguientes síntomas:

- Somnolencia o si la víctima está inconsciente

- Si la víctima tiene problemas para respirar o incluso peor si ha dejado de respirar por completo

- Si la víctima del envenenamiento está incontrolablemente agitada o parece muy inquieta

- Si la víctima también está experimentando convulsiones

- Si la víctima está tomando algún tipo de medicamento o cualquier otro tipo de sustancia y sobredosis accidental o intencionalmente

Los pasos de primeros auxilios que podría tomar para ayudar a la víctima del envenenamiento incluyen:

1. Para el veneno ingerido, puede comenzar eliminando todo lo que quede en la boca de la víctima. En caso de que la fuente de intoxicación sea un agente de limpieza, ácido o cualquier otro producto que venga empaquetado, revise la etiqueta para obtener instrucciones en caso de intoxicación. Llame al centro de control de intoxicaciones. 1-800-822-1222

2. Cuando el veneno está en los ojos de la víctima, recuerde que cada segundo es crucial; de lo contrario, podrían terminar ciegos. Si tiene lentes de contacto, quítelos y use abundante agua a temperatura ambiente para irrigar el ojo entre quince y veinte minutos. Si la víctima es un adulto o un niño mayor, simplemente podrían bañarse para esto. Sin embargo, si es un niño más pequeño, envuélvalo en una toalla y use el grifo del fregadero de la cocina para irrigar sus ojos. Otra alternativa es verter agua con una jarra. Asegúrese de que el agua golpee el puente de la nariz y evite verterla directamente en el ojo. Después de irrigar el ojo, déjelo reposar y luego pida ayuda, preferiblemente del Centro de Toxicología. Si, después de una hora, la víctima aún siente algo de irritación o dolor o si experimenta enrojecimiento, algunos problemas visuales o hinchazón, necesitará hacerse un examen oftálmico con urgencia. Esto

requerirá un viaje a la sala de emergencias. En caso de duda, llame al 911.

3. Si la víctima inhaló el veneno, muévala rápidamente a un área con aire fresco. Manténgalos alejados de humos tóxicos y asegúrese de que el área esté completamente ventilada. Si tienen dificultad para respirar, busque tratamiento médico de emergencia.

4. Cuando el veneno esté en la piel, póngase guantes y quítese la ropa contaminada, luego enjuague bien la piel durante quince minutos en una ducha o con una manguera. Para esto, cada segundo cuenta, así que haga todo lo posible para evitar retrasos. Asegúrate de que el agua esté a temperatura ambiente y podrías usar un jabón suave para eliminar cualquier material que quede adherido a la piel. Llame al control de intoxicaciones si no está seguro. Después de esto, puede buscar más instrucciones de un médico o llevar a la víctima a la sala de emergencias.

5. Cuando reciba asistencia de emergencia, asegúrese de reunir todas las botellas con las posibles causas del envenenamiento para dárselas al personal de emergencia.

RECUERDE: Si se encuentra en una situación médica de emergencia o que pone en peligro su vida, busque asistencia médica de inmediato.

Capítulo 8

Casi ahogamiento
y primeros auxilios básicos

Síntomas de casi ahogamiento

- La piel de la víctima podría volverse azulada y enfriarse mucho

- Podría haber hinchazón en el abdomen

- La víctima podría experimentar algo de dolor en la zona del pecho.

- La víctima también podría toser continuamente

- Es común que la víctima que casi se ahoga tenga dificultad para respirar

- Podría haber vómitos porque la víctima probablemente bebió mucha agua sin querer durante la experiencia desagradable.

- La víctima que estuvo a punto de ahogarse podría estar irritable por un tiempo o mostrar otro comportamiento inusual

- Falta de energía después del incidente del agua. La víctima podría sentirse extremadamente cansada.

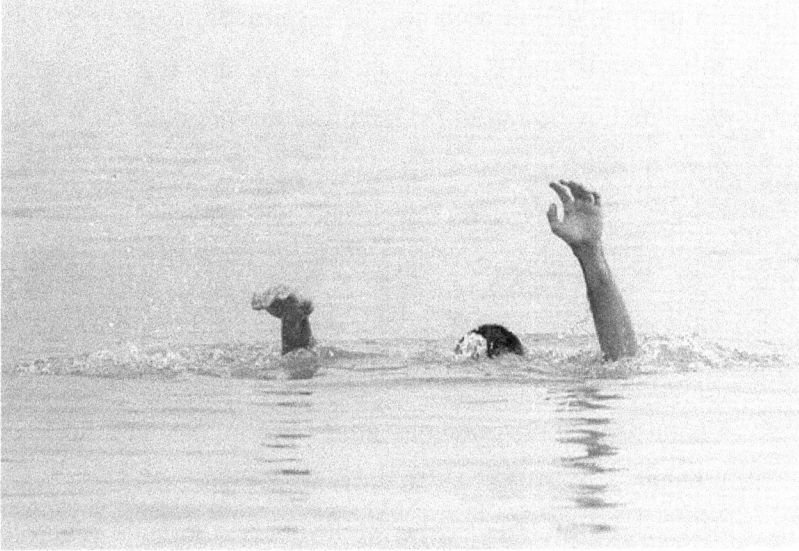

Primeros auxilios para casos de casi ahogamiento

Cuando su hijo tenga una experiencia de casi ahogamiento, puede ofrecer primeros auxilios a través de:

1. Sacarlos del agua rápidamente. Esta es la primera prioridad porque cuando no lo hace, podrían terminar ahogándose. En caso de que el niño no esté respirando, debe colocarlo boca arriba sobre una superficie firme y luego comenzar la respiración de rescate mientras alguien más lo ayuda a pedir ayuda.

2. Abra las vías respiratorias del niño inclinando suavemente la cabeza hacia atrás con una mano. Levante la barbilla del niño con la otra mano. Coloque su oreja tanto en la boca como en

la nariz del niño. Verifique, escuche y trate de sentir cualquier señal de que el niño esté respirando.

3. En caso de que el niño no esté respirando, coloque su boca sobre sus labios y nariz y luego dele dos respiraciones si tiene menos de un año. Asegúrese de que cada respiración dure aproximadamente un segundo y compruebe si su pecho sube y baja. Si tiene más de un año, pellizque su nariz y luego selle sus labios sobre la boca del niño. Espere unos segundos a que su pecho suba y baje antes de darles la siguiente respiración.

4. Cuando note un aumento en el pecho después de haber inhalado, controle el pulso del niño. En caso de que su pecho no se eleve, incline la cabeza nuevamente, levante la barbilla y luego respire nuevamente.

5. Utilice dos dedos en el cuello de la víctima al lado de la nuez de Adán para comprobar el pulso. Si el niño aún es un bebé, puede comprobar el pulso palpando el interior de su brazo entre el codo y el hombro y luego esperar unos cinco segundos. En caso de que el niño tenga pulso, asegúrese de darle una respiración cada tres segundos y siga revisando el pulso cada minuto. Debe seguir con la respiración boca a boca hasta que la víctima pueda respirar por sí misma.

6. En caso de que no pueda encontrar el pulso, coloque dos dedos entre el pecho del niño si tiene menos de un año y aplique compresiones en el pecho. Hacer unos de cinco pulgadas en unos tres segundos ayudará en gran medida. Después de esto, coloque sus labios sobre la nariz y la boca

del niño y déle una respiración. Si la víctima tiene más de un año, use la palma de su mano y aplique compresiones en el pecho de una pulgada en el medio del esternón. Haga unos cinco de ellos rápidamente, después de lo cual debe pellizcar la nariz del niño, luego colocar sus labios sobre su boca y luego darles una respiración profunda.

7. Debe seguir dando las compresiones en el pecho y las respiraciones hasta que encuentre el pulso o lleguen los paramédicos.

8. Cuando un niño ha tenido una experiencia cercana a ahogarse y parece no responder, nunca asuma que es demasiado tarde para salvarle la vida. Continúe realizándoles RCP hasta que llegue la ayuda.

RECUERDE: Si se encuentra en una situación médica de emergencia o que pone en peligro su vida, busque asistencia médica de inmediato.

Capítulo 9

Esguinces y primeros auxilios básicos

Primeros auxilios para esguinces

Los tipos más comunes de esguinces son los esguinces de tobillo. Sin embargo, también puede experimentar esguinces en las muñecas, el pulgar y las rodillas. Siempre que tenga un esguince de ligamento, experimentará dolor e hinchazón rápida. Cuanto más dolor y mayor es la hinchazón, más grave es la lesión. Para lesiones leves, puede hacer algunos primeros auxilios, a través de la fórmula RICE que es:

1. Descanso: asegúrese de que la extremidad lesionada esté bien descansada. A menudo se recomienda que evite colocar objetos pesados sobre la extremidad durante un período de entre cuarenta y ocho a setenta y dos horas. Es posible que necesite usar muletas. En algunos casos, un aparato ortopédico o una férula pueden ser útiles, especialmente en las etapas iniciales. Sin embargo, asegúrese de no evitar completamente todas las actividades. Incluso si el esguince está en su tobillo, siempre debe moverse y hacer ejercicio, ya que esto reduce el desacondicionamiento.

2. Hielo: tome una compresa fría o una manga de compresión llena de agua fría y úsela en el esguince para evitar una mayor hinchazón. Después de esto, coloque un poco de hielo en el área durante unos quince a veinte minutos. Será aún más útil hacerlo dentro de los primeros dos días o hasta que note una reducción significativa de la hinchazón. Mantenga el hielo durante un período razonable, ya que tenerlo allí durante mucho tiempo provocará daños en los tejidos.

3. Comprimir: use un vendaje para comprimir el área. También puedes usar una venda elástica.

4. Elevar: mantenga elevada el área del esguince. Una posición por encima de su corazón ayudará o reducirá la hinchazón.

Un esguince puede tardar varios días o incluso meses en sanar, pero a medida que note o experimente una reducción en la hinchazón o el dolor, puede comenzar a mover lentamente el área lesionada. Si bien todavía es doloroso, puede tomar algunos analgésicos de venta libre como ibuprofeno, acetaminofén, entre otros. Antes de volver completamente a actividades como deportes o ejercicio, es muy importante restaurar la fuerza del área lesionada. Incluso podrías considerar buscar los servicios de un fisioterapeuta para que te ayude a ejercitar el área para que no termines lastimándola más.

Debe buscar consejo médico si su esguince no mejora después de tres días. Si sufre un esguince, es posible que necesite asistencia de emergencia si:

• No puede soportar tener algo de peso sobre el área lesionada. También debe hacerlo si el área está adormecida, se siente inestable o en caso de que no pueda usar esa articulación en particular. Si está experimentando esto, es posible que su ligamento se haya desgarrado por completo.

- En caso de que note algo de enrojecimiento alrededor del área del esguince o si puede ver algunas rayas rojas que se extienden fuera del área lesionada. Este es un signo de infección.

- Si siente algo de dolor en esa zona del esguince

- Si terminó lesionando un área que se ha tensado un par de veces en el pasado

- Si el esguince parece ser muy severo porque si retrasa el tratamiento, podría provocar inestabilidad y dolor crónico.

Capítulo 10

Moretones, abrasiones
y primeros auxilios básicos

Daño de tejidos blandos

Es muy difícil diagnosticar esto, pero cuando tiene daño en los tejidos blandos, puede experimentar mucho dolor. Estas lesiones generalmente no son visibles, pero sentirá algo de dolor en su cuerpo y, a veces, esto podría suceder días después de la caída doméstica. Si no se tratan, estas lesiones pueden causar dolor crónico y, lo que es peor, provocar otras lesiones o dolor en otras partes del cuerpo debido a que usa en exceso estas otras partes para compensar el dolor.

Primeros auxilios para moretones

En caso de que alguien tenga un hematoma en casa, podrías solucionarlo de las siguientes formas:

1. Descanso: asegúrese de que el área específica que está magullada esté bien descansada antes de continuar.

2. Hielo: agarre una bolsa de hielo y envuélvala en una toalla, luego colóquela sobre el moretón. Déjelo ahí entre diez y

veinte minutos. Asegúrese de hacer esto varias veces durante el día durante aproximadamente dos días o según sea necesario

3. Comprimir: comprima el área en caso de que comience a hincharse. Use un vendaje elástico para esto, pero asegúrese de no apretarlo demasiado

4. Elevar: mantenga la parte magullada elevada

Si la piel de la víctima no está rota, no necesitará usar un vendaje. Podrías simplemente hacer que tomen algunos analgésicos para cualquier dolor que puedan estar experimentando.

Estos pasos deberían ayudar, pero en caso de que observe lo siguiente, debe buscar más asesoramiento médico:

- Alguna hinchazón dolorosa en el área alrededor del hematoma

- Si el dolor persiste después de tres días a pesar de que la lesión parece menor

- Si sigue teniendo moretones con frecuencia, especialmente en la zona de la espalda o la cara y en el tronco.

- Si nota que le salen moretones con facilidad y tal vez tiene antecedentes de sangrado debido a un procedimiento quirúrgico

- Si nota un bulto en el hematoma

- Si parece sangrar de forma anormal, especialmente por la nariz o las encías

- Si tiene antecedentes familiares de sangrado o hematomas con facilidad

Capítulo 11

Lesiones en la cabeza
y primeros auxilios básicos

Síntomas de una lesión en la cabeza

También debe estar atento a cualquier lesión en la cabeza cuando se caiga en casa. Muchas personas que son víctimas de una caída doméstica sentirán un leve dolor de cabeza si se golpean la cabeza y, a menudo, piensan que no hay nada de qué preocuparse. Sin embargo, debe preocuparse y, si es posible, ir a un centro médico lo antes posible para que le hagan algunas pruebas solo para estar seguro. Si se golpea la cabeza, busque síntomas como:

- Pérdida del equilibrio
- Dolores de cabeza repentinos o intensos que siguen empeorando
- Náuseas
- mareos
- Apatía
- Cambios en el nivel de conciencia (somnolencia).

- Confusión

- Problemas para hablar

- Convulsiones

- Incapacidad o debilidad para utilizar una extremidad.

- Sangre o líquidos goteando por la nariz y / o los oídos.

- Sangrado severo en la cara o la cabeza.

- Los signos adicionales en los niños pueden incluir llanto persistente, vómitos repetidos, abultamiento en el punto blando de la cabeza y negativa a comer.

Primeros auxilios para lesiones en la cabeza

Una persona no capacitada no puede evaluar las posibles complicaciones peligrosas de una lesión en la cabeza, especialmente porque requiere equipo médico. Todas las lesiones en la cabeza deben ser evaluadas por un médico para asegurarse de que no haya consecuencias internas ocultas a simple vista.

Si la lesión en la cabeza es tan grave que crea una herida abierta (rotura de la piel y sangrado), o hay signos de gravedad, estos son los pasos que debe seguir:

1. Llame de inmediato para solicitar asistencia médica; llame al 911: hasta que los paramédicos lleguen al lugar, es mejor evitar mover a la persona tanto como sea posible para evitar que empeoren las posibles lesiones en la columna.

2. Detenga el sangrado: si hay sangrado proveniente de una herida abierta, use un vendaje de gasa estéril o un paño limpio para aplicar presión sobre la herida y detener el sangrado. Si hay razones para creer que el cráneo puede estar fracturado, no se puede aplicar presión directa. No detenga el sangrado o la fuga de líquido por la nariz u oídos; Si es posible, incline la cabeza hacia adelante para permitir que el líquido salga por la nariz en lugar de ir por el camino opuesto y caer hacia la faringe, el esófago y finalmente el estómago.

3. Inicie la RCP para reanudar la respiración y los latidos del corazón si se detienen: las personas con traumatismo craneoencefálico severo pueden tener una interrupción en las funciones vitales del cuerpo, dependiendo del área afectada del cerebro. Sea consciente de cualquier cambio en la frecuencia cardíaca o respiratoria y reaccione en consecuencia, siguiendo las instrucciones de RCP descritas en el primer capítulo.

RECUERDE: Si se encuentra en una situación médica de emergencia o que pone en peligro su vida, busque asistencia médica de inmediato.

Capítulo 12

Huesos rotos y primeros auxilios básicos

Síntomas

Si tiene a alguien frente a usted que se cayó de un árbol, rodó por una colina o tuvo cualquier otra forma de accidente traumático, lo primero que debe hacer antes de intentar mover a esta persona es identificar si hay un hueso fracturado. o no. Estos son los signos que debe buscar en las fracturas:

- Dolor: un hueso fracturado va a doler mucho, especialmente con el movimiento.

- Incapacidad funcional: los segmentos del cuerpo con huesos rotos no se pueden mover y, a menudo, no pueden soportar el peso. Por lo tanto, una pierna rota no podrá moverse y la persona no podrá pasar sobre ella sin caerse.

- Hinchazón o hematomas: el segmento del cuerpo afectado aumentará de volumen y, a menudo, se volverá rojizo, morado o pálido, según las consecuencias de la fractura del hueso.

- Deformación: las fracturas cambiarán la forma del segmento corporal afectado según su gravedad.

- Fractura abierta: a veces, el hueso fracturado se hará evidente al sobresalir de la herida y hacerse visible.

Recuerde que las fracturas no siempre se desarrollan después de un evento traumático; a veces, los huesos pueden fracturarse en la rutina diaria, sin razón aparente. Por lo tanto, debe pensar en las fracturas cada vez que vea estos síntomas, incluso si no hubo un evento traumático.

Algunas otras afecciones, como esguinces y dislocaciones musculares, son muy similares a las fracturas y se tratan de la misma manera en primeros auxilios, por lo que si no está seguro de si tiene un hueso dislocado, un hueso roto o un músculo dislocado, los primeros auxilios serán los mismos.

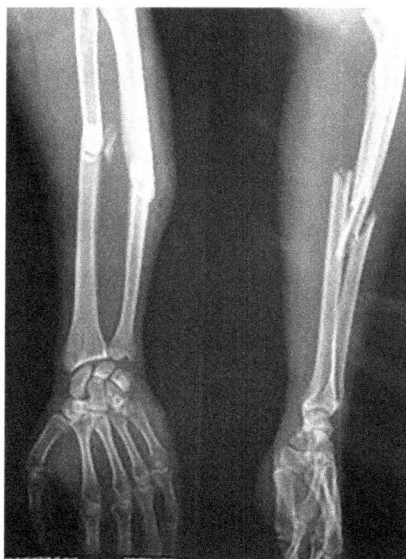

Primeros auxilios para huesos rotos

Los primeros auxilios para huesos rotos giran inmovilizándolos. Las fracturas tienden a empeorar con el movimiento, y siempre necesitarán asistencia médica profesional para sanar, por lo que su trabajo en primeros auxilios es llamar al servicio de emergencia e inmovilizar a la persona hasta que lleguen los paramédicos al lugar. En el peor de los casos, tendrá que inmovilizar a la persona hasta que sea seguro llevarla a un servicio de emergencia en un centro de trauma u hospital.

Reglas de inmovilización

Hay tres reglas principales que debe seguir con cualquier inmovilización.

- **Busque estabilidad:** Utilice siempre algo fuerte y capaz de adaptarse a la forma del segmento del cuerpo para mantener el hueso fracturado en una posición estable. Se prefieren las férulas comerciales y los collares cervicales para esto, por lo que es muy recomendable tenerlos disponibles. Si no hay férulas comerciales disponibles, es aceptable y necesario crear férulas improvisadas. Tablones, palos, zapatos, cartón, cualquier cosa que se adapte al cuerpo y sea lo suficientemente fuerte para mantenerlo estable puede hacer una férula aceptable. Utilice vendajes para colocar las inmovilizaciones improvisadas; si no hay vendajes disponibles, se pueden usar cuerdas, cinturones e incluso cordones de zapatos en su lugar.

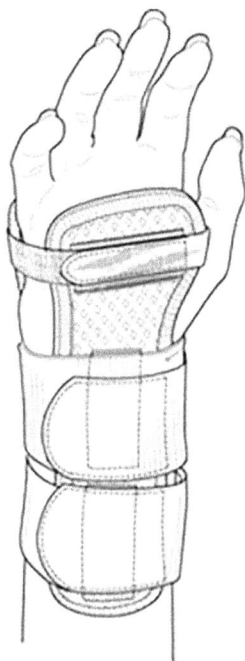

- **Asegurar las articulaciones:** Los huesos fracturados de las extremidades siempre deben inmovilizarse asegurando las articulaciones proximales y distales; estos son, la articulación que está más alejada del cuerpo y la articulación que está más cerca del cuerpo. Usando un antebrazo fracturado como ejemplo, siempre debe inmovilizar la muñeca (articulación distal) y el codo (articulación proximal) para evitar que el hueso fracturado se mueva. Con un muslo fracturado, siempre debe inmovilizar la rodilla (articulación distal) y la cadera (articulación proximal).

- **Permitir el flujo de sangre y aire:** un error común de los aficionados es atar la férula con tanta fuerza hacia el segmento del cuerpo afectado que se interrumpe el flujo de sangre. Esta es una situación peligrosa que solo es aceptable cuando se intenta aplicar un torniquete para detener el sangrado masivo de una extremidad. Si una extremidad inmovilizada se pone pálida o azul, esto nos indica que puede haber una interrupción del flujo sanguíneo y que la férula debe aflojarse. En el caso de inmovilizaciones cervicales, el color de la piel pálido o azul en la cara podría significar una interrupción del flujo sanguíneo o del aire; Ambas situaciones son extremadamente peligrosas y deben tratarse de inmediato. Una vez más, debe aflojarse la inmovilización.

Una forma rápida de asegurarse de que la circulación no se vea comprometida es sentir el pulso de la extremidad inmovilizada. Es un procedimiento estándar para sentir el pulso de la extremidad una vez que se ha colocado la inmovilización y aflojar las correas o los vendajes si no hay pulso perceptible.

Inmovilizaciones según el segmento corporal afectado

Existen técnicas de inmovilización específicas que dependen del hueso fracturado.

- **Inmovilización de la columna cervical:** esta es la primera inmovilización que se debe aplicar a personas politraumatizadas porque las lesiones de la columna cervical conllevan las peores complicaciones de todas las fracturas. La mejor manera de hacer una inmovilización de la columna cervical es usando un collarín cervical. Si no tiene un collarín cervical disponible, puede usar un par de sombreros,

430

un par de zapatos, cartón, almohadas o cualquier cosa que pueda evitar que el cuello gire o se incline hacia los lados.

Es importante mantener el cuello en una posición estable mientras se aplica la inmovilización, por lo que es mejor hacerlo con la ayuda de otra persona. Una persona se encarga de levantar a la persona por el cuello y la espalda, manteniendo el cuello en una posición fija, mientras que la otra segunda coloca la inmovilización. Luego, la persona se coloca una vez más sobre la superficie y la inmovilización se sujeta en su lugar. Recuerde verificar que el flujo sanguíneo y el flujo de aire no estén comprometidos.

- **Inmovilizaciones de brazos:** estas son las inmovilizaciones más comunes debido a la frecuencia de fracturas de brazos. Las inmovilizaciones del brazo se realizan con férulas y cabestrillos.

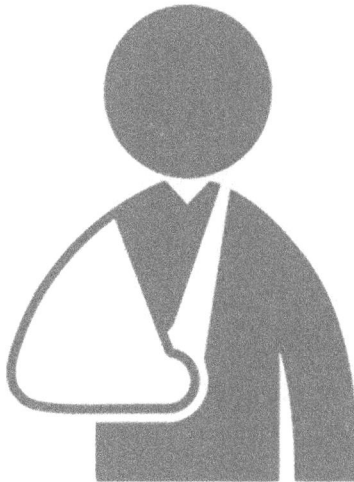

La ferulización es el primer paso para la inmovilización del brazo. Entre las férulas, se prefieren las férulas comerciales, pero si no hay ninguna disponible, no dude en utilizar tablas, palos, cartón o cualquier otra cosa que se pueda adaptar al cuello. La posición correcta para inmovilizar el brazo es doblando el codo en un ángulo de noventa grados, a veces un ángulo aún más estrecho para las lesiones de la parte inferior del brazo (antebrazo, muñeca y mano). Recuerde seguir la segunda regla para las inmovilizaciones y no mover las articulaciones proximales y distales.

Un cabestrillo será su próximo paso una vez que haya colocado una férula. Se hacen cabestrillos para asegurar el brazo entablillado al cuerpo, evitando cualquier movimiento. Es mejor hacer cabestrillos con vendas triangulares. Si no hay vendajes triangulares, también se aceptan trozos de tela que puedan doblarse como vendajes triangulares. Sin embargo, si esto tampoco es posible, también se pueden usar vendajes de presión regulares o incluso cinturones. Los cabestrillos también pueden ayudar a controlar un brazo sangrante al elevarlo. Hay tres técnicas principales de cabestrillo que debes dominar; dos de ellos necesitan un vendaje triangular y el otro cumple su función si no se dispone de un vendaje triangular.

Primero tienes el cabestrillo, el tipo más común de cabestrillo. Sirve para inmovilizar la parte superior del brazo (inmovilización de hombro, húmero, costilla y clavícula). Comienza el cabestrillo colocando el vendaje triangular debajo del brazo, la punta del vendaje apuntando hacia el codo, el lado más largo del vendaje hacia los pies y el lado más corto del vendaje hacia el hombro sano. Luego, se toma la parte superior por detrás del cuello, hacia el hombro vendado. A continuación, se toma el lado más largo, sobre el antebrazo del paciente, y en la dirección del hombro lesionado hacia la otra punta del vendaje. Ate las puntas del vendaje y meta las esquinas del cono debajo del vendaje para mayor comodidad. El brazo debe colocarse horizontalmente, con solo una ligera elevación hacia el brazo afectado. Finalmente, el cabestrillo se realiza extendiendo la tela hacia las yemas de los dedos. Es útil atar la tela detrás y debajo del codo para mejorar la estabilidad del brazo.

A continuación, tiene el cabestrillo de brazo elevado. Este es el otro cabestrillo que requiere un vendaje triangular y es adecuado para fracturas y lesiones de la parte inferior del brazo (mano, muñeca y antebrazo). Es genial dejar de sangrar en esta área debido a la elevación. Sin embargo, recuerde la segunda regla de las inmovilizaciones. Si el codo aún no está en una posición doblada, entonces es mejor no usarlo si sospecha una fractura. El primer paso es colocar el brazo en diagonal sobre el pecho, con la mano dirigida al hombro sano. El segundo paso es colocar el vendaje triangular sobre el brazo con un extremo sobre el hombro sano y la punta hacia el codo. Luego, el borde inferior del vendaje debe colocarse cuidadosamente debajo del antebrazo y el codo. El cuarto paso es tomar el extremo libre del vendaje por detrás de la espalda del paciente y en diagonal hacia el hombro sano, donde se ata al otro extremo. Finalmente, las esquinas del nudo se colocan debajo y se ata la pieza de tela detrás del codo para mejorar la estabilidad y la comodidad.

Si no hay nada como un vendaje triangular disponible, la mejor opción es usar un cabestrillo de cuello y puños. Esto solo necesita un vendaje de compresión, pero se puede usar un cinturón, una cuerda o cualquier otra cosa que pueda adaptarse como vendaje de compresión. Este cabestrillo también permite un grado variable de flexión del codo, por lo que es ideal para personas fracturadas que necesitan el brazo en una flexión mayor a 90 grados. Comienza colocando el centro del vendaje detrás del cuello y el hombro sano de la persona, con los dos extremos cayendo a ambos lados. Luego, el brazo debe colocarse en la posición deseada, con la flexión deseada del codo (si sospecha una fractura, el brazo debe dejarse como lo encontró). El cabestrillo se realiza una vez que ate ambos extremos del vendaje alrededor de la muñeca del paciente, haciendo un nudo debajo.

- **Inmovilizaciones de piernas:** Las férulas comerciales vienen preparadas para inmovilizar la pierna en la posición correcta, pero si no hay férulas comerciales disponibles, aprender a inmovilizar una pierna sigue siendo una tarea fácil. La pierna es mucho más fácil de inmovilizar que los brazos debido a la posición preferida para asegurarla. Debe inmovilizarse con solo una pequeña flexión de la rodilla; esta ligera flexión se puede lograr colocando un rollo de vendaje debajo de la rodilla. Luego, se inmoviliza toda la pierna asegurándola contra un objeto duro y largo capaz de adaptarse a su forma y estabilizarla. Se pueden usar tablones, palos largos e incluso cartón como férula, asegurados con vendas de compresión, cinturones o cualquier cosa disponible para atar la férula. Si no hay objetos adecuados disponibles, es aceptable atar la pierna lesionada a la pierna sana, usando la pierna sana como una férula.

- **Inmovilizaciones de espalda:** La columna torácica y la columna lumbar también son muy vulnerables a las fracturas, y estas fracturas son peligrosas por sus terribles consecuencias. Sin embargo, la única forma de inmovilizar adecuadamente la columna torácica y lumbar es con una camilla, y es un procedimiento delicado que debe ser atendido por profesionales de la salud. Por lo tanto, si sospecha una fractura de la columna torácica y / o lumbar, el mejor curso de acción es intentar inmovilizar la columna cervical sin inclinar o girar la espalda, y llamar a un profesional para que acuda en ayuda de la persona. La única situación en la que debe intentar movilizar a alguien con una sospecha de fractura torácica y / o lumbar es cuando no hay ayuda profesional disponible y necesita transportar a la persona al hospital por su cuenta. En este caso particular, la mejor manera de hacerlo es cargando a la persona con la ayuda de otras tres personas. Dos a cada lado deben sostener el torso en su lugar, uno debe sostener la cabeza y cuidar el cuello, y el último debe llevar las piernas y mantenerlas rectas. Ésta es la forma más segura de transportar sin camilla a una persona que se sospecha que tiene la espalda rota; sin embargo, es mejor esperar ayuda profesional.

Capítulo 13

Accidentes cerebrovasculares y primeros auxilios básicos

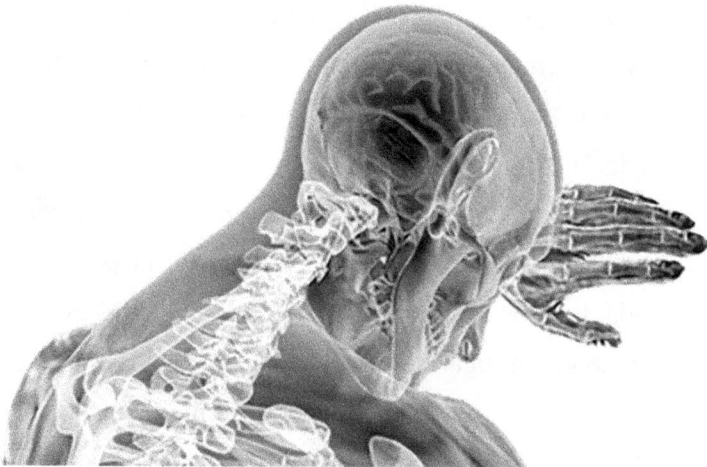

Síntomas

Los síntomas de un accidente cerebrovascular dependen del área afectada del cerebro y pueden asumir una amplia gama de manifestaciones neurológicas. Los accidentes cerebrovasculares son una emergencia médica. Los síntomas pueden incluir:

- Dolor de cabeza.

- Parálisis de un lado del cuerpo (o ambos lados).

- Parálisis de un lado (o ambos lados) de la cara.

- Habla arrastrada.

- Dificultad para caminar.

- Discapacidades sensibles (en un lado o en ambos lados del cuerpo).

- Alucinaciones.

- Convulsiones.

- Debilidad muscular (localizada, lateral o general).

Siempre que sospeche que se está desarrollando un derrame cerebral en una persona, debe seguir una ruta de cuatro pasos para identificarlo rápidamente y actuar en consecuencia. Esta ruta de cuatro pasos se conoce con el acrónimo de "FAST":

- Rostro: Pídale a la persona que sonría. Si la expresión facial de la persona es asimétrica, esto es un signo de parálisis facial, es una manifestación común de un derrame cerebral.

- Brazos: Pídale a la persona que levante ambos brazos a la misma altura. Si un brazo está más bajo que el otro, o no puede ascender en absoluto, esto es un signo de parálisis, otra manifestación común de un derrame cerebral.

- Discurso: Pídale a la persona que diga una frase sencilla. Si la persona tiene problemas para hablar o no puede hablar, esto es un signo de un derrame cerebral. Además, una incapacidad general para comprender cuando se le habla es otro signo de un derrame cerebral.

- Hora: si se identifica alguna de estas señales, es hora de llamar al 911.

Primeros auxilios para accidentes cerebrovasculares

Los accidentes cerebrovasculares son afecciones médicas graves que deben resolverse de inmediato. Cuando se identifica un accidente cerebrovascular, la persona debe recibir asistencia médica de inmediato. Mientras tanto, estos son los pasos generales que debe seguir, las únicas cosas que se pueden hacer con un derrame cerebral como primeros auxilios.

- No proporcione medicamentos: los accidentes cerebrovasculares son afecciones extremadamente delicadas y deben dejarse para los profesionales médicos. No proporcione ningún tipo de medicamento; si la persona está consumiendo alcohol y cualquier otra forma de droga legal o ilegal, suspenda su consumo inmediatamente.

- Evite mover a la persona: si la persona se cayó y recibió un traumatismo en la cabeza, trate la lesión como un posible daño en la columna y actúe en consecuencia con inmovilizaciones (como se describe en el capítulo anterior).

- Posición segura: la persona debe colocarse en una posición cómoda, con la cabeza ligeramente elevada y el cuerpo desplazado hacia un lado para estar preparada para el vómito.

- Mantenga la temperatura: mantenga a la persona caliente con una manta o cualquier otra cosa disponible.

- Controle la condición: lleve un registro de la frecuencia cardíaca y respiratoria de la persona. Si la persona deja de respirar o el corazón deja de latir, administre RCP respiratoria o RCP de inmediato.

Capítulo 14

Ataques cardíacos
y primeros auxilios básicos

Síntomas

Un infarto es un síndrome agudo que se manifiesta de forma poderosa. La persona experimentará dolor en el pecho, junto con una sensación de dolor, opresión, presión y / o sensación de opresión que también se puede sentir en el brazo izquierdo, el lado izquierdo del cuello y el lado izquierdo de la mandíbula. Los ataques cardíacos son una emergencia médica. Otros síntomas asociados con un ataque cardíaco son:

- Dolor abdominal o náuseas.

- Tos.

- Vómitos.

- Dificultad para respirar.

- Fatiga.

- Sudor frío.

- Una sensación general de terror.

Los síntomas pueden variar según la persona y la gravedad del ataque cardíaco. Los ataques cardíacos severos dolerán mucho más que los ataques cardíacos menores; sin embargo, todos los ataques cardíacos son relevantes y las personas que sufren un ataque cardíaco siempre deben ser trasladadas a un hospital lo antes posible.

Primeros auxilios para ataques cardíacos

En el caso de un ataque cardíaco, no existe ningún riesgo al cuidar el transporte de la persona al hospital. Sin embargo, existe un servicio invaluable que brindan las ambulancias que aumenta enormemente la tasa de supervivencia de los pacientes que transportan, y es que mantienen una estrecha comunicación con los hospitales para hacerles saber que van allí con un paciente crítico, preparándolos antes que el paciente. llega. Por lo tanto, no lleve al paciente al hospital usted mismo a menos que esté seguro de que la ambulancia tardará demasiado y podrá transportar al paciente mucho más rápido. Mientras tanto, estos son los pasos básicos que debe seguir como primeros auxilios para un posible ataque cardíaco:

- Tome una aspirina: las aspirinas son el primer paso para tratar un ataque cardíaco y son el único medicamento que se puede administrar de manera segura sin supervisión médica. Tragar una aspirina, o incluso masticarla y tragarla, ayudará a la persona a disolver el coágulo de sangre que probablemente obstruye la arteria coronaria.

- Posición cómoda: Lleve a la persona a una posición sentada, permitiendo que la persona respire un poco para relajarse.

- RCP: en caso de infarto, debe estar atento a un paro cardiorrespiratorio. Entonces, si el corazón de la persona deja de latir, comience la reanimación cardiopulmonar inmediatamente hasta que llegue la ayuda.

Capítulo 15

Asfixia y primeros auxilios básicos

L a asfixia no es una enfermedad singular, sino varias enfermedades diferentes relacionadas con la interrupción del suministro de oxígeno al cuerpo. La asfixia por estar sumergido en una gran masa de agua (ahogamiento) ya se ha tratado en los ocho capítulos, por lo que aquí cubriremos los casos generales de falta de oxígeno y dificultad para respirar.

Síntomas

Estos son los síntomas generales de la falta de oxígeno:

- Aumento de la frecuencia respiratoria.

- Sensación de asfixia.

- Cara pálida.

- Labios y uñas azules o morados.

- Sensación de cansancio, mareos o desmayos.

Primeros auxilios para la asfixia

El enfoque de primeros auxilios para tratar la asfixia puede ser tan diverso como las diferentes causas detrás de ella.

Medidas generales

Si no hay afecciones críticas subyacentes que causen la asfixia, como ataques cardíacos, ataques de asma o hemorragias importantes, hay muchas cosas que hacer que podrían aliviar los síntomas de asfixia mientras se contacta con ayuda médica.

- Incline el torso de la persona hacia adelante.

- Deje algo de espacio para respirar a la persona.

- Utilice ventiladores o cualquier medio necesario para soplar aire hacia la persona.

- Asegúrese de que las vías respiratorias de la persona no estén obstruidas o comprometidas de ninguna manera.

- Si la persona no respira, inicie la RCP respiratoria lo antes posible (como se describe en el primer capítulo de este libro).

Asfixia infantil

En caso de que sospeche asfixia o estrangulación del bebé (privación de aire a través de la compresión externa de las vías respiratorias, a menudo debido a un cable o cuerda), no importa cuánto tiempo el bebé haya estado privado de oxígeno, estos son los pasos generales a seguir:

- Retire el objeto dañino: Retire la almohada o las sábanas que puedan haber estado asfixiando al bebé lo antes posible. En el caso de estrangulamiento, a veces puede ser más fácil usar tijeras para quitar el objeto de constricción.

- Compruebe los signos vitales: compruebe si el bebé está respirando y si el corazón late. Si no es así, comience la RCP inmediatamente.

La técnica de RCP en bebés es muy similar a la técnica de RCP en adultos. Sin embargo, hay un par de diferencias que deben tenerse en cuenta.

Ya no es necesario cerrar la nariz mientras sopla aire por la boca para las respiraciones de rescate. En cambio, el sello bucal debe cubrir tanto la boca como la nariz del bebé. No sople tan fuerte como lo haría si estuviera realizando RCP en un adulto y asegúrese de verificar que el abdomen del bebé no se eleve con las respiraciones de rescate.

Con respecto a las compresiones torácicas, debe usar dos dedos para comprimir el esternón del bebé en lugar de usar las dos manos. El cofre debe bajarse aproximadamente 1.5 pulgadas de profundidad, y no más que eso.

Aparte de eso, no hay diferencias. La RCP debe continuar hasta que se reanude la respiración o llegue ayuda profesional al lugar.

Medidas específicas

Siempre que veas a un adulto que se asfixia sin motivo aparente, debes considerar cualquier enfermedad médica que la persona pueda estar sufriendo y actuar en consecuencia. Las condiciones médicas que pueden causar síntomas de asfixia incluyen:

- Ataques de asma: esta persona probablemente conozca el diagnóstico de asma, por lo que el diagnóstico es sencillo.

- Ataque cardíaco: busque el dolor de pecho típico de un ataque cardíaco.

- Infecciones respiratorias: probablemente esta persona esté enferma. Los síntomas de las infecciones respiratorias incluyen fiebre, tos y congestión.

- Pérdida repentina de sangre: busque heridas o hematomas que puedan indicar hemorragia interna.

Capítulo 16

Remedios caseros para accidentes domésticos

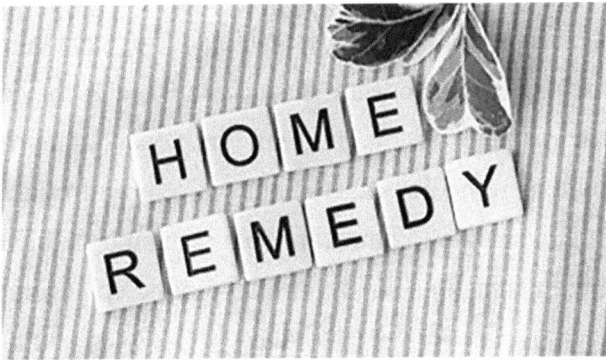

¿Qué son los remedios caseros?

Los remedios caseros se refieren a medicamentos que se preparan y administran sin la prescripción de un médico o, en general, sin supervisión profesional.

Beneficios de usar remedios caseros para accidentes domésticos

Si se ha lesionado en casa y no puede obtener medicamentos recetados o si no parecen estar funcionando tan bien como le gustaría, puede probar con remedios caseros naturales. Los remedios caseros se pueden usar para diferentes lesiones. Son muy económicos ya que a menudo involucran cosas que ya tenemos. Aquí hay más razones por las que debería considerar los remedios caseros:

Los remedios caseros lo ayudan a curar sus lesiones naturalmente

Normalmente, los medicamentos recetados son principalmente sintéticos. Este tipo de medicamentos contienen sustancias que no son buenas para su cuerpo. Si bien podrían ayudar a resolver el problema de una lesión, podrían causar otro problema en un órgano diferente del cuerpo. Podrían desencadenar algunas alergias o dificultades respiratorias y podrían provocar algunos efectos secundarios. Los remedios caseros naturales, por otro lado, apoyan la capacidad de su cuerpo para curarse a sí mismo. Si bien curan su lesión, también aumentan su inmunidad y salud en general.

Los remedios caseros se han utilizado durante años

Los ingredientes activos de los remedios caseros son orgánicos. Provienen de plantas, verduras, frutas y hierbas orgánicas. Como tales, son fáciles de encontrar y su uso es sencillo. Puede utilizar estos remedios caseros, ya sea crudos o hervidos. En algunos casos, también se pueden hervir o incluso cocinar.

Los remedios caseros apoyan un estilo de vida saludable

Cuando decide optar por remedios caseros en lugar de medicamentos recetados, promueve un estilo de vida más saludable. Los remedios caseros son especialmente útiles si eres una persona que hace ejercicio con regularidad y le interesa vigilar la grasa corporal y la cantidad de alcohol que entra en tu cuerpo.

Los remedios caseros son económicos

Los medicamentos farmacéuticos son costosos y los precios de estos medicamentos aumentan con cada año que pasa. Siempre que los compras, los fabricantes obtienen ganancias ya que gastarás mucho. Sin embargo, con los remedios caseros, puedes ahorrar bastante.

Los remedios caseros son más suaves

Dado que los remedios caseros son más frescos y naturales, son puros en términos de contenido medicinal. Como tal, atacan directamente su lesión y la curan más rápido.

Los remedios caseros tienen menos efectos secundarios

Los medicamentos farmacéuticos pueden tener diferentes efectos secundarios, como somnolencia, irritación de la piel, entre otros. Cuando opta por remedios caseros naturales, la cantidad de efectos secundarios que puede experimentar se reduce significativamente.

Te ahorran visitas frecuentes al médico

Cuando elija optar por remedios caseros naturales, no tendrá que ir al médico para que le recete. Dado que tienen pocos riesgos, es más fácil averiguar cómo utilizarlos. También brindan una opción fácil de usar para los medicamentos recetados de un médico.

Desventajas de los remedios caseros

Si bien existen tantas ventajas de usar remedios caseros naturales para curar las lesiones de accidentes domésticos, existen ciertas desventajas de usarlos. Incluyen:

Se tarda más en ver resultados

Si bien son muy efectivos, los remedios caseros naturales requieren que tenga más pacientes en comparación con los medicamentos que compra en una farmacia. Esto se debe a que su impacto no es tan inmediato y, aunque se curará, tomará un tiempo relativamente largo en comparación con los medicamentos farmacéuticos.

No puede estar seguro del tipo de tratamiento que necesita

Con los remedios caseros, realmente no necesita visitar a un médico para un examen o receta. Como tal, el tratamiento y su idoneidad se basan simplemente en supuestos.

Existe la posibilidad de una dosis incorrecta

Con los remedios caseros, podría terminar tomando o usando demasiado o muy poco. Como tal, una sobredosis, que es realmente peligrosa, es muy posible.

La eficacia de algunos no está probada

La ventaja de los medicamentos farmacéuticos es que se han sometido a pruebas exhaustivas. Como tal, está probada su eficacia en la curación de diferentes lesiones de accidentes domésticos. Sin embargo, no se puede decir lo mismo de los remedios caseros naturales. No se ha demostrado que todos sean eficaces.

Algunos remedios caseros podrían ser venenosos

Dado que algunos de estos remedios caseros naturales son salvajes, pueden provocar intoxicación cuando se toman por vía oral o pueden causar intoxicación en la piel o los ojos.

Cuando se trata de accidentes domésticos, existen ciertos remedios caseros que puede utilizar para garantizar una curación más rápida. Éstos son algunos de esos remedios caseros:

Remedios caseros para los cortes

Aloe vera

El aloe vera tiene muchos beneficios para el cuerpo en general, pero en los cortes específicamente, tiene propiedades refrescantes y contiene algunas enzimas y vitaminas sustanciales que mejoran la salud de la piel incluso después de la curación. Por sus propiedades antiinflamatorias, ayuda a reducir rápidamente la hinchazón. Las hojas de aloe vera tienen una sustancia similar a un gel que contiene varias vitaminas y minerales que ayudan a que los cortes se curen mucho más rápido. El glucomanano presente en el aloe vera es eficaz en la regeneración de células y la producción de colágeno, lo que acelera la cicatrización de heridas. Usarlo para cortes es muy fácil. Todo lo que tiene que hacer es aplicar una capa delgada de gel en el área del corte o usar un vendaje empapado en gel de aloe vera para envolver el área.

Cúrcuma

Es muy común encontrar cúrcuma en cualquier cocina. Es una especie humilde que actúa como un antiséptico natural y un antibiótico natural también. Durante muchos años, la cúrcuma se ha utilizado con diferentes fines medicinales y funciona muy bien en los cortes. Tiene curcumina que se sabe que ayuda a estimular la cicatrización de heridas. Lo hace modulando el colágeno. En caso de que esté sangrando alrededor del área del corte, aplique un poco de cúrcuma y notará que el sangrado se detendrá casi de inmediato. Para ayudar a que la víctima del corte se cure aún más rápido, haga que beba un poco de leche de cúrcuma todos los días antes de dormir.

Miel

Otro remedio casero muy eficaz para los cortes es la miel. Siempre que aplique miel a un corte, ayuda a deshidratar las bacterias presentes en él y ayuda a proporcionar ayuda antibacteriana al área. También se sabe que estimula el crecimiento de los tejidos, ya que elimina los tejidos muertos alrededor del área del corte o la herida, lo que facilita una curación más rápida. La miel tiene propiedades antibacterianas, antimicrobianas, antifúngicas, antisépticas y antiinflamatorias, por lo que se utiliza desde hace años en el tratamiento de heridas. Siempre que tenga un corte, simplemente aplique miel directamente sobre él con regularidad. Su propiedad antioxidante y antibacteriana en la miel mantiene la herida húmeda. Dado que la viscosidad de la miel es alta, contribuye en gran medida a proporcionar una barrera protectora en la herida y también previene cualquier infección microbiana.

Ajo

Se sabe que comer ajo ayuda a combatir las infecciones que pueden ser causadas por bacterias del aire o de los alimentos. Sin embargo, también puedes aplicarlo directamente para cortar heridas. Haga una pasta de ajo y aplique una capa en el área. Esto ayuda a tratar cualquier infección externa. Se sabe que el ajo tiene propiedades antimicrobianas y propiedades antibacterianas. Como tal, ayuda a detener el sangrado casi al instante. El ajo también ayuda a reducir el dolor y promueve una curación más rápida. Todo lo que tienes que hacer es aplicar unos dientes de ajo, preferiblemente triturados, en la zona del corte o herida.

Canela

La canela tiene propiedades antibacterianas que son útiles para curar las heridas de los cortes. Es ideal para combatir infecciones y reducir la inflamación. Es genial ayudar con la curación mucho más rápido enfriándolo.

Aceite de coco

El aceite de coco tiene propiedades antiinflamatorias y antibacterianas. Estos ayudan a combatir cualquier infección que surja como resultado del corte, y una simple aplicación podría ayudarlo a sanar más rápido y mantendrá su piel hidratada. Aplique unas gotas y luego cubra la herida con un paño dos o tres veces al día para una curación más rápida. Asegúrese de que el aceite de coco que elija sea de alta calidad.

Cebollas

Las cebollas contienen alicina, que es un compuesto antimicrobiano conocido por evitar que las heridas se infecten. También tienen propiedades antiinflamatorias que son excelentes para curar heridas. Puede usar una mezcla de cebollas y miel como una pasta en el corte. Matará las bacterias antes de que terminen infectando su herida y lo ayudará a sanar aún más rápido.

Polvo de piedra caliza

El polvo de piedra caliza a veces se conoce como chuna. También se sabe que proporciona algunas propiedades curativas y es fácil de usar en el área de la herida cortada. Mezcle chuna y cúrcuma, caliente ambos y aplique la mezcla sobre la herida para una curación completa.

Pepinos

Los pepinos son excelentes para la curación de heridas porque son ricos en vitamina A. La vitamina A activa la síntesis de colágeno ya que estimula la respuesta inflamatoria del cuerpo. Esto es útil en la producción de tejido nuevo que reemplaza a los dañados. También es una fuente de sílice que se sabe que ayuda en el crecimiento de los tejidos conectivos del cuerpo. Los pepinos ayudan a mantener una presión arterial saludable. Como tal, facilita el mejor flujo de oxígeno, vitaminas y los nutrientes que necesita el cuerpo, facilitando una mejor cicatrización de heridas.

Lavanda

Se sabe que los aceites esenciales como la lavanda funcionan muy bien en la piel. Puede aplicar una gota o tal vez dos en el área de corte para que sane más rápido. Sus propiedades antiinflamatorias son excelentes para reducir la hinchazón y curar los cortes. También tiene propiedades antimicrobianas que previenen la aparición de infecciones bacterianas.

Aceite de menta

El aceite de menta es excelente para aliviar el dolor. Simplemente aplique el aceite en el área afectada, pero asegúrese de mantenerlo alejado de la piel rota. No lo aplique directamente sobre la herida.

Aceite de árbol de té

El aceite de árbol de té, además de ser excelente para curar afecciones de la piel, también es excelente para curar heridas abiertas y diferentes tipos de cortes. Tiene muchas propiedades antiinflamatorias y aplicar una gota te ayudará a recuperarte más rápido.

Pimienta de cayena

La pimienta de cayena se ha utilizado durante años en Asia como medicina. Debe triturarlo hasta convertirlo en polvo y luego aplicarlo directamente sobre el corte. Sus propiedades antibacterianas y antifúngicas darán alivio a la zona afectada. Cuando esté sangrando, puede mezclar el polvo de cayena con un poco de agua, ya que esto igualará la presión arterial. Después de eso, podrá ralentizar el flujo de sangre y permitir que se coagule.

Té de camomila

El té de manzanilla también tiene las propiedades antiinflamatorias o antimicrobianas necesarias en la curación de cortes.

Clavos de olor

El clavo, además de tener propiedades antiinflamatorias, también tiene componentes analgésicos. Por lo tanto, los clavos son eficaces para combatir las infecciones alrededor del área del corte y para detener la propagación de la infección.

Vinagre de sidra de manzana

El vinagre de sidra de manzana es muy útil para prevenir el crecimiento de bacterias en el área donde está el corte. Su naturaleza ácida crea un excelente ambiente para matar bacterias. Sin embargo, debes diluirlo con agua antes de usarlo.

Remedios caseros para las quemaduras

Las quemaduras pueden ser muy dolorosas, por lo que las personas suelen buscar cosas que puedan aliviar el dolor como remedio casero. Sin embargo, mantener el tejido quemado adecuadamente hidratado y protegido de infecciones es la máxima prioridad, por lo que es importante evitar cualquier "remedio casero" que sea popular entre las personas y, sin embargo, ineficaz y bastante peligroso para la persona quemada.

Remedios caseros para evitar

Estos son los remedios caseros que no debes usar, sin importar lo que te digan sobre el tratamiento de quemaduras en casa:

- Pasta de dientes de menta

- Aceite de coco

- Vinagre

- Vainilla

- Bolsas de té

- Leche

- Avena

- Aceite de lavanda

- Cebollas o cualquier otra verdura

Remedios caseros para usar

Estos son los remedios caseros que no solo son seguros para usar en quemaduras, sino que también son beneficiosos.

- Gel de Aloe Vera: Previene la inflamación, reduce el dolor, estimula el crecimiento y reparación de la piel y es seguro.

- Miel: Solo es seguro usar miel de grado médico porque es estéril, y solo puede usarla en quemaduras menores de primer grado. Alivia el dolor y reduce la inflamación.

- Cremas antibióticas: son el tratamiento estándar para las quemaduras. La crema de sulfadiazina de plata es particularmente efectiva y recomendada para tales lesiones. Una vez hidratada la zona quemada, conviene cubrirla con una crema antibiótica para reducir el riesgo de infección.

- Vitamina C y vitamina E: la vitamina C se asocia principalmente con los resfriados. Sin embargo, tiene muchos más beneficios que eso. La vitamina C ayuda a curar las heridas mucho más rápido y a producir más colágeno. El colágeno actúa como material base para el desarrollo de piel nueva. Para ayudar a que su quemadura se cure más rápido, coma alimentos ricos en vitamina C y también en vitamina E. También puede tomar aproximadamente dos mil miligramos de vitamina C y aproximadamente 1000 UI de vitamina E durante siete días después de su accidente por quemadura. Otra cosa que puede hacer es romper la cápsula de vitamina E y aplicarla directamente sobre la quemadura. Esto ayudará a curar y, mejor aún, asegurará que no queden cicatrices.

- Medicamentos para el dolor de venta libre: las quemaduras son muy dolorosas, y es por eso que una víctima de quemaduras puede preferir tomar algún medicamento para la quemadura hasta que sanen. Este medicamento también podría ayudar a reducir la hinchazón, además del dolor. Los medicamentos de venta libre como el ibuprofeno son seguros y efectivos para lograrlo, ya que son medicamentos no esteroides que disminuirán la inflamación.

Remedios caseros para los moretones

Siempre que tenga un hematoma, puede utilizar los siguientes remedios:

Terapia de hielo

Cuando una lesión le produzca un hematoma, obtenga un poco de hielo y aplíquelo inmediatamente en el área del hematoma. Ayudará a reducir el flujo sanguíneo allí y enfriará los vasos sanguíneos. El enfriamiento de los vasos es importante para reducir la cantidad de sangre que se filtra al tejido circundante. Como resultado, el hematoma será menos evidente y cualquier hinchazón en el área disminuirá significativamente. Para ello, puede optar por una bolsa de hielo reutilizable, una bolsa de verduras congeladas o un poco de hielo en una bolsa. Para todos estos, envuélvalos en una toalla antes de colocarlos sobre la piel. Aplica hielo en el área magullada durante diez minutos a la vez. Recuerda darle algo de tiempo, preferiblemente veinte minutos antes de volver a aplicar el paquete.

Usar calor

También puede aplicar un poco de calor en el área magullada para curarla. El calor estimula la circulación en el área magullada y también aumenta el flujo de sangre en ella. Cuando haga esto, la sangre atrapada, que es el resultado del hematoma, desaparecerá. El calor también es útil para aflojar los músculos tensos y aliviar el dolor. Para ello, será útil una almohadilla térmica o una botella de agua caliente. También puede sumergirse en un baño caliente para obtener el mismo efecto.

Compresión

Debe envolver el área magullada correctamente con una venda elástica. Ayudará a apretar los tejidos y evitará la fuga de los vasos sanguíneos. La compresión es muy útil para disminuir la gravedad del hematoma y para reducir el dolor y la hinchazón en el área.

Elevación

También puede mantener el área magullada elevada por encima del corazón. Esto ayudará a aliviar el dolor y a drenar el líquido que queda en el área del hematoma. Cuando eleva el área magullada, también ayuda a reducir la presión, y esto le permitirá a usted oa la víctima descansar y relajarse. Esto, a su vez, facilita una curación más rápida.

Árnica

Árnica es un tipo de hierba homeopática que es útil para reducir la inflamación y cualquier tipo de hinchazón causada por hematomas. Siempre que lo aplique sobre cualquier hematoma inducido por láser varias veces durante el día, encontrará que la curación tendrá lugar en un período más corto. También existe la opción de tomar árnica por vía oral para curar los moretones más rápido.

Crema de vitamina K

La vitamina K es útil en la coagulación de la sangre y, debido a esto, ayuda mucho a que los moretones sean menos graves. Para usarlo de manera efectiva, aplique la vitamina K suavemente, frotándola sobre los moretones al menos dos veces al día.

Vitamina C

Cuando ingiera alimentos ricos en vitamina C o cuando tome suplementos ricos en vitamina C, se curará más rápido de los moretones. La vitamina C ayuda a combatir la inflamación.

También puedes aplicar cremas ricas en vitamina C directamente en el hematoma.

Quercetina

La quercetina es un flavonoide con propiedades antiinflamatorias naturales que se obtienen de diferentes frutas. Puede curar los moretones más rápido. Por lo general, puede encontrar algunas cremas o geles que contienen quercetina, que puede aplicar según las instrucciones del paquete. Hacerlo dos veces al día mejorará significativamente la apariencia del área magullada y promoverá una curación más rápida. Debe evitar tomar quercetina por vía oral, ya que existen algunos problemas con respecto a su seguridad. También puede mezclarse con otros medicamentos, lo que podría ser perjudicial. Antes de tomar cualquier suplemento de quercetina, busque el consejo médico de un profesional de la salud.

Bromelina

La bromelina se compone de una mezcla de ciertas enzimas presentes en la planta de la piña. Estas enzimas contienen propiedades antiinflamatorias que ayudan significativamente a reducir los moretones y cualquier hinchazón cuando se aplican al área magullada. Para obtener mejores resultados, es recomendable aplicar bromelina de dos a tres veces al día, a menos que le hayan indicado lo contrario. Solo debe tomar bromelina por vía oral cuando lo indique un médico. Las personas que tienen reacciones alérgicas después de comer piñas deben evitar la bromelina.

Consuelda

La consuelda es una planta que resulta útil cuando se trata de curar diferentes tipos de problemas e inflamación de la piel. Se ha comprobado que trata los moretones. Aplique la crema de consuelda varias veces al día sobre el hematoma. Otra opción es crear una compresa. Para ello, utilice hojas secas de consuelda. Déjelos remojar en agua hirviendo durante unos diez minutos y luego cuele el líquido. Envuelva las hojas dentro de una toalla o un paño limpio y luego aplíquelo sobre el hematoma.

Consumir una dieta adecuada

Lo que come puede ser de gran ayuda para mejorar la apariencia de su hematoma e incluso para curarlo todo junto. Se sabe que algunos alimentos fortalecen los vasos sanguíneos, lo que posteriormente reduce los hematomas, mientras que otros son excelentes para la piel. Mejoran la piel y otros tejidos. Por lo tanto, debe consumir alimentos nutritivos y apuntar siempre a una dieta equilibrada. Los siguientes alimentos pueden ayudar a prevenir o curar los moretones:

- Alimentos que contienen quercetina de forma natural. Estos alimentos incluyen cebolla morada, bayas, especialmente las de color oscuro, manzanas, cerezas y verduras de hoja verde.

- Frutas cítricas como mandarinas, naranjas y limones. Estos ayudan a curar los hematomas, especialmente entre los ancianos.

- Piñas. Comer piñas significa que obtienes bromelina de forma natural que facilita la curación más rápida de los moretones.

- Alimentos ricos en vitamina K. Cuando consume una dieta rica en vitamina K, fortalecerá su cuerpo y será menos probable que se magulle. Algunos alimentos que contienen vitamina K incluyen col rizada, brócoli, espinacas, soja, lechuga, arándanos y fresas.

- Alimentos ricos en zinc como cangrejos, langosta, semillas de calabaza, legumbres y espinacas. Estos ayudan enormemente a curar los tejidos y las heridas.

- Proteína magra. Los alimentos ricos en proteínas como el tofu, la carne magra y el pescado ayudan enormemente a fortalecer los capilares. Manténgase alejado de los alimentos con proteínas que contienen grasas saturadas en grandes cantidades.

Aceites esenciales

Los aceites esenciales, como el incienso, pueden aliviar el dolor y ayudarlo a relajarse. Para obtener mejores resultados, mézclelo con un poco de vitamina K y árnica. De manera similar, puede aliviar el dolor de un hematoma creando una compresa fría que calmará las lesiones con unas gotas de aceites esenciales de lavanda y romero aplicadas en un paño y luego en el área del hematoma. Es aconsejable que en lugar de usar los aceites esenciales directamente sobre la piel, los diluya con una loción portadora para evitar la irritación de la piel, a menos que un profesional de la salud le haya indicado lo contrario.

Remedios caseros para los esguinces

Tener un esguince puede ralentizarlo y arruinar su rutina. Sin embargo, algunos remedios caseros podrían ayudarlo a recuperarse más rápido.

Hielo

Cuando sufre un esguince por primera vez, lo primero que puede hacer para ayudarse es la crioterapia. Se sabe que una compresa fría sobre la lesión del esguince acelera el proceso de curación. Sin embargo, debe tener cuidado de no exagerar; de lo contrario, corre el riesgo de congelarse. Use paquetes de gel para hacer compresas de hielo de manera rutinaria y asegúrese de que el hielo permanezca puesto todo el tiempo que sea necesario, veinte minutos a la vez. Si siente que el hielo se está enfriando demasiado para que pueda soportarlo antes de que pasen los veinte minutos, simplemente mantenga el hielo sobre el esguince durante un período que le resulte adecuado.

Compresión

Si desea que su esguince sane aún más rápido, la compresión le ayudará. Un aparato ortopédico o una venda, en gran medida, detendrá una mayor hinchazón y también le brindará la estabilidad que tanto necesita, ya que ejerce presión sobre la parte lesionada.

Elevación

La elevación también es otra forma sencilla a través de la cual puede acelerar el proceso de curación de su esguince. Cada vez que se siente, o cuando esté acostado y tenga un esguince de tobillo, apóyelo para que descanse sobre su corazón o su cintura para reducir la hinchazón. La elevación del tobillo evita la acumulación de líquidos no deseados alrededor del área torcida. Siempre que empieces a sentirte un poco inquieto, aprovecha la oportunidad para relajarte y levantar los tobillos.

Descanso y ejercicio

Siempre que tenga un esguince, debe asegurarse de descansar lo suficiente; de lo contrario, corre el riesgo de empeorar la situación. Una vez que se haya recuperado o se sienta mejor, no se apresure a volver a sus actividades normales. En su lugar, busque consejo médico primero, ya que es posible que necesite fisioterapia. Deberá encontrar un equilibrio entre el ejercicio y el descanso para no trabajar demasiado el área lesionada. Empujar demasiado fuerte podría terminar debilitando el área.

Cebollas

Siempre que tenga un esguince, ralle una cebolla, agregue un poco de sal y luego colóquela suavemente sobre la parte torcida. Use una gasa para envolverlo para que la mezcla permanezca en su lugar. Por lo tanto, puede usar un poco de plástico alrededor para asegurarse de que la mezcla permanezca húmeda. Luego debe tomar un vendaje y usarlo para mantener todo en su lugar durante aproximadamente ocho horas. En algunos casos, deberá repetir exactamente el mismo procedimiento. Las cebollas permitirán que sus vasos sanguíneos se abran, lo que reducirá adecuadamente la hinchazón, los moretones y la congestión.

Sal de Epsom

Después de unos días de torcerse el tobillo, por ejemplo, puede remojar el área torcida en un baño tibio que contenga un poco de sal de Epsom. Se sabe que la sal de Epsom es eficaz para calmar los músculos doloridos del cuerpo y también los tejidos conectivos. Ayuda a aliviar la rigidez y, por lo tanto, debe usarlo aproximadamente dos veces al día.

Es posible que un esguince no sea el tipo de lesión típico, pero produce algo de dolor. En caso de que este dolor sea demasiado para manejar, opte por algunos analgésicos de venta libre. Esto ayudará a reducir la hinchazón y el dolor. Sin embargo, si ya está tomando algún tipo de medicamento, primero busque el consejo de un médico.

Ajo

El ajo también es útil para curar los esguinces de tobillo. Calma el dolor de forma significativa y mejora el tiempo de recuperación de la lesión. El ajo también generalmente fortalece su sistema inmunológico. Usarlo es muy fácil. Limpie el área torcida y luego séquela adecuadamente. Prepara un poco de jugo de ajo y toma una cucharada. Mezcle con un poco de aceite de almendras o de coco y luego masajee suavemente el área lesionada durante unos diez minutos. Limpie bien el área después de esto y asegúrese de repetir este proceso dos veces al día durante aproximadamente dos o tres semanas.

Aceite de oliva

El aceite de oliva tiene algunos materiales fenomenales que ayudan a aliviar la inflamación. También es útil para acelerar el proceso de curación. Use una cucharadita para tomar un poco de aceite de oliva y luego caliéntelo. Déjelo enfriar unos minutos, pero no por completo. Lo necesitas caliente. Masajee suavemente sobre el área torcida por un tiempo. Para obtener mejores resultados, hágalo tres veces al día. Ayudará a que sus músculos se relajen. Otra forma de hacerlo es mezclando un poco de aceite de oliva con yema de huevo y luego untando la mezcla en el área torcida. Use un paño limpio para envolver el área durante dos días. Después de eso, retire el trozo de tela y repita el proceso en caso de que aún no se sienta mejor.

Cúrcuma

La cúrcuma no solo es una gran especia, sino que también es un remedio casero que puede ayudar a aliviar diferentes tipos de dolores e inflamación de los esguinces. La cúrcuma evita que la sangre se coagule y mejora el flujo sanguíneo. Solo necesitas mezclar el polvo de cúrcuma con un poco de agua tibia hasta que la consistencia se parezca a la de un bálsamo. En esta mezcla, agregue un poco de jugo de limón y golpee la mezcla. Úntelo en el área que se ha torcido y luego envuélvalo. Quítese la venda o el vendaje. Debe repetir este proceso durante tres días seguidos. La cúrcuma también se puede tomar por vía oral. Mezcle un poco de leche con un poco de cúrcuma en polvo y luego bébalo dos veces al día.

Aceite de castor

El aceite de ricino contiene algunos aminoácidos que están llenos de propiedades antiinflamatorias. El extraordinario aminoácido del aceite de ricino se llama ácido oxálico y se ha utilizado durante años para tratar problemas de tobillo. Para usarlo, tome un recipiente y vierta un poco de aceite de ricino y luego sumerja un paño de algodón en su interior. Use el trozo de tela en el área lastimada y agregue un vendaje alrededor. Caliente un poco de agua y luego transfiérala a una botella de agua de goma. Coloque la bolsa de agua caliente en el área torcida y déjela allí durante treinta minutos. Asegúrese de mantener la pierna levantada. Retirar el frasco y el vendaje y luego dar un buen masaje en la zona. Para obtener mejores resultados, hágalo tres veces al día durante aproximadamente dos o tres días.

Raíces de jengibre

Las raíces de las plantas de jengibre son excelentes para reducir los síntomas de los esguinces, como la hinchazón y el dolor. Para usarlo, tome una olla y llénela con ocho tazas de agua. Corta una raíz de jengibre de entre dos y tres pulgadas de largo y agrégala al agua. Durante cinco minutos, hierva el agua y luego apague la fuente de calor. Deje reposar el agua hasta que se enfríe a temperatura ambiente. Tome un paño de algodón limpio y sumérjalo en el agua de jengibre, luego úselo para envolver el área torcida. Para obtener los mejores resultados, asegúrese de comenzar a tratar el esguince con este método dentro de los dos o tres días posteriores al momento en que tuvo el esguince. También debes evitar usar el agua cuando hace demasiado calor, ya que podría terminar irritando tu piel.

Repollo

El repollo también tiene propiedades antiinflamatorias que pueden ayudar a reducir el dolor alrededor del área torcida. Contiene fitonutrientes y vitaminas, que son compuestos que ayudan a una curación más rápida de la lesión. Solo necesitas quitar las hojas exteriores del repollo y luego exprimirles el jugo. Caliente las hojas exprimidas en el horno durante unos minutos mientras están cubiertas con papel de aluminio. Colóquelos en el área torcida y luego use un vendaje para cubrir tanto las hojas como el área. Para asegurarse de que el área permanezca debidamente calentada, cubra el área torcida con una manta durante unos treinta minutos. Haga esto dos veces al día durante dos días.

Sulfato de magnesio

El sulfato de magnesio es un tipo de sal mineral que se encuentra fácilmente disponible en las farmacias. También se llama sal inglesa y se puede usar externamente para tratar diferentes tipos de dolencias e inflamaciones de la piel. También es útil para tratar los tobillos torcidos. Tome una taza y llénela con un poco de sal de magnesio y luego vierta la sal en una tina que contenga un poco de agua tibia. Mezcle el agua correctamente para que los cristales de sal de magnesio se derritan por completo. Luego debe remojar el área torcida durante media hora y repetir el proceso dos veces al día durante aproximadamente tres días.

Capítulo 17

Medicamentos de venta libre para el tratamiento de accidentes domésticos

A veces, cuando las personas son víctimas de accidentes domésticos, buscan medicamentos de venta libre para curarlos.

Beneficios de los medicamentos de venta libre

Estos son algunos de los beneficios de los medicamentos de venta libre para las lesiones en el hogar:

Son convenientes

Los medicamentos de venta libre no requieren que uno vaya a una consulta con un médico antes de usarlos. Todo lo que tienes que hacer es investigar los más comunes para cosas como dolor o hinchazón, entre otros. Después de esto, puede ir a una farmacia local y simplemente comprarlo. Si no está seguro sobre la medicación que necesita para un accidente doméstico determinado, siempre puede preguntarle al farmacéutico, y él podrá aconsejarle cuál es la mejor opción.

Están fácilmente disponibles

Es muy fácil obtener medicamentos de venta libre. No solo se venden en farmacias sino también en tiendas, supermercados y otros lugares. Es por eso que muchas personas los prefieren cuando ocurren accidentes domésticos y les gustaría ayudar a la víctima en caso de que tenga algún dolor.

Son fáciles de entender

Los medicamentos de venta libre generalmente tienen muy pocas instrucciones a seguir, lo que los hace fáciles de usar, especialmente cuando la víctima de un accidente doméstico tiene dolor y necesita ayuda urgente.

Son económicos

Los medicamentos de venta libre suelen ser menos costosos en comparación con los medicamentos recetados. El proceso de adquirirlos también es económico, ya que no tiene que pagar las tarifas de consulta en el médico como lo hubiera pagado para obtener medicamentos recetados.

Le dan a las personas una sensación de control sobre sus vidas

Con los medicamentos de venta libre, puede decidir qué tomar para su afección. Puede, por ejemplo, elegir el tipo de analgésico según la cantidad de dinero que tenga y la cantidad de dolor, así como la potencia de las marcas de analgésicos individuales. En su mayoría se toman dependiendo del estado actual de la víctima.

Desventajas de los medicamentos de venta libre

Si bien los medicamentos de venta libre ayudan a tratar y curar las lesiones causadas por accidentes domésticos, también tienen ciertas desventajas que incluyen:

Existe el riesgo de tomar un medicamento incorrecto

La mayoría de las veces, los medicamentos de venta libre se toman basándose en la suposición de cuál es el alcance de la lesión. No involucran pruebas de laboratorio, consultas médicas o radiografías. Como tal, uno corre el riesgo de tomar la medicación incorrecta.

Existe el riesgo de una sobredosis

Así como existe el riesgo de tomar el medicamento incorrecto, en realidad podría sufrir una sobredosis de medicamentos, especialmente cuando los toma más veces de las que debería en un día o si toma el medicamento en intervalos incorrectos. A veces, algunas personas terminan tomando más de lo que deberían, lo que puede representar una mayor amenaza para la salud.

Podría desarrollar una reacción alérgica o experimentar una intoxicación

La mayoría de la gente no está muy interesada en verificar los ingredientes que componen ciertos medicamentos de venta libre. Como tal, terminan tomando medicación para curar lesiones que son consecuencia de accidentes domésticos, pero la medicación trae otro problema. Podría desencadenar reacciones alérgicas o, lo que es peor, provocar intoxicación si se toma en la cantidad incorrecta. Las personas con ciertas condiciones de salud subyacentes también deben evitar ciertos medicamentos. El riesgo de sobredosis también está presente porque algunas empresas que fabrican esos medicamentos de venta libre utilizan varios ingredientes para que el medicamento sea utilizable para diferentes tipos de síntomas. El problema con esto es que la mayoría de los consumidores no necesitan tener todos esos ingredientes activos en sus cuerpos, por lo que esto solo aumenta su riesgo de intoxicarse.

Tomarlos podría causar malestar o enfermedades a largo plazo

Podría desarrollar algunos sentimientos de incomodidad cuando toma ciertos medicamentos de venta libre. Por ejemplo, podrías terminar con malestar estomacal, diarrea, entre otros. Ciertos medicamentos de venta libre, cuando se toman durante un período prolongado, pueden terminar causando afecciones médicas a largo plazo, como insuficiencia renal, daño hepático o problemas cardíacos.

Factores a considerar al comprar o tomar medicamentos de venta libre

Habiendo discutido los beneficios y peligros de usar medicamentos de venta libre en el tratamiento o proceso de curación después de ser víctima de un accidente doméstico, aquí hay algunos factores a considerar antes de comprarlos o tomarlos:

Etiqueta e ingredientes

Algunos medicamentos son muy comunes y, debido a esto, muchas personas los toman simplemente por su popularidad. Sin embargo, el hecho de que haya visto que se usa un medicamento con frecuencia no significa que sea adecuado para usted. Asegúrese de revisar siempre las etiquetas en el empaque del medicamento. Léalos detenidamente para evitar consumir medicamentos que tengan efectos secundarios graves. Asegúrese de no ignorar ninguna de las advertencias escritas en esas etiquetas. Le ayudarán a saber cuándo usar el medicamento, cuándo tomar un descanso o dejar de usarlo por completo. También le darán información sobre si debe consultar o no a un médico en caso de que surjan efectos secundarios.

Verifique los ingredientes activos que están en la etiqueta, el propósito del producto y la categoría del producto. ¿Es un antihistamínico, antitusivo, antiácido? Verifique los usos del medicamento, los otros síntomas o enfermedades que tratará este producto. Verifique la información de almacenamiento para saber cómo asegurarse de que siempre sea seguro llevarla. También siempre vale la pena verificar los ingredientes activos del medicamento, como los colores y el sabor.

Incluso si confía en la fuerza de su vista, asegúrese siempre de estar en una habitación bien iluminada cuando lea las etiquetas.

Además, lea bien el nombre del producto. El hecho de que encuentre dos medicamentos de venta libre con un nombre casi similar no significa que traten la misma afección. Además, el hecho de que encuentre diferentes tipos de medicamentos con una marca similar no significa que se suponga que deben tratar la misma afección médica.

En caso de que haya leído la etiqueta pero aún no esté seguro de algo, asegúrese de consultar con un farmacéutico o un médico.

Su interacción con tu cuerpo

A veces, la medicación interactúa con nuestro cuerpo de una manera que no es normal. Como tal, es muy importante observar cuidadosamente cómo interactúa su cuerpo con un medicamento determinado. Aquí hay algunas precauciones que se deben tomar para evitar ciertas interacciones medicamentosas:

Manténgase alejado del alcohol siempre que esté bajo algún tipo de medicamento, especialmente si contienen ingredientes como el dextrometorfano. Incluso si tiene dolor debido a un accidente doméstico, evite los medicamentos que tratan el insomnio si ya está tomando sedantes recetados. También debe consultar con un médico si es seguro tomar algún medicamento de venta libre que contenga aspirina si ya está tomando anticoagulantes recetados o si padece una afección como la gota. Evite los laxantes si experimenta algún tipo de náuseas debido a un accidente doméstico.

Condiciones médicas subyacentes

Debe considerar cualquier condición médica como presión arterial alta, diabetes y similares antes de tomar cualquier medicamento de venta libre porque el medicamento de venta libre podría, en lugar de tratar su dolor, causar más daño. Si padece alguna afección, consulte siempre a un médico antes de tomar ciertos medicamentos de venta libre. Esto es para asegurarse de que los medicamentos que está tomando no choquen con los que está tomando.

La dosis

Siempre es importante seguir las instrucciones dadas con respecto a la dosis, especialmente si la víctima de un accidente doméstico a la que le está administrando el medicamento es un niño. Son más vulnerables. Las mediciones son muy importantes y no deben subestimarse. Por lo tanto, no agregue ni reduzca la cantidad, incluso si se la está dando a un niño. También debe asegurarse de no administrar o tomar dos medicamentos que supuestamente curan una enfermedad.

El sello

Siempre debe verificar si el sello de su medicamento está en buenas condiciones o si ha sido manipulado. Si descubre que el sello está roto, podría significar que el medicamento fue manipulado. Por lo tanto, siempre debe inspeccionar el empaque del medicamento y su contenido para ver si todo está bien.

Otras precauciones que debe tomar con los medicamentos de venta libre incluyen revisar su botiquín de medicamentos de venta libre. Muchas personas los tienen por si acaso ocurre un accidente en casa. Debieras:

- Verifique su suministro de medicamentos al menos una vez al año para asegurarse de desechar los que puedan estar vencidos y reemplazar los que se hayan quedado sin

- Verifique que su área de almacenamiento sea fresca y seca a menos que se indique lo contrario en las etiquetas del medicamento.

- Mantenga todos los medicamentos etiquetados y en sus envases originales para que nadie termine tomando los incorrectos

En caso de que una madre embarazada o que amamanta sea víctima de un accidente doméstico, tome precauciones adicionales en caso de que esté pensando en usar medicamentos de venta libre. Eso es porque una dosis puede ser adecuada para la madre, pero al mismo tiempo, puede ser perjudicial para el feto. Por lo tanto, si está embarazada, siempre llame a su médico y pregúntele primero antes de tomar cualquier medicamento de venta libre.

En caso de que esté amamantando, recuerde que es fácil que los medicamentos pasen a la leche materna. Afortunadamente, la concentración de estos medicamentos suele ser baja en estos casos y no necesariamente daña a su bebé. Sin embargo, siempre vale la pena llamar a su médico o farmacéutico y preguntarles al respecto antes de proceder a tomar estos medicamentos. Le brindarán información sobre los mejores momentos para tomar estos medicamentos y también podrían brindarle instrucciones valiosas sobre cómo ajustar la dosis para que tanto usted como el niño permanezcan seguros.

Cuando se trata de niños, recuerde

- No basar la dosis en su tamaño. Los medicamentos no se crean en función del tamaño de los niños, por lo tanto, siga las instrucciones que se les den. El objetivo es ayudarlos a recuperarse de los accidentes domésticos y no empeorar la situación.

- Es importante leer la etiqueta con atención y seguir todas las instrucciones, especialmente si existen límites de edad.

- Algunos medicamentos de venta libre vienen en diferentes concentraciones, por lo que lo que podría ser seguro para un niño mayor podría no serlo para uno más pequeño y lo que podría ser adecuado para un niño más pequeño podría no tener efecto en un niño mayor.

- Recuerde que hay una gran diferencia entre TBSP (cucharada) y TSP (cucharadita). Ambos dan dosis muy diferentes. Si la etiqueta dice, por ejemplo, dé dos cucharaditas, es mejor medir usando solo eso. Una cucharadita para que evites estimar la cantidad que estás administrando

- Nunca juegues al doctor. El hecho de que un niño parezca más enfermo no significa que usted pueda doblar la dosis de los medicamentos que está tomando.

- Antes de decidir darle a su hijo dos medicamentos diferentes al mismo tiempo, asegúrese de hablar con el farmacéutico. Bríndeles toda la información sobre el accidente doméstico de su hijo y haga las preguntas que pueda tener.

- No permita que su hijo tome medicamentos por sí mismo y nunca llame a ningún medicamento como dulce porque si lo encuentra mientras usted no está cerca, podría terminar tomándolo.

Otra gran precaución a tomar es optar por envases a prueba de niños. Los cierres a prueba de niños son excelentes para el mostrador de venta libre de su hogar, ya que garantizan que tenga los medicamentos en espera, mientras que también dificultan que su hijo los abra en caso de que estén desatendidos por un tiempo. En cualquier caso, asegúrese siempre de guardar todos los medicamentos lejos del alcance de los niños. Nunca deje envases de medicamentos en mostradores donde sean visibles. También debe evitar esconder medicamentos en maletines y carteras. Recuerde, los niños también son buenos para copiar lo que ven hacer a los adultos, así que si está tomando algún medicamento después de un accidente doméstico, no lo haga frente a los niños. Es posible que se sientan tentados a hacer exactamente lo que hizo cuando menos lo espera.

También debe protegerse de la manipulación cuando obtenga cualquier medicamento de venta libre para accidentes domésticos comprobando si hay características que evidencian la manipulación, inspeccionando el empaque y luego inspeccionando el medicamento también cuando llegue a casa. En caso de que el medicamento se vea descolorido, no lo use. Si nota algo sospechoso, evite tomar el medicamento también.

Capítulo 18

Buscando tratamiento profesional

Los accidentes domésticos pueden ser muy graves y, en algunos casos, los primeros auxilios y los remedios caseros no son suficientes para mejorar la situación. Como tal, es posible que deba llamar o acudir a un profesional médico para obtener ayuda, un mejor diagnóstico y una curación más rápida. Esto podría implicar llamar a una ambulancia o ir directamente al consultorio del médico por su cuenta si usted es la víctima o si es el que cuida a la víctima del accidente.

Por qué debería llamar a una ambulancia después de un accidente doméstico

Algunos accidentes domésticos suelen ser más graves que otros y, como tal, se recomienda encarecidamente que llame a una ambulancia para el transporte médico. Algunas de las razones por las que debe llamar a una ambulancia incluyen:

Es una alternativa que salva vidas

En el caso de que la vida de la víctima del accidente doméstico esté en juego, llamar a una ambulancia podría salvarle la vida, ya que el personal capacitado llegará a su ubicación exacta y ofrecerá asistencia inicial. Durante todo el viaje al hospital, la víctima seguirá en observación. Recuerde, el tiempo es muy importante cuando hay una víctima gravemente herida, y si usted mismo está conduciendo a la víctima, el resultado podría ser mortal. Una ambulancia, por otro lado, puede viajar más rápido por las carreteras, lo que garantiza que la víctima llegue al hospital a tiempo para recibir tratamiento. Otra gran ventaja de una ambulancia es que puede alertar al departamento de emergencias para que esté listo para recibir a la víctima del accidente.

Las ambulancias son seguras y convenientes

Dado que una ambulancia está diseñada específicamente para el transporte médico, garantiza que la víctima de un accidente doméstico esté segura.

Señales de que debe llamar a una ambulancia

Ciertas situaciones requieren que llame a una ambulancia. Incluyen:

- Si la víctima del accidente doméstico ya tiene una condición potencialmente mortal

- Si existe la posibilidad de que la condición de la víctima empeore cuando esté en su casa o de camino al hospital.

- En los casos en que trasladar a la víctima del accidente doméstico podría causarle más lesiones.

- Si el tráfico pudiera impedirle llegar al hospital a tiempo

Cosas a tener en cuenta al llamar a una ambulancia

Cuando decida llamar a una ambulancia, es importante observar lo siguiente:

- Mantenga la calma y hable despacio para que pueda transmitir claramente el mensaje sobre el accidente doméstico

- Escuche atentamente todas las preguntas que le haga el despachador

- Siempre dé su nombre completo para que quede bien registrado

- Dar la dirección exacta del lugar donde se encuentra la víctima del accidente

- Siempre dé el número de teléfono que está usando, especialmente si está usando un teléfono celular para la llamada. Facilita que el servicio de ambulancia se comunique con usted en caso de que se necesite más información cuando la ambulancia esté en camino

- Brinde más detalles sobre la ubicación de la víctima, por ejemplo, si está arriba, en el jardín, patio trasero, baño, etc.

- Explique la naturaleza exacta del problema. ¿Qué pasó con la víctima? ¿Responden? ¿Están respirando correctamente?

- Asegúrese de permanecer en la línea hasta que el despachador le diga que puede colgar. No se recomienda colgar demasiado pronto, ya que el despachador podría necesitar información adicional o darle instrucciones a seguir mientras espera.

Las siguientes son formas de distinguir entre una emergencia real y un problema menor. Las emergencias reales involucran:

- Dificultad para respirar o si la víctima tiene dificultad para respirar. Verifique si la víctima parece estar succionando debajo de la caja torácica o si está usando otros músculos del cuerpo para ayudarla a respirar.

- Dolor en el pecho, presión o dolor en la parte superior del abdomen del cuerpo de la víctima

- Desmayo de la víctima

- Sensación de mareo repentino o si la víctima se siente muy débil. Si su visión también cambia, podría estar sucediendo algo más grave en su cuerpo.

- Un cambio en su estado mental normal, por ejemplo, si se sienten confundidos o si se comportan de manera inusual.

- Sentir repentinamente un dolor intenso en cualquier parte del cuerpo después del accidente.

- La víctima sangra profusamente y no puede detenerlo ni siquiera aplicando presión directa sobre la herida.

- Vómitos persistentes por parte de la víctima, tos o si empieza a vomitar sangre.

- El paciente tiene tendencias suicidas de repente o tiene sentimientos homicidas

- La víctima experimenta convulsiones por primera vez y las convulsiones duran más de tres minutos.

- La víctima está experimentando reacciones alérgicas graves que son inusuales.

Aquí hay algunas cosas más que puede hacer para estar preparado para una situación de emergencia

- Coloque diferentes números de teléfono de emergencia de la policía, el departamento de bomberos, el centro de control de intoxicaciones y los médicos cerca de los teléfonos de su casa o recinto. También debe imprimir una lista de los mismos.

- También puede publicar una lista de direcciones junto a ellos. Estas instrucciones serán útiles en caso de que empiece a entrar en pánico cuando realmente ocurra un accidente, ya que podría simplemente mirarlas y seguir las instrucciones. Estas instrucciones también son útiles en caso de que haya un niño en casa que sepa leer. Siempre podrían seguir las instrucciones en ausencia de un adulto.

- Enseñe a los niños pequeños cómo pedir ayuda en caso de diferentes accidentes domésticos, ya sea usando un teléfono fijo o celular

- Asegúrese de que el número de su casa esté claro y bien publicado para que sea más fácil para la ambulancia encontrarlo cuando llegue al área donde ocurrió el accidente.

- También vale la pena dejar la luz del porche encendida incluso si no es de noche, ya que facilita que la ambulancia encuentre su ubicación correcta. Si hay alguien más contigo, haz que se encuentre con la ambulancia.

- Si la víctima ha estado tomando algún medicamento, asegúrese de reunirlos todos en un solo lugar y entregarlos al equipo de ambulancia para su inspección. En caso de que no pueda reunirlos todos, escriba una lista de todos los medicamentos que toma la víctima

- Deje a la víctima como está, lo que significa que no debe ayudarla a ducharse ni a vestirse mientras espera que la trasladen al hospital. También debe evitar vestirlos, ya que el personal de la ambulancia tendrá que acceder a su pecho, brazos y abdomen para controlar la presión arterial y realizar un electrocardiograma.

- En caso de que tenga una mascota, sea amigable o no, colóquela en una habitación diferente. Se sabe que las mascotas se vuelven hostiles cada vez que ven a extraños irrumpir en la habitación. Posteriormente, podrían interferir con el equipo de ambulancia que configura su equipo y brinda la atención médica necesaria para llevar a la víctima a un lugar seguro.

- Si puede, pídale a alguien que le ayude a mover todos los muebles. Asegúrese de que la escalera y los pisos estén despejados para que el personal de la ambulancia pueda traer la camilla y el resto de su equipo sin problemas.

- Asegúrese de que el área donde se encuentra la víctima tenga buena iluminación. Encienda las luces en esa habitación y en el camino que usará el equipo de ambulancia.

- Lo más probable es que la tripulación del accidente necesite usar oxígeno para ayudar a la víctima a respirar. Como tal, debe asegurarse de que los cigarrillos estén apagados y hacer lo mismo con todos los demás artículos para fumar

- Asegúrese de que haya una papelera en el lugar del accidente en caso de que sea necesario tirar ciertas cosas para despejar el área.

- Mantenga siempre una llave escondida fuera de su casa. En caso de que usted sea la víctima del accidente y la puerta esté cerrada, siempre puede decirle al personal de la ambulancia dónde se encuentra la llave si no puede levantarse y abrir la puerta usted mismo.

Cosas para recordar cuando elige usar una ambulancia

Las personas suelen esperar ciertas cosas cuando utilizan los servicios de ambulancia. Sin embargo, estos pueden no ser un fiel reflejo de la forma en que funcionan las cosas.

- Cuando llegue al hospital, no será automáticamente el primero en recibir atención médica en la sala de emergencias. Definitivamente no es interesante esperar en el área de triaje. Sin embargo, el personal del hospital generalmente priorizará la necesidad de los pacientes y no el modo de transporte que utilizaron para llegar al hospital.

- Es posible que tenga una preferencia por un hospital determinado. Sin embargo, es posible que la ambulancia no lo lleve allí. Siempre intentarán ser lo más complacientes posible; sin embargo, deben considerar varios factores antes de decidir a qué hospital llevar al paciente. Por ejemplo, su hospital preferido puede estar demasiado lleno para acomodar a la víctima del accidente que se le indica que vaya a otro lugar. En otros casos, es posible que tengan que llevar a la víctima al hospital más cercano debido al mal tiempo o al gran número de llamadas de personas que solicitan sus servicios.

• Recuerde que, a pesar de que el equipo de ambulancias está bien capacitado para manejar emergencias médicas, no son hospitales sobre ruedas ni médicos. No espere que hagan un diagnóstico completo de la situación. No pueden realizar radiografías en las áreas lesionadas ni decirle cuándo la víctima se recuperará por completo. Todo lo que hacen es brindar atención de emergencia. Por lo tanto, debe esperar hasta llegar a un hospital para obtener respuestas a sus preguntas.

• Si bien se espera que las ambulancias lleguen rápidamente a una escena de emergencia, ciertos factores como su ubicación geográfica podrían causar un retraso en el tiempo de respuesta. Esto es especialmente cierto si vive en una zona rural. En caso de que viva en una ciudad, el tráfico intenso también podría causar retrasos.

Razones para ver a un médico después de una lesión doméstica

Es posible que usted o una víctima de un accidente doméstico se sienta bien después de un tratamiento de primeros auxilios, pero en algunos casos, es importante consultar a un médico. Aquí hay algunas razones de por qué:

Para averiguar el alcance de la lesión

Un accidente doméstico, como una caída, ser golpeado por un objeto que cae y cosas similares, podría parecer algo de lo que uno se recuperará fácilmente, pero en algunos casos, la lesión podría ser más grave de lo que parece. Entonces, incluso si la víctima del accidente se siente bien en este momento, vale la pena ir a ver a un médico para realizar más exámenes solo para confirmar que realmente no hay mucho de qué preocuparse. En caso de que haya una lesión grave, se detectará antes y se tratará para que no traiga más problemas en el futuro. Las lesiones internas no suelen ser visibles y, como tales, son difíciles de detectar, pero si las lesiones de los tejidos blandos no se tratan durante mucho tiempo, podrían provocar un dolor intenso.

Para obtener un tratamiento eficaz a un costo menor

Muchas personas asumen que simplemente están adoloridas e ignorarán fácilmente el dolor de un accidente doméstico. Sin embargo, existe un riesgo al hacer esto porque en caso de que la lesión sea peor de lo que cree, no está recibiendo el tratamiento adecuado. Como tal, el problema podría empeorar y terminar afectando negativamente su forma de vida. Luego terminará pagando facturas médicas más altas de las que tendría si hubiera recibido un tratamiento efectivo desde el principio.

Para obtener los medicamentos con receta adecuados

Hemos hablado de los medicamentos de venta libre y, si bien tiene varios beneficios, es mejor consultar a un médico porque le dan los medicamentos que debe tomar de acuerdo con los resultados reales del examen y no en base a suposiciones. También podrá obtener el medicamento en la dosis correcta.

Señales de que la víctima del accidente necesita un médico

Hay ciertas señales a las que hay que prestar atención en general después de un accidente. Cuando los vea, debe llevar a la víctima al hospital.

Una fiebre persistente

Generalmente, la fiebre muestra la forma natural en que su cuerpo combate los diferentes tipos de infecciones. Sin embargo, cuando es demasiado alto, es motivo de alarma. Si, después del accidente, la fiebre dura más de tres días, la víctima del accidente debe consultar a un médico.

Dificultad para respirar

A veces, dependiendo del tipo de accidente, la víctima puede tener dificultad para respirar que, si no se trata de manera profesional de inmediato, podría ocasionar más complicaciones y la víctima podría terminar crítica. En algunos casos, puede ser fatal. Los problemas respiratorios nunca deben ignorarse.

Destellos brillantes e interrupción de la visión

Si, después del accidente, la víctima experimenta fuertes migrañas, destellos brillantes y manchas en su visión, podría ser un signo de una lesión más grave. Es posible que necesiten ver a un médico más temprano que tarde.

Cuando el estado de ánimo de la víctima cambia repentinamente o experimenta confusión

Cuando la víctima de un accidente experimenta repentinamente confusión o cambios repentinos en su estado de ánimo, debe llevarla al médico. Los síntomas de algunas lesiones, como las lesiones en la cabeza, a veces no aparecen hasta muchas horas después del accidente real.

Cuando sospecha de una conmoción cerebral

En caso de que se haya caído en casa, especialmente en la cabeza, y haya sufrido un golpe, debe controlar su progreso de curación y estar alerta a los síntomas de una conmoción cerebral. Los síntomas incluyen dolor de cabeza intenso, cambio en los patrones de sueño, irritabilidad, entre otros. Debe consultar a un médico de inmediato si experimenta tales problemas.

En el caso de dolores de pecho, abdominales o pélvicos

Cuando después de un accidente, la víctima experimenta un dolor anormal e intenso que no parece desaparecer en el área del pecho o la pelvis, podría ser un signo de un problema subyacente que necesita la atención de un médico lo antes posible.

Los médicos pueden realizar determinadas pruebas siempre que las personas hayan resultado heridas. Incluyen:

Rayos X

Una radiografía es un tipo de radiación electromagnética o puede ser un tipo de onda electromagnética. Es una forma de tomar fotografías de los diferentes huesos del cuerpo de un paciente para encontrar fracturas. La radiación penetra a través de los tejidos blandos como la grasa, la piel y los músculos y hace que los huesos rotos sean fáciles de ver.

Tomografía computarizada

Una tomografía computarizada es la abreviatura de una tomografía computarizada. Es un tipo de radiografía, excepto que crea imágenes de huesos, tejidos blandos, órganos internos y vasos sanguíneos. Crea imágenes que son más detalladas y se pueden ver en muchos planos diferentes. Como tal, generan imágenes en tres dimensiones. Mientras que los rayos X usan un haz de radiación directo dirigido a una parte del cuerpo, las tomografías computarizadas usan múltiples haces de diferentes direcciones dirigidos a una sola parte del cuerpo. A veces, el médico utilizará una tomografía computarizada que contenga contraste. El contraste es cuando al paciente se le inyecta un tinte o se bebe contraste para que ciertas partes del cuerpo sean más visibles en las imágenes obtenidas. La máquina de tomografía computarizada es un círculo que tiene forma de rosquilla, mediante el cual un paciente se desliza por el "agujero" de la rosquilla. Entonces, para la víctima del accidente, la tomografía computarizada se usa para mostrar hemorragia interna, huesos rotos o lesiones en los órganos internos.

Resonancia magnética

Una resonancia magnética es un tercer tipo de prueba que suelen solicitar los médicos cada vez que alguien ha resultado herido en un accidente. Son las siglas de Magnetic Resonance Imaging. Funciona mediante un campo magnético y ondas de radio que atraviesan el cuerpo y producen imágenes. Para que se produzcan estas imágenes, los pacientes se colocan en tubos cerrados durante varios minutos, generalmente hasta veinte o más. Al igual que una tomografía computarizada, a los pacientes a menudo se les inyecta un tinte para hacer más visible una parte del cuerpo. Las resonancias magnéticas son útiles en el diagnóstico de lesiones de cuello y espalda, discos abultados o herniados, etc.

Medicamentos recetados para curar accidentes domésticos

Cuando consulta a un médico después de un accidente doméstico, lo examinará, le hará un diagnóstico y luego le recetará algún medicamento.

Tipos de medicamentos recetados

Opioides

Estos son medicamentos que se encuentran naturalmente en la planta de amapola que produce opio. Estos tipos de medicamentos recetados se conocen comúnmente como analgésicos. Cuando haya sido víctima de un accidente doméstico, un médico se los recetará, ya que bloquean las señales de dolor entre su cuerpo y el cerebro. Los médicos recetan opioides como una forma de tratar los niveles de dolor moderados y severos.

Benzodiazepinas

Se trata de fármacos psicoactivos recetados por los médicos a las víctimas de accidentes domésticos como una forma de inhibir o deprimir determinados procesos del sistema nervioso central. Ayudan a la víctima a recuperarse de cualquier ataque de ansiedad o pánico que pueda tener como resultado del accidente. Sin embargo, también pueden tratar afecciones como náuseas, insomnio, convulsiones y relajación muscular.

Sedantes no benzodiazepínicos

En caso de que acabes sufriendo de insomnio como consecuencia del accidente doméstico, un médico te las recetará. Actúan elevando el nivel del aminoácido ácido gamma-aminobutírico, que posteriormente ralentiza la actividad en el cerebro. Esto permite que su mente y cuerpo se relajen y ayuda a promover el sueño, que es necesario para que el cuerpo se recupere.

Beneficios de los medicamentos recetados

Cuando un médico le receta el medicamento, algunos de los beneficios incluyen:

Obtiene la medicación adecuada

A menudo, un médico lo examinará a fondo para averiguar el alcance de la lesión. Esto asegura que le receten la medicación adecuada para su condición exacta para que se cure más rápido. Ellos se asegurarán de que el medicamento que tome sea el adecuado en caso de que tenga otras afecciones subyacentes o si se encuentra dentro de un determinado grupo de edad.

El medicamento se administra en la dosis correcta

Con medicamentos recetados, la dosis se indica cuidadosamente. Los médicos y farmacéuticos están interesados en explicar por qué necesita tomar ese medicamento en un momento específico y en una cantidad específica para facilitar la curación. También le dirán el período de tiempo dentro del cual debe tomar los medicamentos y cuándo suspenderlos y con qué rapidez debería ver los resultados.

Los medicamentos rara vez reaccionan entre sí

Dado que los médicos están capacitados en medicina, pueden predecir las reacciones que pueden tener los medicamentos recetados. Por ejemplo, si ya está tomando ciertos medicamentos recetados para una afección determinada, ellos anticiparán las reacciones que pueden surgir al administrarle ciertos analgésicos. Ellos, por lo tanto, se aseguran de que estés a salvo de ellos. También estarán dispuestos a no recetar dos medicamentos diferentes que no se mezclen bien.

La curación es más rápida

Con medicamentos recetados, puede recuperarse más rápido del accidente en comparación con los remedios caseros e incluso los medicamentos de venta libre.

Desventajas de obtener medicamentos recetados

Pueden ser costosos

En comparación con los remedios caseros, el costo de los medicamentos recetados es más alto debido a los ingredientes que contienen y al proceso involucrado en su fabricación. En algunos casos, esta podría ser la razón por la que algunas víctimas de accidentes domésticos obtienen medicamentos de venta libre en su lugar.

Requieren consulta con un médico

Para medicamentos recetados, debe programar una cita con un médico, visitar una clínica ambulatoria o un centro de emergencia.

Los medicamentos recetados pueden tener efectos secundarios

Cuando toma ciertos medicamentos recetados, pueden causar efectos secundarios como somnolencia o alucinaciones o incluso efectos secundarios más graves si no los toma según las instrucciones del médico. Esto se debe a que estos medicamentos recetados son muy específicos en lo que tratan y en cómo funcionan, por lo que debe tener mucho cuidado con la forma en que los usa.

Cómo mantenerse seguro al usar medicamentos recetados para accidentes domésticos

Si bien los medicamentos recetados son excelentes, dado que generalmente los administra un médico, hay ciertas cosas que puede hacer para asegurarse de mantenerse seguro cuando los usa para tratar accidentes domésticos. Incluyen:

- Mantener una lista completa de todos los medicamentos que toma, ya sean recetados, a base de hierbas o de venta libre. Además, tenga una lista de todos los tipos de medicamentos a los que es alérgico y, al lado del nombre, escriba sus síntomas de alergia. Esto asegura que si lo llevan al hospital, por ejemplo, después de un accidente, y no puede hablar, los médicos puedan ayudarlo en consecuencia.

- Asegúrese siempre de tomar sus medicamentos únicamente según las recomendaciones de un médico. Lea y siga todas las instrucciones de la etiqueta o el folleto de instrucciones del medicamento. Asegúrese de haber escuchado las instrucciones dadas por el médico y el farmacéutico además de las ya indicadas.

- En caso de que no comprenda algo sobre el medicamento recetado, asegúrese de preguntarle a su médico o farmacéutico.

- Tome siempre la medicación en la cantidad correcta. Evite tomar más de la cantidad recomendada, incluso si tiene mucho dolor.

- Evite tomar medicamentos en la oscuridad. Asegúrese de hacerlo en una habitación bien iluminada para que lea la etiqueta correctamente y mida el medicamento con precisión.

- Nunca use un medicamento recetado que se le haya recetado a otra persona, incluso si siente que tiene los mismos síntomas. No hay dos casos o cuerpos exactamente iguales.

- Si obtiene un medicamento recetado, siempre tenga en cuenta el hecho de que puede reaccionar con otros medicamentos. También debe tener en cuenta que diferentes medicamentos pueden terminar reaccionando de manera diferente con ciertas frutas o alimentos, así como con bebidas alcohólicas. Por lo tanto, asegúrese de discutir el tipo de medicamento que está tomando en profundidad con el médico para determinar de antemano si existe algún problema potencial con el medicamento que está tomando. Siempre revise las etiquetas.

- Nunca tome medicamentos viejos, incluso si siente que está sufriendo o experimentando el mismo tipo de dolor por su accidente que antes.

- Cuando obtenga nuevos medicamentos para su accidente, asegúrese de deshacerse de los que estén vencidos de su contador de medicamentos. Una vez que haya terminado con su dosis del medicamento recetado, asegúrese de seguir todas las instrucciones para la eliminación que se han indicado en la etiqueta. Evite tirar el medicamento por el inodoro a menos que las instrucciones le indiquen que lo haga.

Si la víctima del accidente es una mujer, hay ciertas cosas a considerar al obtener medicamentos recetados. Debe informar a su médico:

- Si está intentando quedar embarazada o si ya lo está. Algunos medicamentos son dañinos para el feto y, si lo ha intentado, algunos medicamentos pueden dificultar el proceso. Si existe la posibilidad de que esté embarazada, asegúrese de hacer tantas preguntas como sea posible sobre los posibles efectos secundarios de los medicamentos que le están administrando al feto.

- En caso de que sea una madre lactante, debe preguntarle al médico si algún medicamento que esté tomando para curarse de un accidente doméstico en el hogar es seguro para el bebé. Las drogas a menudo se secretan en la leche cuando el bebé amamanta.

- En caso de que esté tomando píldoras anticonceptivas, algunos de los medicamentos recetados que toma para su accidente pueden hacer que las píldoras anticonceptivas sean ineficaces. Entonces, mientras esté en el consultorio del médico, asegúrese de preguntar sobre esta posibilidad para que no termine con un embarazo no planificado.

- Algunos medicamentos recetados afectan la fertilidad. Por eso, vale la pena hacerse preguntas sobre la fertilidad para que no termines sufriendo esta consecuencia en caso de que estuvieras intentando tener un bebé.

Algunas preguntas para hacer sobre los efectos secundarios

- ¿Habrá efectos secundarios del medicamento?

- ¿Existen efectos secundarios que deberían hacer que deje de tomar el medicamento de inmediato?

- ¿Debería llamar al farmacéutico o al médico de inmediato si hay efectos secundarios o debe hacerlo solo si los efectos secundarios persisten?

- ¿Debería la víctima buscar más tratamiento para el accidente en caso de que los efectos secundarios no desaparezcan pronto?

- ¿Qué tan rápido funcionará el medicamento?

Capítulo 19

Otras opciones de tratamiento y curación de accidentes domésticos

Terapia de Masajes

A través de la terapia de masaje, los tejidos blandos de su cuerpo se manipulan a través de ciertas técnicas de masaje que requieren el uso de las manos, los codos, los dedos, los pies o incluso un dispositivo. Los masajes terapéuticos alivian el dolor que puede estar experimentando la víctima de un accidente doméstico al relajar los tendones, músculos y articulaciones dolorosos. A través de la terapia de masajes, también puede ayudar a aliviar parte del estrés y la ansiedad que surgieron con el accidente.

Fisioterapia

La fisioterapia como método de tratamiento se trata de restaurar, mantener y aprovechar al máximo la capacidad de un paciente para moverse o funcionar correctamente, especialmente si ha sufrido lesiones por accidentes domésticos como caídas. Funciona eficazmente a través de la rehabilitación física, la prevención de más lesiones, la salud y el estado físico. A través de la fisioterapia, la víctima del accidente participa en su tratamiento. Tienen que mantener un nivel de disciplina para que se curen por completo. La fisioterapia es útil para lo siguiente:

- Dolor en el cuello o la espalda como resultado de problemas en el esqueleto o los músculos de la víctima.

- Problemas en los huesos, músculos, articulaciones y ligamentos como resultado de un accidente doméstico

- Ayuda a aliviar la fatiga y la depresión como consecuencia del accidente.

- Ayuda a la rigidez, la hinchazón y la pérdida de fuerza muscular

Cirugía

Algunos accidentes domésticos son más graves y, para curarse de ellos, es necesaria una cirugía. La cirugía implica cortar el cuerpo de la víctima, raspar o hacer cambios en el cuerpo de la víctima para que se recupere del accidente. Puede ser una cirugía mayor o simplemente una menor dependiendo de la extensión de la lesión.

Antes de que la víctima se someta a una cirugía, vale la pena considerar todas las opciones. Conozca al cirujano y obtenga la mayor cantidad de información posible sobre las técnicas que se utilizarán y los pros y contras de cada técnica.

También debe confiar en sus conexiones para asegurarse de que un equipo médico capacitado y experimentado maneje el caso.

Establezca una buena relación con el médico o el cirujano para que tenga una gran experiencia general.

En caso de que todavía haya cierto nivel de incertidumbre dentro de usted, busque una segunda opinión. Esto le ayudará a someterse al procedimiento con facilidad y a recuperarse mucho más rápido. Recuerde, su actitud hacia la recuperación ayuda mucho y debe ser positiva desde el principio.

Conclusión

Desafortunadamente, los accidentes ocurren en su hogar y, si bien pueden causar un dolor leve o severo, debe saber cómo prevenir sucesos futuros. También necesita saber cómo tratar rápidamente a las víctimas de accidentes para que no desarrollen más complicaciones.

Si opta por remedios caseros que le ayuden a recuperarse de los accidentes domésticos, no olvide señalar que no se ha demostrado que algunos de ellos funcionen, mientras que otros pueden requerir algo de paciencia para ver los resultados. Los medicamentos de venta libre pueden ser útiles, pero debe seguir pautas estrictas para no empeorar la situación.

Recuerde, lo más importante que debe hacer cuando uno sufre un accidente es asegurarse de que se recupere lo más rápido posible y que se cure por completo. Proporcionar una acción rápida y de apoyo es la clave. No evite la visita al médico si tiene alguna duda. Y si es una emergencia, llame al 911.

Números de emergencia para tener a mano

1. Centro de control de intoxicaciones

   1-800-822-1222

   o

   www.poison.org

   Para agregar control de intoxicaciones como un contacto en su teléfono, envíe un mensaje de texto con POISON al 7979797.

2. Animal Poison Control Center (si su animal ingiere veneno)

   (888) 426-4435

3. Tus médicos de familia

4. Compañía de electricidad local

5. Control de animales

6. Contratos de emergencia (amigos, familiares, etc.)

7. Agente de seguros

8. Contactos de emergencia para sus hijos en caso de que no pueda cuidarlos

Referencias

https://www.webmd.com/skin-problems-and-treatments/guide/bruises-article#1

https://www.mayoclinic.org/healthy-lifestyle/healthy-aging/in-depth/easy-bruising/art-20045762

https://ourstory.jnj.com/birth-first-aid-kit

https://www.medicalnewstoday.com/articles/321807#causes-of-strains

https://www.medicalnewstoday.com/articles/321807

https://www.medicinenet.com/sprained_ankle/article.htm

https://kidshealth.org/en/parents/safety-cuts.html

https://www.mayoclinic.org/diseases-conditions/burns/symptoms-causes/syc-20370539

https://familydoctor.org/burns-preventing-burns-in-your-home/

https://www.sharecare.com/health/first-aid-for-choking/what-common-causes-chiking-adult

https://nyulangone.org/conditions/poisoning-in-children/types

https://www.webmd.com/children/prevent-poisoning-home#1

https://kidshealth.org/en/parents/safety-poisoning.html

https://www.childrensmn.org/2016/03/24/8-tips-to-prevent-poisoning/

https://sharkclean.co.uk/7-common-household-accidents-avoid/

https://www.slhn.org/blog/2015/5-common-home-accidents-and-how-to-prevent-them

https://www.smrtindiana.com/blog/2014/3/31/5-reasons-why-first-aid-training-is-important

https://www.achievefirstaid.com/types-of-first-aid/

https://www.emergencyfirstresponse.com/5-reasons-why-basic-first-aid-knowledge-is-essential/

https://my.clevelandclinic.org/health/diseases/12063-burns

https://www.webmd.com/pain-management/qa/what-are-the-symptoms-of-burns

https://www.healthline.com/health/near-drowning#symptoms

https://www.healthline.com/health/dry-drowning

https://www.nhs.uk/conditions/poisoning/symptoms/

https://www.mayoclinic.org/first-aid/first-aid-choking/basics/art-20056637

https://kidshealth.org/en/parents/falls-sheet.html

https://www.mayoclinic.org/first-aid/first-aid-poisoning/basics/art-20056657

https://www.medicalnewstoday.com/articles/325260#medications

https://food.ndtv.com/health/7-effective-home-remedies-to-heal-open-wounds-1817835

https://food.ndtv.com/food-drinks/5-effective-home-remedies-for-mild-burns-1762840

https://www.readersdigest.ca/health/conditions/home-remedies-for-burns/

https://www.medicalnewstoday.com/articles/319768#remedies-to-avoid

https://electronichealthreporter.com/most-effective-home-remedies-to-recover-from-a-sprained-ankle/

https://www.sochealth.co.uk/2016/12/27/greatest-advantages-using-natural-remedies/

https://www.dummies.com/health/the-benefits-of-natural-medicine/

http://www.stauros.org/factors-to-consider-when-purchasing-over-the-counter-drugs/

https://www.policygenius.com/blog/how-to-stay-under-your-budget-for-over-the-counter-drugs/

https://www.emergencyphysicians.org/article/doc-blog/when---and-when-not---to-call-an-ambulance

https://www.webmd.com/mental-health/addiction/abuse-of-prescription-drugs#1

https://www.healthywomen.org/your-care/medication-safety

https://www.collegept.org/patients/what-is-physiotherapy

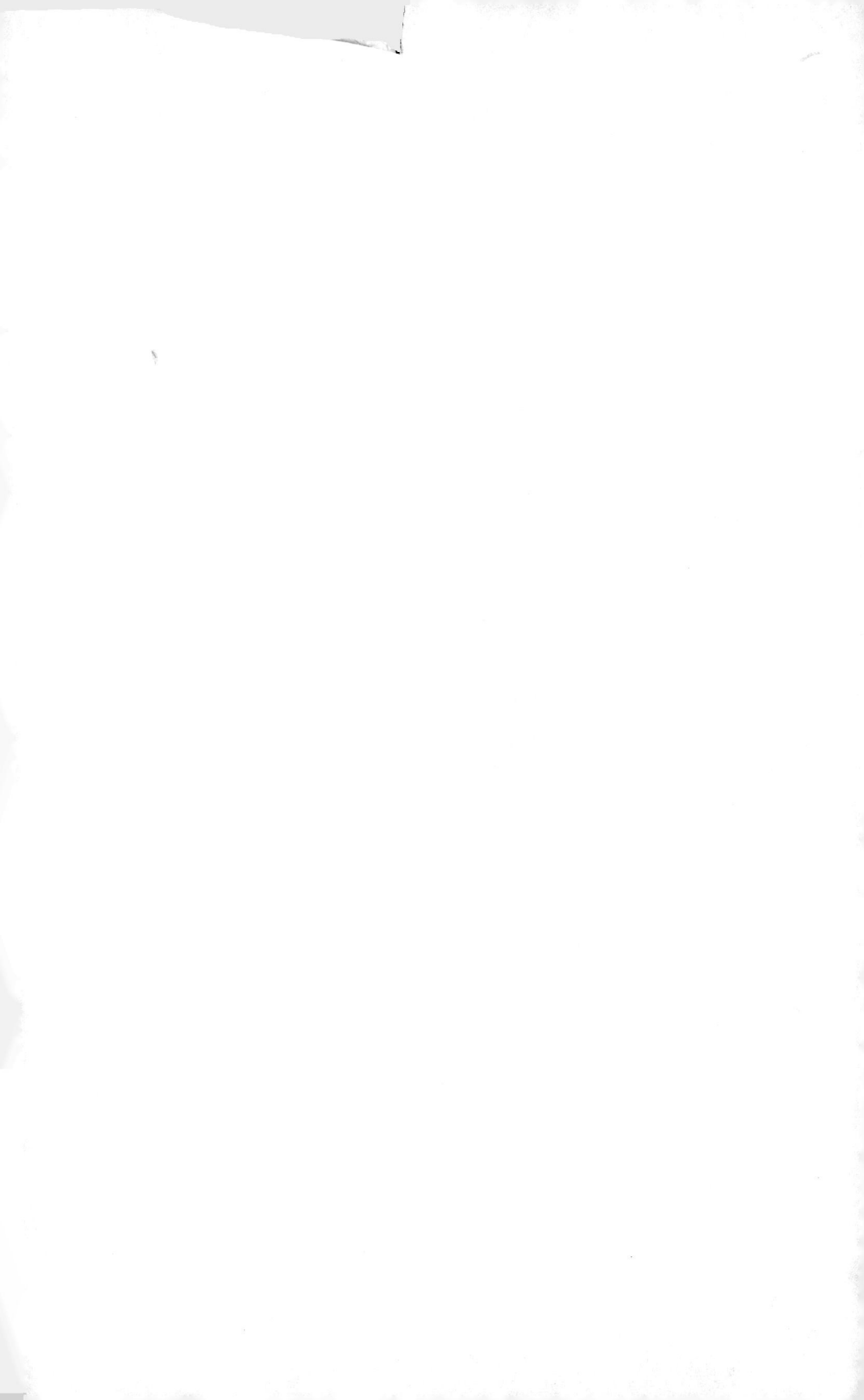